비타민 C, 암과의 전쟁 II

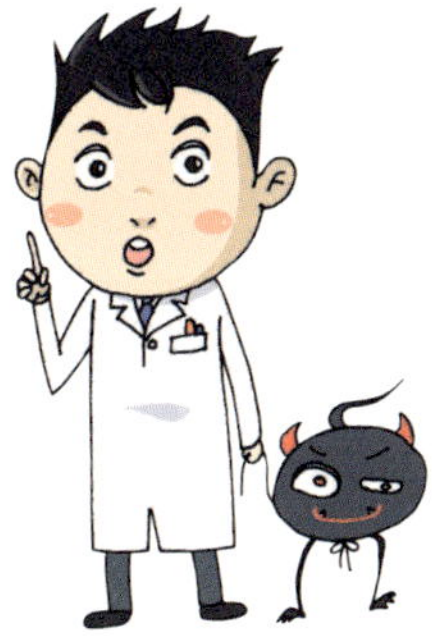

약 력

- 연세대학교 의과대학 의학박사
- 전) 가톨릭의대 서울성모병원 완화의학과 부교수 및 임상과장
- 대한비타민연구회 회장
- 염창환병원 대표원장

그동안 2만명 이상의 암환자를 치료했고, 지난 20년 동안 비타민 C 연구에 매진했으며, 매주 화요일 저녁 7시 유튜브 라이브 방송(염창환 의학박사 TV)을 통해 환자분들의 고민 상담을 해주고 있다.

Hansol

비타민 C, 암과의 전쟁 II

발 행 2024년 2월 25일
저 자 염창환
발행처 한솔의학(Hansol medical book Co Ltd)
주 소 서울시 마포구 성미산로 116-6(연남동 504-4번지) 1층
전 화 02-3144-6788
정 가 23,000원

ISBN 979-11-89657-52-9(13510)
mdbook.co.kr

비타민 C, 암과의 전쟁 Ⅱ

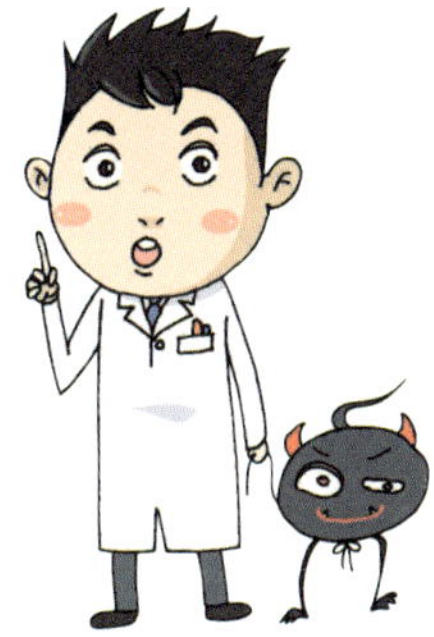

염창환 지음

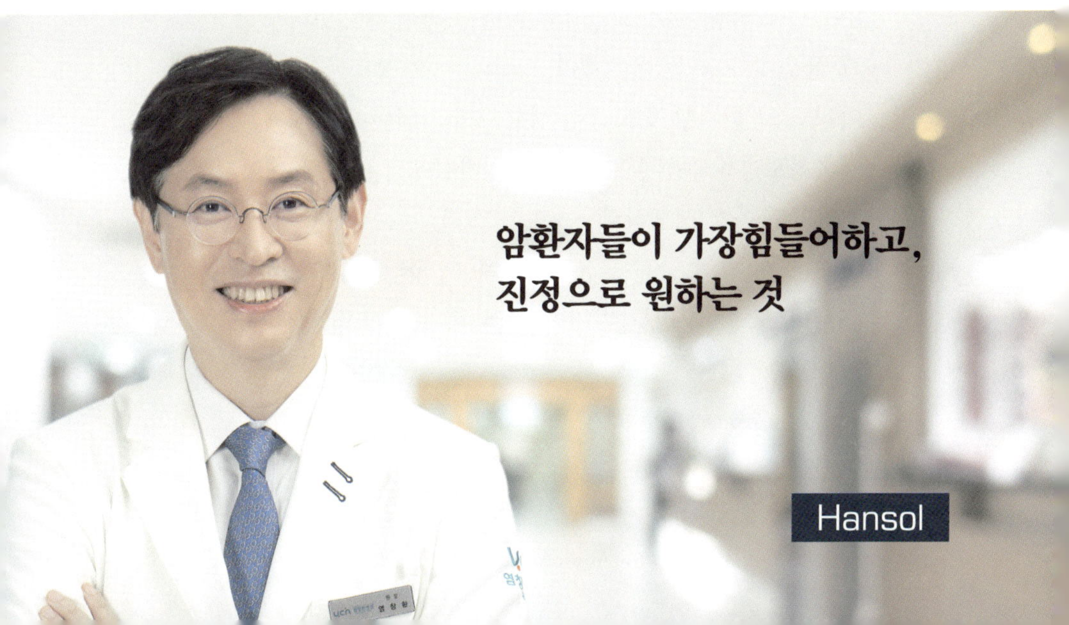

암환자들이 가장힘들어하고,
진정으로 원하는 것

Hansol

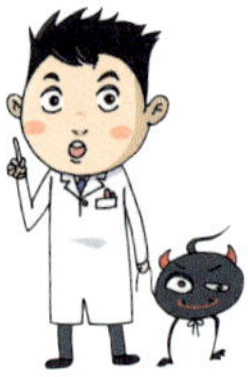

인사말

2003년 6월 30일에 〈비타민 C 암과의 전쟁〉이라는 책을 썼다.

그로부터 20년 만에 〈비타민 C, 암과의 전쟁 II〉를 쓰게 되었다.

그동안 이 책을 써야 한다는 생각은 했지만, 여러 차례 쓰다가 포기하기를 반복했다.

그러다 작년 12월 23일에 출판사로 원고를 넘겼다.

A4 용지 197장이고, 원고지로는 923장이 나왔다.

1편이 주로 비타민 C 관련 서적과 논문을 중심으로 썼다면, 20년 만에 쓴 2편은 20년 동안 내가 한 연구와 환자분들 이야기다.

앞으로 3편을 쓸 수 있을지는 모르겠지만,

나름대로 열심히 작업을 했기 때문에 환자분들에게 조금이라도 도움이 되었으면 하는 마음이다.

책 원고를 넘기고 나서 크리스마스이브인 다음날, 내 블로그에 반가운 글이 하나 올라왔다.

8년 전에 임종한 어느 환자의 따님이 남긴 글이었다.

그 글을 보고 나는 울컥했다.

아직도 그 환자분의 모습이 생생하게 기억난다.

서울성모병원 응급실로 가기 전, 병실에서 마지막 이야기를 나누었던 기억도 아직 생생하다.

그 환자 따님이 남긴 글은 내가 왜 이 자리를 지키고 있어야 하는지, 앞으로도 이 자리를 지켜야 하는지 그 이유를 새삼 깨닫게 해주었다. 그때까지 내가 할 수 있는 최선을 다하면서 하루하루를 보낼 생각이다.

의사 생활 30년 중, 전공의와 군대 시절을 뺀 나머지 시간을 비타민 C에 투자했고, 내가 번 돈 대부분을 비타민 C 연구에 쏟아부었다.

하나의 학문을 계속한다는 것은 정말 엄청난 시간, 노력, 돈이 들어간다.

그동안 나를 아는 주위의 많은 사람이 하나같이 나를 만류했다.

"비타민 C 치료를 왜 포기하지 않으세요?"

그때마다 나는 다음과 같이 이야기했다.

"환자와의 약속이기 때문에 포기할 수가 없어요."

이제 거의 종착역으로 가고 있다.

만약 내가 실패한다면 원하든 원하지 않든 간에 나는 나의 의사 생활을 정리해야 한다. 성공하면 물론 좋겠지만, 실패한다고 해서 내 인생이 후회스러운 것은 절대 아니다.

내 나름대로 의미 있는 삶을 살았고, 또 의미 있는 삶이라고 생각한다. 언젠가 누가 나를 기억해 줄 때,

"비타민 C 연구와 치료에 모든 것을 건 의사입니다."

라고 생각해 주면 정말 좋겠다.

암을 포함한 많은 난치병은 현대의학으로 풀지 못하는 병을 말한

다. 사실 풀지 못하는 병이란 없지만, 지금, 이 순간 그것을 어떻게 풀어야 할지 몰라서 그냥 놓치고 있다.

그러나 답은 있다.

바로 환자들의 임상 결과이다.

침상의 결과가 과학의 결과보다 중요하다는 쿠스마울의 법칙이 있다.

그중 내가 그동안 치료에서 효과를 본 것은 바로 비타민 C 요법이다.

비타민 C는 효과를 본 환자들이 분명히 존재한다.

그동안 우리는 왜 효과를 본지 정확히 몰랐다.

그것의 열쇠를 우리에게 주신 분이 라이너스 폴링 박사라고 한다면, 그 열쇠를 통해 문을 열어주신 분은 바로 마크 레빈 박사이다.

마치 판도라의 상자처럼,

비타민 C가 난치병 환자에게 도움을 줄 것으로 생각한다.

레빈 박사님이 논문에 언급했듯이 비타민 C 수용체가 바로 해답의 열쇠였다.

그리고 그 수용체 검사는 드디어 올 4월에 시작된다.

모든 환자를 치료하는 것은 아니지만,

일부 암 환자를 포함한 난치병 환자는 치료할 수 있을 거라 생각된다.

20년 전, 내가 비타민 C로 치료했던 난치병 환자가 있다.

그는 나중에 재발하여서 임종하였다.

그의 이름은 "김도형"

아직도 잊을 수가 없다.

항상 내 마음속에 남아 있었고, 그것의 해결을 찾기 위해서 참 많은 시간과 돈을 썼다.

비록 아주 오랜 시간이 걸렸지만,

이젠 드디어 그 약속을 지킬 수 있을 거라는 막연한 생각이 든다.

"도형아, 하늘나라에서 잘살고 있지?
꼭 지켜봐 줘.
너와의 약속 꼭 지키고,
나도 나중에 하늘나라에 갈 때,
우리 많은 이야기 나누자."

2024년 2월 25일
염창환

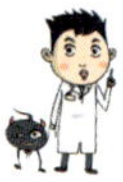

목차

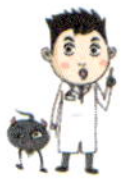

목차

CHAPTER

1

비타민 C, 암과의 전쟁 II

암과의 전쟁, 그 서막

1. 암의 이해
2. 암의 원인
3. 암의 임상증상과 치료

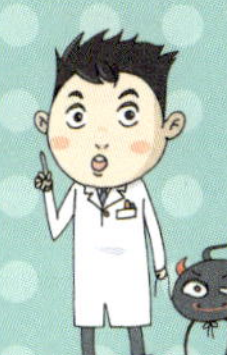

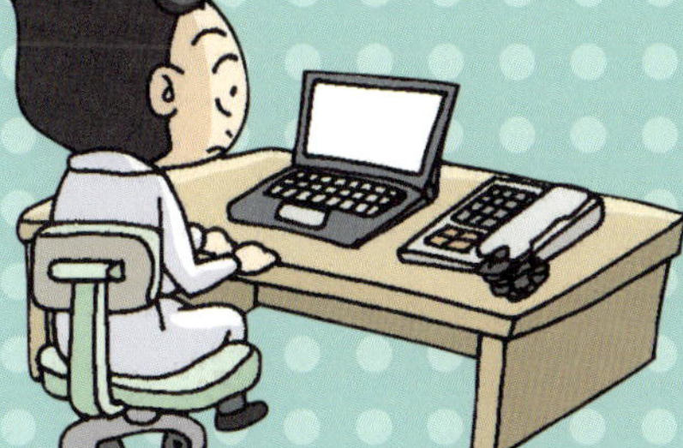

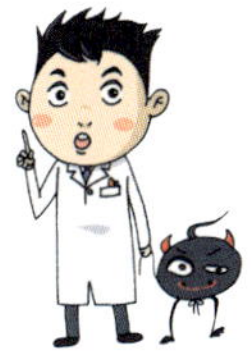

암과의 전쟁, 그 서막

암cancer이란 용어는 "비정상적인 세포들이 통제할 수 없을 정도로 증가되는 상태"를 말하는데, 이러한 암은 이미 기원전 400년경 히포크라테스 시절부터 기술되어 오고 있다. 그렇다면 과연 암에 걸리는 것은 운명일까? 결론부터 얘기하자면 그렇지 않다는 것이다. 유전적으로 암에 걸리기 쉽다고 해도 환경, 식생활 등 암 유발을 촉발하는 인자가 방아쇠 역할을 할 때 비로소 암에 걸린다. 결국 암은 생활습관병과 같이 '내가 만든 질환'일 수 있다는 것이다.

이처럼 암은 비정상적인 세포가 통제할 수 없을 정도로 무제한으로 증식하고 확산되어 인체에 변화를 일으키는 질병이다. 종양 세포가 1억 개 이하일 때는 거의 발견되지 않으며, 암의 위치와 증상에 따라 보통 20억 개에서 100억 개 사이에서 진단이 가능하다. 그리고 종양 세포가 1조 개가 넘으면 상당히 진행된 단계로 간주한다. 암세포와 정상 세포 사이에는 크게 네 가지 차이점이 있다. **첫째**는 클론성으로 암 조직을 구성하는 수많은 암세포가 하나의 세포로부터 기원하였다는 사실이고, **둘째**는 자율성으로 암세포는 주위 환경의 정상적인 생화학적, 생물학적 영향에 의해 분열 및 증식이 조절되지 않는다는 점이며, **셋째**는 역형성으로 암 조직은 정상조직에서 볼 수 없는 조화된 세포의 분화를 볼 수 없다는 사실이다. 끝으로 **넷째**는 전이성으로 암세포가 원발암 조직으로부터 떨어져서 신체의 다른 부위로 퍼지는 능력을 가졌다는 것이다. 만약 이 넷째 특성만 없어도 암으로 인한 사망은 크게 문제가 안 될 것이다.

그러나 우리는 이 4번째 특성을 해결하지 못했기 때문에 번번이 암과의 싸움에서 지고 있는지도 모른다. 하지만 언젠가는 암과의 싸움에서 이기는 순간이 올 것이고, 그 선봉장은 누가 뭐래도 비타민 C가 될 것이라는 생각을 해본다. 그 이유는 비타민 C는 암의 시작부터 끝날 때까지 모든 과정에서 관여하기 때문이다.[1]

20세기 초만 해도 암은 큰 주목을 받지 못했다. 그 시기에는 감염성 질환이 인류의 생명을 위협하는 주요 요인이었다. 그러나 개인과 사회의 위생 시설이 개선되고, 페니실린과 같은 항생제의 개발로 인해 감염성 질환은 더 이상 인류를 위협하지 못했다. 이로 인해 인간의 기대 수명이 증가하게 되었고, 심혈관 질환이나 암과 같은 만성 질환으로 관심이 옮겨졌다.

1940년대 미국 암 학회는 암의 조기 발견과 더불어 공격적인 치료의 중요성을 강조했다. 특히 자궁암 진단을 위한 조기 자궁경부 세포검사를 통한 조기 치료는 환자들의 사망률을 크게 감소시켰다. 그러

1 암완치의 길. 염창환, 양규환. 건강다이제스트사. 2013

나 다른 암으로 인한 사망률은 계속해서 증가하였다. 이런 상황에서 1971년 12월 23일, 미국 대통령 리처드 닉슨은 "암과의 전쟁"을 선포하였다. 암을 이대로 방치하면 인류의 생명에 위협이 된다는 것이 분명했기 때문이다. 그는 국가 암 퇴치법에 서명하고 16억 달러를 암 연구에 투입했지만, 결과는 실패로 끝났다. 실패의 이유는 우리의 판단이 잘못되었다는 것을 의미한다. 우리는 암을 퇴치하기 위해 새로운 이론으로 무장하려고 했지만, 실제로는 암의 본질을 충분히 이해하고 암 발생 시작점을 없애려는 노력이 부족했는지도 모른다. 어쩌면 암 치료는 멀리 있는 게 아니라 가까운 곳에 있고, 우리가 아직 그것을 발견하지 못하고 있는 것일지도 모른다.

실제 의학은 매일 발전하고 있다. 그 예로 심혈관 질환으로 인한 사망은 감소하고 있지만, 암으로 인한 사망은 계속 증가하고 있다. 미국의 경우 1969년부터 2014년까지 심장병으로 인한 총 사망자가 약 17% 감소한 반면, 암으로 인한 사망자는 84%나 증가했다.[2]

2 암코드: 암의 미스테리를 푸는 혁명적인 새로운 이해. Jason Fung. 번역: 이지영, 채진성, 염창환, 서동훈. 암코드. 한솔의학. 2021

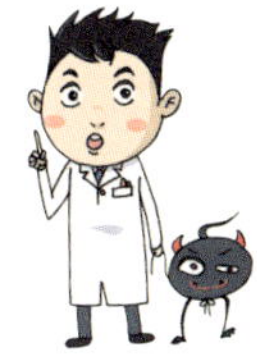

ㅣ1장ㅣ

암의 이해

먼저, 암에 대한 이해를 돕기 위해 원발암과 전이암에 대해 설명하겠다. 원발암이란 암이 시작된 곳이고, 암의 뿌리와도 같은 곳이다. 일부 환자중에는 간에 암이 생기면 간암이고 폐에 암이 생기면 폐암으로 잘못 알고 있는 경우가 있다. 암세포가 간에서 처음 분화되어야 간암이고, 폐에서 처음 분화되면 폐암이 되는 것이다. 즉, 암이 폐에서 발견되었다고 하더라도 조직 검사상 대장암 소견이 있다면 대장암으로 분류한다. 원발암은 평생 환자의 이름처럼 따라다니게 되는데, 원발암에 따라 치료 방법과 예후가 달라지기 때문이다. 암은 세포의 성장, 분화, 사망의 균형이 변화함으로써 체내에 비정상적인 암세포가 축적되어 생기게 된다. 정상세포가 외부 자극(바이러스 감염, 타르 등)이나 손상된 세포의 복구 과정 중에서 이상 세포가 되어initiation 이 이상 세포가 분화 과정을 통해 그 수가 증가하여 클론을 형성한다promotion. 이 클론을 형성한 암세포는 주위 정상조직을 침범하며 progression, 혈액, 림프절을 통해 다른 장기로 전이되는 과정을 밟는다metastasis. 그리고 실제 다른 장기에 암이 생기게 되면 그것을 전이암이라고 한다. 전이암은 일반적으로 혈액을 타고 암세포가 다른 장기로 이동하여 거기에 혈소판과 피브린이 침착되어 새로운 조직 손상을 일으키고, 주위 조직 실질로 혈관 외 유출이 일어나 새로 전이된 부위에 종양을 형성한다. 이 과정은 처음 암이 발견된 만큼 더 힘든 과정과 시간을 거친다. 왜냐하면 처음 생긴 원발암의 경우는 원래 정상세포가 그 자리에서 성장하는 것이기 때문에 우리의 면역체계가 발견할 수 없을지 모른다. 그러나 전이암의 경우는 전혀 다른 부위에 생기기 때문에 면역세포에 의해 죽었다 살았다를 정말 오랫동안 반복해야만 살아날 수가 있다.

원발암과 전이암이 확인되면, 이를 기준으로 암의 병기를 나눈다. 암 환자들이 암이란 사실에 충격을 받고, 그다음으로 충격을 받는 것은 바로 병기이다. 1기나 2기면 어느 정도 안심을 하지만, 3기나 4기라면 불안과 두려움을 느끼기도 한다. 그 이유는 병기에 따라 예후가 확 달라지기 때문이다.

사람이 암 환자가 되기 위해서는 암세포가 체내에서 전구, 발생, 전이라는 세 단계를 거쳐야 하며, 그 시기에 따라 0기에서 4기로 나눈다. **0기란 전구 단계**로, 육안으로는 암의 식별이 불가능하지만 현미경으로 판단할 때 세포 내에서 변화가 발생한 단계다. 암이 발생한다고 100% 확신할 수는 없지만, 발생 가능성은 매우 높다.

1기는 암이 발생하는 단계로, 암의 식별이 가능하지만 전이되지는 않은 국소적인 단계이다. 이는 비정상적인 세포가 암세포로 변하여 주변 정상조직을 침범하기 시작한 것을 말한다. 암은 하나의 세포가 25번 분열하여 3천만 개 이상의 세포가 되는 빠르게 분열하는 암세포의 집합체로 구성되어 있다. 이것이 한 개라도 죽지 않으면 야구공 크기 정도로 커질 수 있다. 보통은 이 시점에서 증상이 나타나기 시작하며, 암의 크기도 인식할 정도가 된다. 만약 피부에 암이 있다면 치유되지 않는 궤양으로 나타나고, 유방에 암이 있다면 정상 조직과는 다른 덩어리가 만져진다. 암은 본질적으로 통증을 유발하지 않고 천천히 주위 조직을 침범하여 간접적으로 진행된다. 이러한 증상은 암의 종류에 따라 다르게 나타난다. 식도암은 삼킴 곤란, 대장암은 배변 습관의 변화, 위암은 소화불량, 전립선암은 배뇨 곤란, 췌장암은 황달, 후두암은 애성(쉰 목소리), 폐암에서는 기침과 가래 등을 들 수 있다. 또한 중요한 세포막이 파괴되면서 출혈이 나타날 수 있다. 이러한 증상은 암이 아닌 다른 질병으로 인해 발생할 가능성이 더 높지만 암으로 인해 발생할 수 있으므로 간과해서는 안 된다. 임상 증상이 분명하든 그렇지 않든, 이 시기에 암을 조기 진단해야 치료의 성공률을 높일수 있다. 새로운 암세포가 성장함에 따라 주변 조직으로 확장되는데, 이것이 암세포의 두 가지 중요한 기능 중 하나인 통제되지 않는 성장이다. 또 다른 기능은 침범이다. 암의 가장자리에서는 암세포가 조직층과 보호층 사이에서 가장 저항력이 가장 약한 부위의 보호막을 제거하고 주변 조직을 침범하는 과정이 일어나는 반면, 암의 중심에서는 암세포가 경로에 있는 모든 조직을 파괴하고 바깥쪽으로 뻗쳐나가는 과정이 발생한다. 만약 그러한 암이 주변부(피부, 위벽, 장벽, 방광 벽,

기관지 벽)로부터 둘러싸여 있다면, 커다란 악성 궤양을 형성하여 보호막을 파괴할 것이다.

2기는 주위 림프절을 침범한 단계로, 암이 림프절로 퍼졌지만 원발 부위에 암이 국한된 경우를 말한다. 대부분의 조직은 수많은 림프관과 연결되어 있다. 이들 림프관은 작은 벽으로 구성된 관으로 체액을 림프절로 이동시켜 여과한다. 예를 들면, 하지의 림프관들은 서혜부 림프절로 이동하고, 상지와 유방의 림프관들은 액와부 림프절로 이동한다. 서혜부 림프절은 더 깊은 부위의 흉관을 통해서 왼쪽 전초 림프절sentinel node을 통해 심장으로 들어가고, 액와부 림프절은 각각 오른쪽과 왼쪽 전초 림프절로 이동하여 심장으로 들어가게 되어 있다. 림프계는 암을 비롯한 여러 질병으로부터 몸을 보호하는 중요한 부분이다. 암세포의 파괴적인 능력은 림프관을 통해 전달된다. 암세포가 림프관을 통해 림프액과 함께 림프절에 도달하면 일반적으로 림프절은 암세포를 여과하여 더 이상 퍼져나가는 것을 막는다. 일부 암세포는 성공적으로 살아남아 오히려 림프절을 파괴하고, 다음 림프절로 진행하게 된다. 침범된 림프절의 크기가 커지면 때로 이런 징조를 암 진단의 최초 증세로 생각하기도 한다. 유방암 환자의 예를 보면, 유방에는 암이 만져지지 않지만 액와부에서는 림프절이 만져지는 경우가 흔하다.

3기는 주위 조직을 침범한 단계로, 암세포가 이미 림프관을 통해 전이된 경우로, 담낭암은 간으로 직접 침범하고, 위암은 췌장이나 대장으로 침범할 수 있다.

4기는 다른 장기로 전이된 단계로, 암세포가 혈액을 통해 우리 몸의 어디든지 침범하고 있다는 것을 말한다. 두꺼운 벽을 가진 혈관들은 림프관보다 암세포의 침입에 더 저항성을 갖지만, 그들은 사실 죽어가는 것이다. 암세포 덩어리가 혈액으로 들어가면 몸의 어느 부위든 적당한 곳에 정착하게 된다. 그곳에서 새로운 둥지를 만들어 암을 형성하는데, 이것을 전이성 암 또는 제2의 암이라고 한다.

환자들이 가끔 진료실에 오셔서 조직검사 결과지를 보이면서 설명해 달라고 요청할 때가 있다. 물론 내가 병리 전문의는 아니기에 환자분들이 원하는 만큼 설명해 줄 수는 없지만, 기본적인 조직학적 결과는 이야기해 줄 수가 있는데 그것이 바로 암의 조직학적 결과이다.

종양이란 이미 존재하고 있는 주위의 조직에서 유래한 비정상적인 덩어리를 칭한다. 종양은 새로운 성장, 즉 신생 물질과 동의어로 사용된다. 종양 또는 신생 물질은 양성일 수도 있고 악성일 수도 있다.

양성종양은 주변 조직을 침범하지 않고 전이되지 않는 느리게 성장하는 덩어리를 말한다(주위에 비슷한 종양을 형성하는 경우는 있다). 몇몇 예외가 있긴 하지만, 양성종양은 비교적 느리게 자라며, 피막으로 주위의 조직과 잘 경계되어 있다. 또한 주위에 대한 압박 효과를 제외하고는 상대적으로 위험성이 적다. 양성 유방 종양의 경우, 크기가 커져 환자에게 불쾌감을 줄 수 있지만 생명을 위협하지는 않다. 반면에 두개강 내에 생긴 양성종양은 크기가 커지면서 심각한 신경학적 손상을 일으키거나 단순히 뇌를 압박하여 사망에 이르게 할 수 있다. 모든 양성종양은 악성으로 변할 가능성이 어느 정도 있기는 하지만, 이런 경우는 극히 드물기 때문에 단순한 외과적 절제술이 최선의 치료로 권장된다.

악성종양은 멈추지 않고 서서히 자라나면서 주위의 조직에 침투하거나 전이되어 결국은 우리 몸의 전신에 퍼지는 특성을 가지고 있다. 일반적으로 암이란 이 악성종양을 지칭하는 용어이며, 신생 물질 또는 신생 물질 질병은 악성종양에 국한되는 용어이다. 양성종양에는 양성 신생 물질이라는 용어를 사용한다.

전통적으로 암은 근원세포 형태와 현미경학적 모양에 따라 암종carcinoma, 육종sarcoma, 기타로 크게 분류된다. 그러나 모든 암은 근본적으로 같은 양상 및 특성을 가지기 때문에 이러한 분류는 의미가 없다. 그럼에도 불구하고 이미 이러한 분류가 관용적으로 많이 쓰이고 있으므로 혼란을 막기 위해 간단한 설명이 필요하리라 여겨진다.

암종은 피부와 같은 외부를 싸고 있는 외막 세포에서 기원하거나 유방의 분비기관, 소화기관, 호흡기관, 요로 생식기관 등을 싸고 있는 내막 세포에서 기인한 악성종양을 일컫는다. 이와 같은 막을 싸고 있는 세포들은 암 유발물질에 가장 먼저 노출되는 세포들이기 때문에 암종은 전체 악성종양의 약 90% 이상을 차지하고 있다. 선암이란 선조직에서 발생하는 암으로 악성이지만 선조직과 유사한 형태를 이루고 있는 암을 말한다. 반면에 비정형적 선암은 어떤 조직의 모습을 이루기 이전의 원시적 형태를 띠고 있는 악성종양을 일컫는다. 편평상피세포암은 가장 흔한 유형의 암종으로 피부, 식도 또는 다른 막을 싸고 있는 조직에서 기원되어 원래 세포의 현미경학적 특징을 많이 가지고 있는 중등도의 악성도를 가진다.

육종은 우리 신체를 지탱하는 조직 - 골격계(골육종), 연골(연골육종), 근육(근육종), 섬유조직(섬유육종), 지방(지방 육종) - 에서 기원된 암이다. 육종은 전체 암의 5% 미만을 차지하고 있다.

그 외 기타로 분류되는 다른 암은 그 차지하는 비율은 낮지만 매우 특별화된 조직의 세포에서 기원되는 경우이다. 예를 들어 피부나 다른 조직에서 기원하는 악성 흑색종, 망상 내피계에서 기원되는 림프종, 뇌나 중추신경계에서 기원하는 신경교종이나 뇌수막종 등이 있다.

우리는 모든 암을 다 이해하지 못한다. 물론 암을 이해하지 못한다고 해서 치료할 수 없다는 의미는 아니지만, 더 많이 알수록 치료가 더 쉬워질 수 있는 것만은 사실이다.

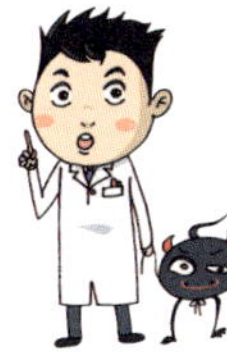

| 2장 |

암의 원인

암을 일으키는 원인은 정말 많다. 단지 한두 가지로 설명할 수는 없다. 따라서 우리는 여러 가지 상황을 고려하여 추측 할 수 있지만 일반적으로 암을 유발할 수 있는 인자는 크게 두 가지로 나눈다. 하나는 내적 요인이고, 다른 하나는 외적 요인이다.

표 1. 내적 요인과 외적 요인

내적 요인	외적 요인
유전인자, 면역적인 요인	화학물질(담배, 대기오염, 약물, 식이, 방사선, 직업적으로 노출되는 발암물질), 자외선 발암물질, 바이러스

내적 요인 중 하나인 유전인자가 암 발생에 중요한 역할을 하는데, 이는 암유전자의 발현으로 정상적인 세포주기에 필요한 여러 신호 전달 체계에 이상이 발생하거나 억제 유전자의 이상으로 암유전자가 억제되지 못하고 활동하는 경우에 암이 발생하는 것으로 생각하고 있다. 몇몇 암에서는 유전자의 돌연변이가 암을 유발하는 것으로 확실히 밝혀졌다. 암 발생률이 높은 가족은 암 유전자를 공유하고 있는 것으로 알려져 있는데 정상적으로 우리 몸에 존재하고 있는 유전자들이 없어지거나 돌연변이가 생겨 비정상적으로 작동하는 것을 암 유전자라고 한다. 실제 미국의 영화배우인 안젤리나 졸리는 암유전자 때문에 암이 발생하기 전에 유방과 난소를 수술한 것은 유명한 일화이다.

외적 요인 중 하나인 화학물질에는 직업성 발암물질(벤조 피린, 아플라톡신, 비소, 석면)이나 흡연, 대기오염, 약물, 식이 등이 포함된다. 이 중 흡연은 단독으로 또는 음주와 함께 암을 유발하는 가장 중요한 위험 요인이다. 특히 흡연은 폐암 발생의 위험 요인으로 알려져 있으며, 흡연자는 비흡연자보다 폐암 발생의 위험이 10배 정도 높다고 한다. 또 흡연은 폐암 외에도 구강암, 인후암, 후두암, 식도암, 신장암, 방광암, 췌장암의 발생과도 매우 높은 연관성이 있는 것으로 알려져 있다. 따라서 암에 가장 효과적인 예방은 금연이다. 술은 흡연이 식도암이나 인두암, 후두암을 일으키는데 보조적인 역할을 하며, 과음 집단에서 흔히 발생하는 암으로는 간암, 구강암, 폐암, 후두암, 식도암, 위암, 대장암, 직장암, 유방암 등을 들 수 있다.

다음으로 약 3%의 암이 방사선 노출에 의해 유발되는 것으로 알려져 있다. 히로시마 피폭 지역과 체르노빌 원자력 발전소 사고 지역의 많은 사람들이 백혈병을 비롯한 많은 암에 걸렸다는 사실이 이를 증명한다. 자외선에 노출되었을 때 흑색종과 같은 피부암 발생률이 높다.

한 환자가 이런 이야기를 들려주었다.

"남편은 술 담배를 그렇게 많이 해도 암에 걸리지 않는데, 저는 술도 담배도 안 하고 항상 바른 생활을 하는데 왜 암이 걸리나요? 너무 불공평해요."

맞습니다. 나쁜 짓을 하면 벌을 받아야 하듯이 나쁜 습관은 암을 유발하고 좋은 습관은 암을 유발하지 않아야 하지만 현실은 그렇지 않은 경우가 많다. 그 이유 중 하나는 바로 스트레스다. 스트레스는 생활 습관과는 다르다. 아무리 착한 사람도, 바른 생활을 하는 사람도 스트레스는 받기 마련이다. 스트레스는 우리 몸에서 활성산소로 작용하여 염증을 만들고 그 염증이 암을 유발하게 된다. 따라서 암은 피할 수 없으므로 스스로 노력해서 암에 걸리지 않는 방법을 찾아야 한다.

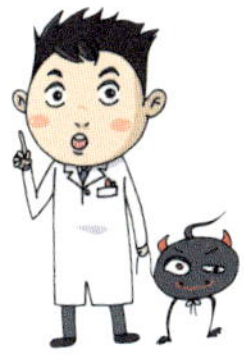

| 3장 |

암의 임상증상과 치료

암으로 인한 증상은 암의 종류, 크기와 위치에 따라 다양하다. 암의 초기에는 특별한 증상이 없는 경우가 많고 증상이 비특이적이기 때문에 다른 질환과 구별하기 어렵다. 그러나 암이 자라면서 주변 장기, 구조물, 혈관 및 신경을 압박하면 여러 증상이 나타날 수 있다. 예를 들어, 작은 공간에 위치하고 주변에 복잡한 기관이 많은 뇌하수체에 발생한 암은 크기가 작더라도 징후와 증상이 빠르게 나타나지만, 췌장처럼 넓은 복강에 있으며 주위에 복잡한 장기나 기관이 없는 곳에서 생긴 암은 큰 크기로 자랄 때까지 특별한 증상이 나타나지 않는 경우가 많다. 암이 피부 가까이에서 커진다면 덩어리로 만져질 수도 있다. 암이 커지면서 나타나는 증상으로는 변비처럼 장기 내강을 막아서 생기는 증세가 있고, 췌장암과 담도암처럼 담관을 막아 황달 등의 징후를 보이기도 한다. 폐암 등은 기관지를 자극하여 기침을 유발한

표 1. 암에 따른 임상증상

암	임상증상	전이 부위	합병증
폐암	기침, 애성, 호흡곤란, 각혈, 흉통	림프절, 뼈, 부신, 뇌	폐렴, 출혈, 흉막삼출액, 기관지 폐쇄, 상대정맥 증후군
소세포 폐암	대부분 침습적, 초기 전이, 진단 시 70%에서 흉곽 외 전이	림프절 95%, 골수 40~50%, 뇌 10% 뼈, 간, 반대편 폐	방종양성 (paraneoplastic) 증후군
편평 상피암	장기간 국소 병변으로 있음	림프절 65% 흉막 30%	폐렴, 출혈, 흉막삼출액, 기관지 폐쇄, 상대정맥 증후군
선암	초기 전이	림프절 80% 흉막 60% 중추신경계 37%	폐렴, 출혈, 흉막삼출액, 기관지 폐쇄, 상대정맥 증후군
대세포암	초기 전이	림프절 80% 흉막 60% 중추신경계 37%	폐렴, 출혈, 흉막삼출액, 기관지 폐쇄, 상대정맥 증후군
유방암	덩어리 촉지, 피부나 유두에 함몰, 삼출액, 액와선 증대	뼈, 뇌, 간, 폐, 흉막, 복막	흉막삼출액, 사지마비, 고칼슘혈증
대장항문암	항문 출혈, 배변 습관 변화, 복통, 식욕부진, 체중 감소	국소적 림프절, 간, 폐, 복막	장폐쇄, 천공, 복수, 간부전, 천골 전이
전립선암	배뇨곤란, 통증	국소 림프절, 뼈, 폐	신부전, 요도 폐쇄
췌장암	황달, 상복부와 등 통증, 오심과 구토, 체중 감소	림프절 90%, 간 70%	우울, 저혈당증, Zollinger–Ellison 증후군
난소암	월경 불규칙, 복통, 체중 감소, 복수	복막, 횡격막, 흉막, 간	장폐쇄, 흉막삼출액, 복수, 방광 침범

다발성 골수종	뼈 통증, 감염, 신부전	뼈	감염, 신부전, 고칼슘혈증, 과점도증후군
흑색종	기존 모반(naevus)의 변화, 두경부가 가장 흔함	피부, 림프절, 폐, 간, 뇌, 뼈	흉막삼출액, 반신불수, 의식소실
자궁내막암	통증, 삼출액, 출혈, 림프부종, 복수	뼈, 폐	수신증, 출혈
식도암	연하곤란, 통증, 애성, 딸꾹질	간, 림파선, 폐, 뼈, 피부, 뇌	식도기관루, 과다한 출혈, 부정맥, 종격동염
두경부암	통증, 연하곤란, 애성, 궤양, 구강 냄새	림프절	안면 신경 마비, 기도 폐쇄, 누공, 출혈
간암	통증, 식욕부진	뼈, 폐	복수, 황달, 뇌증, 고칼슘혈증, 심부정맥 혈전증
신세포암	통증, 혈뇨	뼈, 폐, 뇌	혈전, 고칼슘혈증
림프종	림프절 증대, 하지의 림프부종, 상대정맥 증후군, 복부 종괴, 뼈와 신경 압박성 통증	림프조직이 있는 모든 장기에 침범 가능	재발환자의 25–35%에서 림프종성 뇌수막염 동반
방광암	통증, 빈뇨, 방광 수축, 배뇨곤란, 혈뇨, 림프부종	뼈, 간, 폐	발작, 의식 혼탁, 요도 폐쇄
뇌종양	발작, 두통, 구토, 국소적 뇌 손상 (상지, 하지, 언어, 시각, 평형 감각 이상), 상위 기능 장애(인지, 행동, 감정 장애)		반신불수, 의식소실
자궁경부암	하지 통증, 빈뇨, 림프부종, 질 분비물	폐, 간, 뼈, 림프절	누공, 요도 폐쇄, 고칼슘혈증, 정신적인 문제, 질 협착

다. 또 암이 신경이나 혈관을 누르거나, 뼈 등으로 전이가 생긴 경우는 통증을 일으킬 수도 있다. 위암과 대장암처럼 암의 성장으로 조직에서 출혈을 하는 경우 혈변과 빈혈, 폐암의 경우 객혈, 방광암의 경우 혈뇨를 유발할 수 있다. 암은 또한 체중 감소, 발열, 피로, 전신쇠약, 식욕저하 등의 전신적인 증상을 일으킨다. 이는 암세포에서 만들어진 물질들이 혈관을 통해 전신으로 퍼지며 신진대사에 영향을 미치기 때문이다. 또한 암은 여러 면역 체계에 영향을 주게 된다. 그러므로 비특이적 증상이라 하더라도 이상하다 싶으면 암의 위험 신호로 간주해야 한다.

암 치료의 주된 목표는 암으로 인한 구조적, 기능적 손상을 회복시켜 환자를 완치하거나, 완치가 불가능한 경우 더 이상의 암 진행을 막고 증상을 완화하여 생명을 연장하고 삶의 질을 향상시키는 것이다. 암 치료에는 수술, 화학 요법, 방사선 요법의 세 가지 주요 치료법이 있으며, 그 외 국소 요법, 호르몬 요법, 면역 요법, 유전자 요법, 대체 의학 등이 있 있다.

암의 치료는 진단된 암의 종류, 진행 상태(병기), 환자의 전신 상태 등에 따라 결정되는데 다른 질병의 치료에 비해 치료 방법이 더 다양하고 복잡하며 부작용이 발생할 가능성이 높다. 따라서 치료법의 특징과 장단점을 충분히 이해하는 것이 중요하다. 치료의 효과를 최대화하며 부작용을 최소화하고 환자의 삶의 질을 높일 수 있는 치료법들이 계속 연구 중에 있다.

세계보건기구(WHO)는 의학적인 관점에서 전체 암 발생인구 중 1/3은 식이 습관의 변화, 금연, 간염 백신, 운동 등을 통해 예방이 가능하고, 1/3은 조기진단만 되면 완치가 가능하며, 나머지 1/3의 환자도 치료를 통해 완치가 가능하다고 추정하고 있다. 즉, 잘못된 고지방식이나 과식 등의 식이 습관을 변화시키고 금연, 간염 예방접종, 운동 등의 생활양식의 변화가 중요하며 조기진단을 위해 정기적인 검진을 한다면 전체 암의 3분의 2는 예방과 치료가 가능하다는 뜻이다. 또한, 암을 일차적으로 예방하기 위한 생활 습관은 암뿐만 아니라 고혈압이나 당뇨 등의 기타 만성 질환을 예방하는 데도 도움이 된다.

대부분의 암은 초기에는 증상이 나타나지 않아 상당히 진행된 이후에 발견되는 경우가 많기 때문에 예방이 특히 중요하다. 우리나라에서 많이 발생하는 위암, 간암, 유방암, 자궁경부암, 대장암 등은 조기에 발견할 경우 완치율이 높으므로 이러한 암들에 대해서는 정기적인 검진이 필요하며, 폐암은 금연을 통하여, 간암은 간염 백신 접종을 통하여 예방할 수 있다. 대한 암 협회가 제시하는 암 예방 14개 권고사항이 있다. 다음 페이지에 있으니 한번 읽어보고 지키면 좋을 것이다.

대한 암 협회가 제시하는 암 예방 14개 권고사항

❶ 편식하지 말고 영양분을 골고루 균형 있게 섭취한다.

❷ 황록색 채소를 주로 한 과일 및 곡물 등 섬유질을 많이 섭취한다.

❸ 우유와 된장의 섭취를 권장한다.

❹ 비타민 A, C, E를 적당량 섭취한다.

❺ 이상 체중을 유지하기 위하여 과식하지 말고 지방분을 적게 먹는다.

❻ 너무 짜고 매운 음식과 너무 뜨거운 음식은 피한다.

❼ 불에 직접 태우거나 훈제한 생선이나 고기는 피한다.

❽ 곰팡이가 생기거나 부패한 음식은 피한다.

❾ 술은 과음하거나 자주 마시지 않는다.

❿ 담배는 금한다.

⓫ 태양 광선, 특히 자외선에 과다하게 노출하지 않는다.

⓬ 땀이 날 정도의 적당한 운동을 하되 과로는 피한다.

⓭ 스트레스를 피하고 기쁜 마음으로 생활한다.

⓮ 목욕이나 샤워를 자주 하여 몸을 청결하게 한다.

CHAPTER

2

비타민 C, 암과의 전쟁 II

암과의 전쟁, 선택의 순간

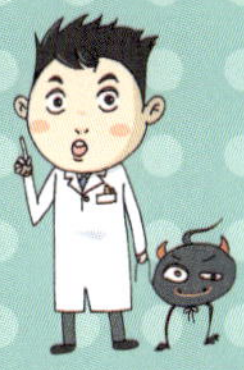

1. 암 진단 시 선택
2. 암 치료 시 선택
3. 수술 시 선택
4. 항암제 치료 시 선택
5. 방사선 치료 시 선택
6. 대체의학 치료 시 선택
7. 여유, 쉬어가는 시간
8. 암 치료 성공과 실패 시 선택

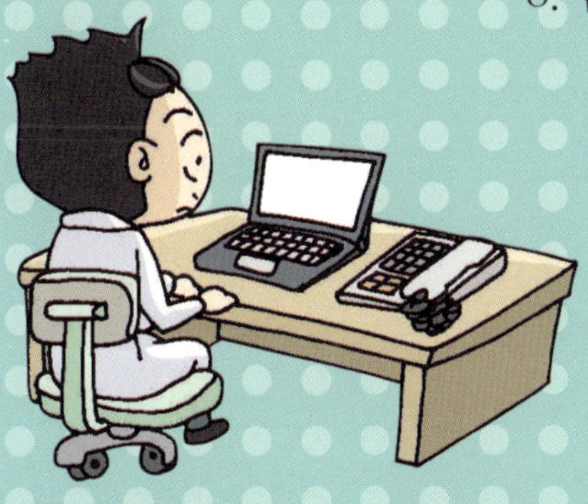

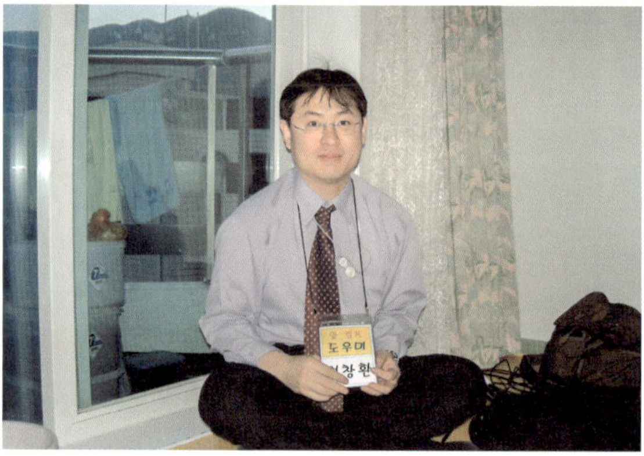

암시민연대 활동때

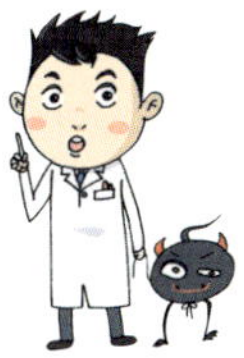

암과의 전쟁, 선택의 순간

과거에 만났던 암 환자분이 한 명 있었다. 그는 이름 대신 '아하'라는 닉네임으로 불렸다. 위암 3기로 수술과 항암제 치료는 끝났지만, 언제든지 재발의 위험이 있는 사람이었다. 그런 몸에도 불구하고 암 환자의 권리를 위해서 시민운동을 하고 있었다. 20년 전에 나는 암 환자를 사랑하는 시민연대에서 그를 처음 만났으며, 당시 나는 암 환자분들에게 비타민 C 치료에 대해서 강의를 하였다.

'아하'는 나에게 몇 가지 질문을 던졌다.

"왜 병원에서는 환자의 병에 대해 의사가 판단하고 결정까지 하나요?"

"판단은 의사가 하더라도 결정은 환자가 하도록 해야 하는 것 아닌가요?"

"병에 걸린 건 의사가 아니라 환자잖아요?"

"어떤 의사들은 자신의 말을 듣지 않으려면 병원에 오지도 말라고 해요. 이게 말이나 됩니까?"

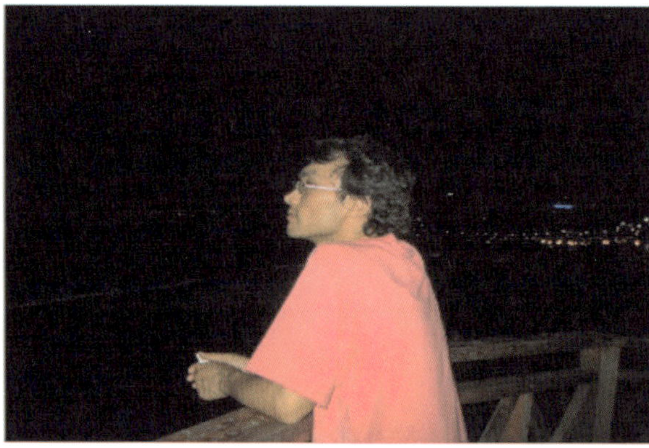

아하라는 친구

그가 한 말은 틀린 말이 하나도 없었지만, 우리나라 현실에서 그가 말한 대로 할 수는 없었다. 왜냐하면 대학병원에는 암 환자분들이 너무 많이 오는 탓에 환자마다 넉넉히 시간을 배려하면서 치료할 수 없었기 때문이다. 그러다 보니 오해 아닌 오해가 발생하고, 실수 아닌 실수를 가끔 하게 된다. 언젠가는 바뀌어야 한다는 것은 누구나가 인식하고 있지만, 그러려면 돈이 필요하다. 즉 의료보험료가 지금보다 훨씬 많이 올라야 한다는 뜻이다. 그러나 그것이 불가능하다 보니 각 의사당 많은 환자를 봐야 하고, 그로 인해 환자는 환자대로, 의사는 의사대로 불평과 불만이 쌓이게 된다. 따라서 2차 병원이 더욱더 필요하고, 환자들은 대학병원 교수로부터 얻지 못한 답변을 2차 병원 의사들로부터 얻어야 하는 것이다.

암 환자는 다음과 같은 8가지 과정을 거친다. 이 8가지 과정 동안 어디에 속하든 대학병원 교수와 2차 병원 의사의 도움을 받아 슬기롭게 그 순간순간을 넘어가는 것이 중요하다.

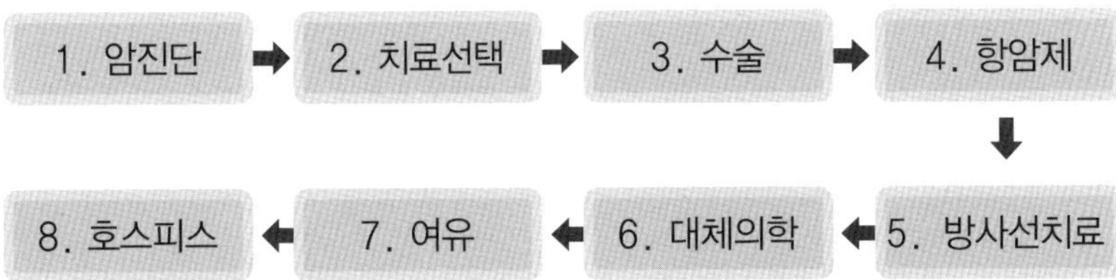

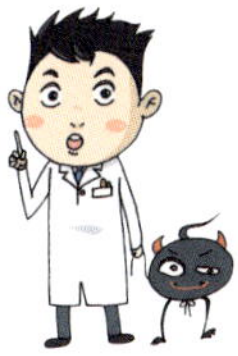

ı 1장 ı

암 진단 시 선택

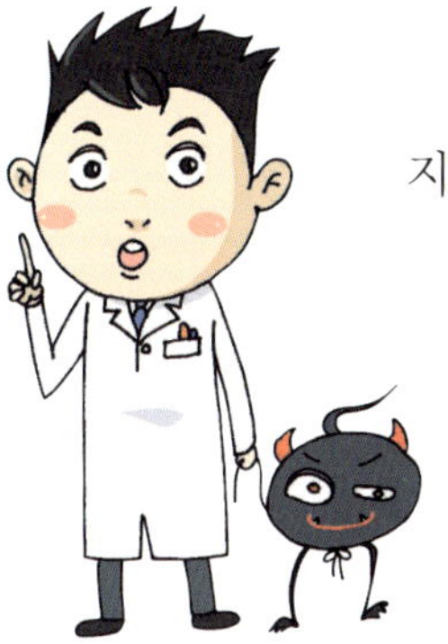

암을 진단받는 순간, 그 누구의 인생도 이제까지와 같을 수는 없다. 이유는 암은 생명을 위협하는 아주 무서운 질환이며, 많은 사람들이 이 병으로 고통받고 사망하고 있기 때문이다. 우리나라의 경우만 보더라도 한 해 27.7만 명이 암을 진단받고, 8.1만 명이 암으로 사망하고 있는 것으로 나타나고 있다. 다시 말해 3명 중 한 명은 암을 진단받는다는 것이다. 그만큼 암은 흔하게 접할 수밖에 없는 존재이면서 동시에 누구에게나 두렵고 무서운 질병이 아닐 수 없다.

암을 진단받은 환자들은 자신의 성향에 따라 다양한 반응을 보인다. 이제, 암 진단을 받은 환자가 처음으로 선택해야 하는 순간이 다가온 것이다. 암이란 다른 병과는 다르게 빠르게 선택하고 결정을 해야 한다. 그렇다면 무엇을 선택하고 무엇을 결정해야 하는가?

암 진단 시 선택해야 할 사항, 그 첫 번째는 진단의 재확인이다. 진단이 의심되거나 정확한 진단이 내려지지 않으면 제대로 된 치료를 받을 수 없기 때문이다.

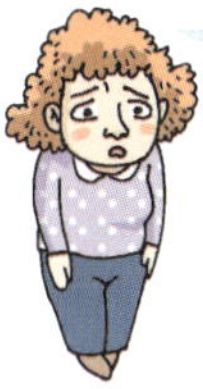

사례

52세의 여자가 종합검진에서 우측 유방에 작은 종양이 관찰되어 대학병원으로 전원 되었다. 대학병원 의사는 종양의 크기가 작고 위치가 깊어서 조직 검사가 용이하지 않다며 3개월 후에 조직검사를 하자고 하였다. 환자는 혹시 암이면 어쩔까하는 의구심을 품고 내게 찾아왔다.

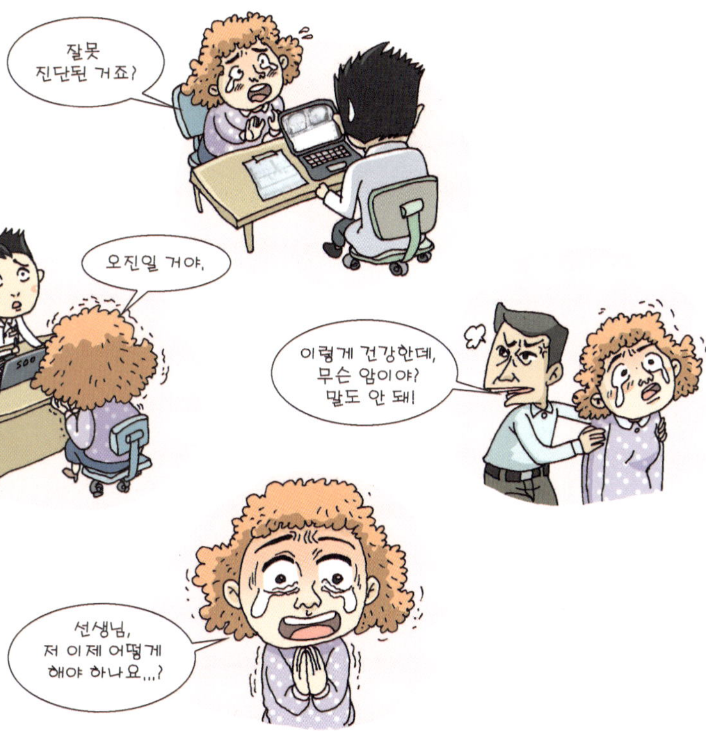
잘못 진단된 거죠?
오진일 거야.
이렇게 건강한데, 무슨 암이야? 말도 안 돼!
선생님, 저 이제 어떻게 해야 하나요...?

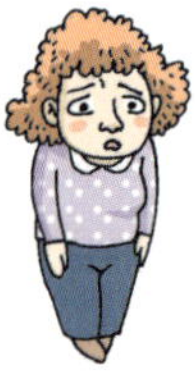

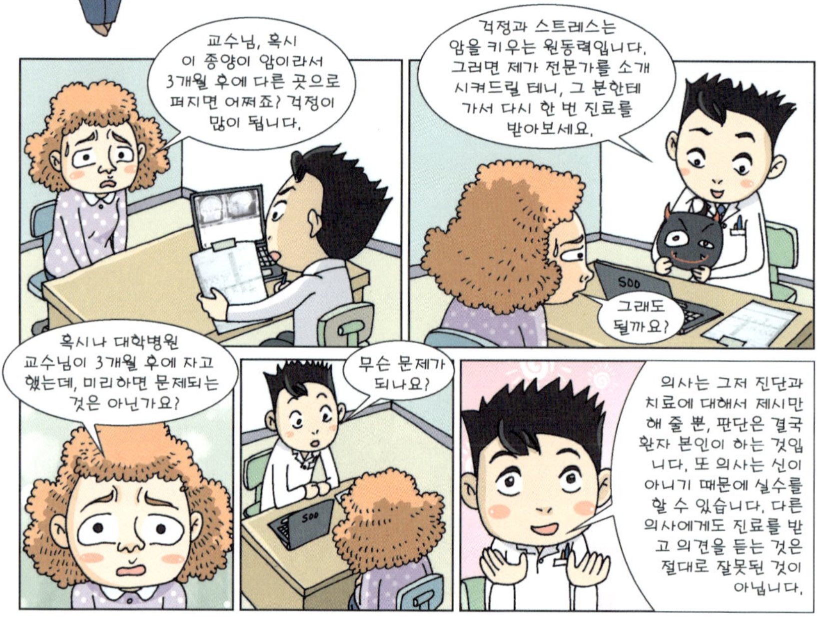
교수님, 혹시 이 종양이 암이라서 3개월 후에 다른 곳으로 퍼지면 어쩌죠? 걱정이 많이 됩니다.
걱정과 스트레스는 암을 키우는 원동력입니다. 그러면 제가 전문가를 소개시켜드릴 테니, 그 분한테 가서 다시 한 번 진료를 받아보세요.
그래도 될까요?
혹시나 대학병원 교수님이 3개월 후에 자고 했는데, 미리하면 문제되는 것은 아닌가요?
무슨 문제가 되나요?
의사는 그저 진단과 치료에 대해서 제시만 해 줄 뿐, 판단은 결국 환자 본인이 하는 것입니다. 또 의사는 신이 아니기 때문에 실수를 할 수 있습니다. 다른 의사에게도 진료를 받고 의견을 듣는 것은 절대로 잘못된 것이 아닙니다.

환자는 내가 소개해 준 병원으로 가서 진료를 받았다. 즉시 조직검사를 하였고, 일주일 후 암 진단을 받았다. 진단을 받은 환자는 다시 나를 찾아왔다.

이 환자를 조기에 진단하기로 한 선택과 결정은 매우 잘한 일이었다. 3개월을 기다렸다면 암이 신체의 다른 부위로 퍼졌을 수도 있었기 때문이다. 유방암과 같이 미세전이가 빠른 암은 되도록 조기에 발견하는 것이 중요하다.

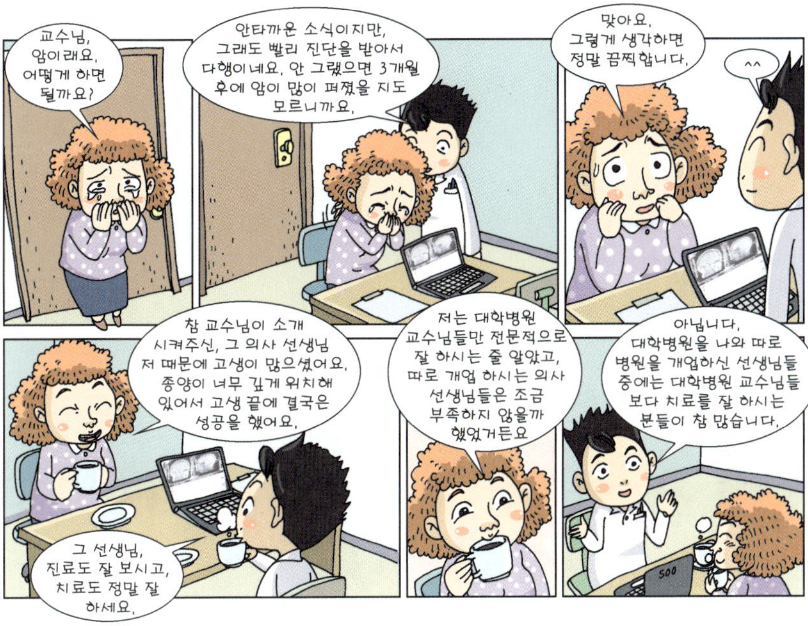
교수님, 암이래요. 어떻게 하면 될까요?
안타까운 소식이지만, 그래도 빨리 진단을 받아서 다행이네요. 안 그랬으면 3개월 후에 암이 많이 퍼졌을 지도 모르니까요.
맞아요. 그렇게 생각하면 정말 끔찍합니다.
^^
참 교수님이 소개 시켜주신, 그 의사 선생님 저 때문에 고생이 많으셨어요. 종양이 너무 깊게 위치해 있어서 고생 끝에 결국은 성공을 했어요.
그 선생님, 진료도 잘 보시고, 치료도 정말 잘 하세요.
저는 대학병원 교수님들만 전문적으로 잘 하시는 줄 알았고, 따로 개업 하시는 의사 선생님들은 조금 부족하지 않을까 했었거든요
아닙니다. 대학병원을 나와 따로 병원을 개업하신 선생님들 중에는 대학병원 교수님들 보다 치료를 잘 하시는 분들이 참 많습니다.

암과 같은 질병은 의사 한 명의 의견도 중요하지만, 적어도 두 명의 의사에게 자문을 구하는 것이 좋은 방법이다.

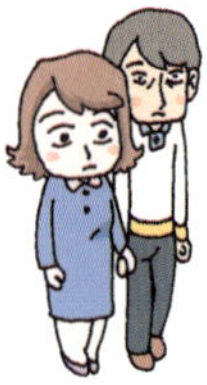

사례

12년 전의 일이다. 양쪽 다리가 심하게 부은 젊은 여자가 남편과 함께 나를 찾아 왔다.

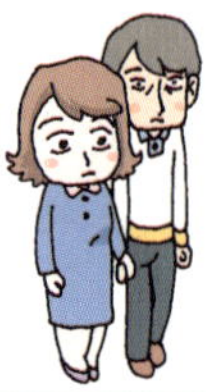

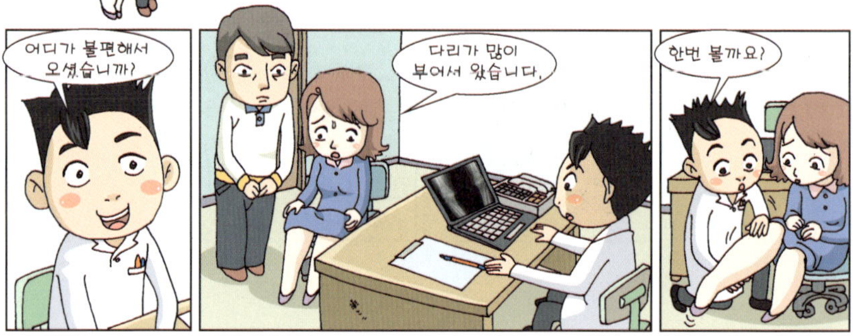
어디가 불편해서 오셨습니까?
다리가 많이 부어서 왔습니다.
한번 볼까요?

겉옷에 가려져 있던 다리를 보자마자 검사하지 않고도 불현듯 암일 거라는 생각이 들었다. 이들 부부는 아내의 다리가 왜 부었는지 그 원인을 전혀 알지 못하였고, 암이라는 결과가 나올 것이라고는 짐작조차 못하고 있었다. 나 또한 암일 것이라는 나의 짐작이 틀리기만을 간절히 바랐다.

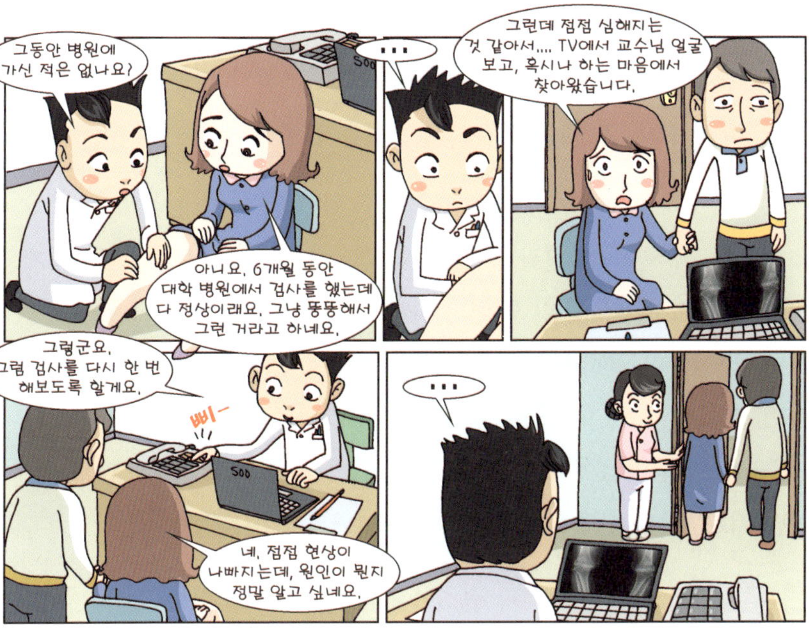
그동안 병원에 가신 적은 없나요?
아니요. 6개월 동안 대학 병원에서 검사를 했는데 다 정상이래요. 그냥 뚱뚱해서 그런 거라고 하네요.
...
그런데 점점 심해지는 것 같아서.... TV에서 교수님 얼굴 보고, 혹시나 하는 마음에서 찾아왔습니다.
그렇군요. 그럼 검사를 다시 한 번 해보도록 할게요.
삐-
네, 점점 현상이 나빠지는데, 원인이 뭔지 정말 알고 싶네요.
...

의사로서 직관력이 좋은 것은 어쩌면 신이 주신 특별한 달란트인지도 모르겠지만, 가끔은 그 직관이 틀렸으면 하고 소망할 때가 있다. 부인을 검사한 결과 애석하게도 나의 직관은 빗나가지 않았다. 암이었다. 암의 원발 부위가 어디인지 알 수는 없었으나 이미 전신 림프절에 암은 퍼질 대로 퍼져 있었다. 나는 무거운 마음으로 부부에게 검사 결과를 알려주었다. 검사 결과를 듣고 난 남편은 아내의 손을 잡고 일어섰다. 남편은 울먹이며 “분명 오진일 거야”, “검사 결과지를 가지고 대학병원을 찾아가겠다.”고 말하고는 진료실을 나갔다.

어느 누구든 암 진단에 대해 조금이라도 의심이 가는 부분이 있다면 항상 다른 병원의 의사에게 2차 소견을 받는 것이 좋다. 의사는 신이 아니므로 의사의 진단이 틀릴 수도 있고, 검사 결과가 잘못될 수도 있고, 결과가 제대로 나왔음에도 불구하고 주치의가 놓친 것이 있을 수도 있다. 그렇기 때문에 검사한 자료는 꼼꼼히 챙겨서 환자 자신이 가지고 있어야 한다.

암은 환자뿐만 아니라 그 가족에게도 심한 위기 상황을 맞이하게 만든다. 암 진단을 받은 후 어떤 사람은 오진이라고 부정하며 여러 병원을 전전하기도 하고, 어떤 사람은 빠르게 진단을 받아들이고 치료 방법을 모색하며, 또 어떤 사람은 삶을 포기하기도 한다. 그뿐만 아니라 많은 암 환자들이 과학적으로 입증되지 않은 치료 방법(대체요법, 안수기도 등)을 선택하기도 한다.

그렇다면 이러한 선택과 결정은 과연 옳은 것일까?

많은 사람들이 암 진단을 받고 사망하지만, 환자의 50% 이상이 생존하므로 용기를 잃지 말아야 한다. 암 진단을 받은 후 이를 받아들이고 치료법을 선택하기까지는 몇 시간에서 며칠에 이르기까지 많은 시간이 걸린다. 환자가 느끼고 경험해야 하는 이 시간은 환자의 삶에서 매우 지루하고 고통스러운 시간이다. 또한 이 시간에는 환자 자신의 삶에서 가장 많은 희비가 교차되고 육체적, 정신적, 영적인 위기를 경험하게 될 것이다. 이러한 위기의 시간 속에서 환자에게 무엇보다도 중요한 것은 앞으로 일어나게 될 어떠한 결과도 침착하게 받아들일 수 있는 자세이며, 힘들고 고통스러울 때 당신을 사랑하는 사람이 당신 곁에 늘 있으므로 행복하고 감사할 줄 아는 마음을 갖는 것이다. 암으로 인해 생길 수 있는 부정, 분노, 죄책감, 불신 등의 비정상적인 감정을 조절함으로써 가족 내 위기 상황을 스스로 극복해 나가야 한다. 암의 심각성을 인식하고 현실적으로 대처해나가야 하며 자신이 할 수 있는 일을 하나하나 찾는 것이 바람직하다. 특히 과학적으로 검증되지 않은 치료법보다는 검증된 치료법(항암제 치료, 방사성 치료, 수술 등)에 더 많은 시간을 투자하는 것이 본인이나 가족에게 후회를 남기지 않는 길이다.

처음 암을 진단받는 상황을 상상하면, 강을 거슬러 올라가는 배가 갑자기 급류에 휩쓸리는 경우를 떠올릴 수 있을 것이다. 그러나 배가 급류에 휩싸여도 배를 올바르게 조종하고 바위에 부딪히지 않는다면 배에 탄 사람은 안전하게 그 상황을 벗어날 수 있다. 암 환자에게 가장 좋은 결과는 암을 이겨내는 것이지만, 혹여 암이 완치가 안 되어 죽음을 맞이하더라도 편안하게 인생의 마지막 여정을 마무리할 수 있도록 하는 것이 아닐까 생각한다.

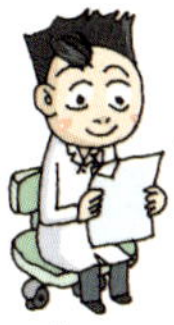

암 진단 시 선택

자신에게 내려진 암 진단에 대해 조금이라도 의문이 생기면 바로 다른 병원 의사에게 2차적인 자문을 구하는 것이 좋다.

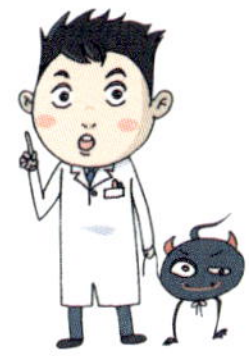

| 2장 |

암 치료 시 선택

암에 걸리면 사람은 누구나 외로움과 소외감을 느끼며, 지푸라기라도 잡고자 하는 심정을 갖게 된다. 따라서 환자나 가족들은 의사로부터의 100% 암을 완치할 수 있다는 확답이 없는 한, 암을 고칠 수 있다는 광고나 환자들을 유혹하는 주변인의 말에 쉽게 흔들리게 된다.

암 치료의 첫 번째 선택은 어떤 치료가 암 환자 본인에게 가장 적합한 치료 방법인지를 아는 것이다. 이는 같은 암이라도 환자 성향에 따라 치료법에 차이가 있을 수 있기 때문이다. 하지만 국내의 많은 암 환자들이 과학적으로 입증되지 않은 치료법에 의지해 너무나 많은 시간과 비용을 허비하는 모습을 보면 안타깝기 그지없다.

의사 생활을 하면서 안수기도를 통해 몽둥이로 맞거나 손톱에 긁혀 발생한 상처로 피부 조직이 손상되어 감염으로 고통받는 환자를 여럿 보았는데, 그 중 일부는 패혈증으로 사망하기도 하였다. 한 종교인이 환자에게 기도로 다 나을 수 있으며, 당신이 죽는 것이 오히려 기적이라고 말한 것도 기억이 난다. 종교는 극한 상황에 처한 환자에게 심리적 위안을 줄 수 있지만, 비정상적인 방법으로 치료에 관여하는 것은 환자의 남은 삶을 파괴할 수 있다는 점을 명심해야 한다. 암 환자에게 있어 가장 중요한 것은 올바른 치료이다. 따라서 환자와 가족 모두 암에 대한 과학적인 자료와 지식을 찾는 적극적인 자세를 가져야 한다.

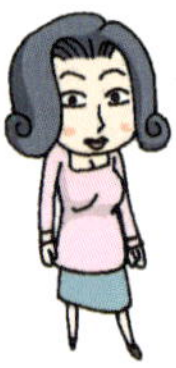

사례

10년 전의 일이다. 정장 차림의 예쁘장하게 생긴 40세 여자가 병원에 내원하였다. 그녀를 봤을 때 환자라는 생각이 전혀 들지 않았고, 환자의 보호자인 줄 알았다. 그런데 그녀는 몇 개월 전 유방암 진단을 받았으나 항암제 치료를 거부하고 민간요법을 받다가 암이 커졌다고 했다. 그러다 누군가 비타민 치료를 받고 좋아졌다는 이야기를 듣고 찾아오게 된 것이다.

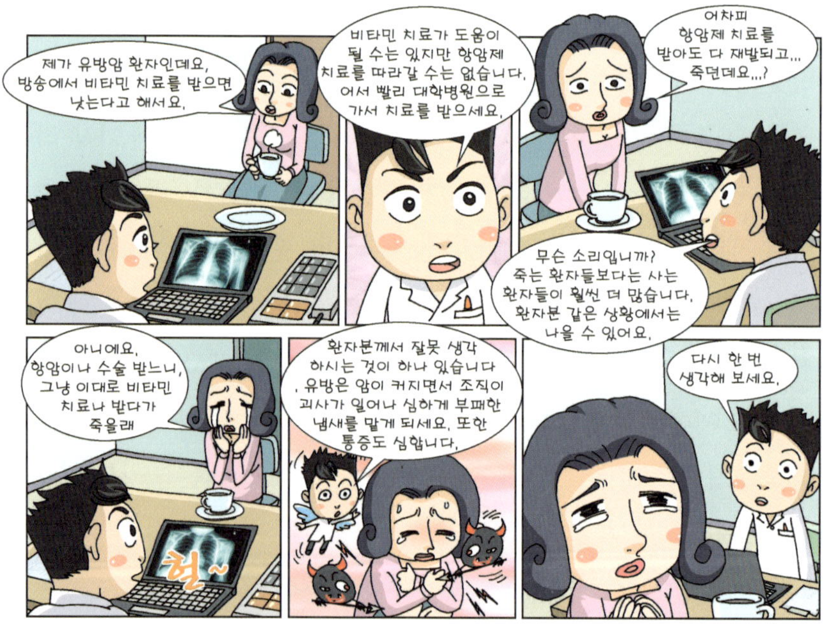
제가 유방암 환자인데요, 방송에서 비타민 치료를 받으면 낫는다고 해서요.
비타민 치료가 도움이 될 수는 있지만 항암제 치료를 따라갈 수는 없습니다. 어서 빨리 대학병원으로 가서 치료를 받으세요.
어차피 항암제 치료를 받아도 다 재발되고... 죽던데요...?
무슨 소리입니까? 죽는 환자들보다는 사는 환자들이 훨씬 더 많습니다. 환자분 같은 상황에서는 나을 수 있어요.
아니에요. 항암이나 수술 받느니, 그냥 이대로 비타민 치료나 받다가 죽을래
헐~
환자분께서 잘못 생각하시는 것이 하나 있습니다. 유방은 암이 커지면서 조직이 괴사가 일어나 심하게 부패한 냄새를 맡게 되세요. 또한 통증도 심합니다.
다시 한 번 생각해 보세요.

저는 그녀에게 올바른 치료를 받도록 설득하기 위해 최선을 다했지만 그녀의 잘못된 생각은 쉽사리 고쳐지지 않았다. 뿐만 아니라 자신과 다른 의견을 피력하는 나의 잔소리 아닌 잔소리가 듣기 싫었던 것인지, 이내 다른 병원으로 가버렸다.

환자의 잘못된 판단과 선택은 나중에 치명적인 결과를 초래할 수 있다. 다른 암에 비해 유방암 환자는 유방이 여성의 신체에서 매우 중요한 부분이고 유방을 잃으면 여성으로서의 가치를 잃는다고 생각하기 때문에 치료를 거부할 가능성이 더 높다. 또한 유방암의 높은 재발률과 항암제 고통이 심하다는 이유로 치료를 피하고 싶은 유혹을 받을 수도 있다.

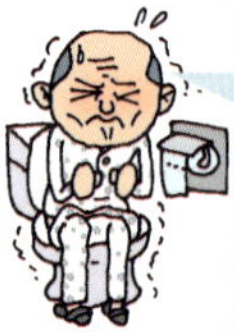

사례

전공의 시절의 이야기이다. 75세 할아버지가 대변을 보지 못하여 입원을 했다. 검사 결과 대장암으로 진단되었다. 당장 수술을 받지 않으면 몇 개월 내에 장이 막히는 상황이었다. 암의 부위가 항문과 가까워서 장루를 해야만 했다. 할아버지는 장루를 해야 한다는 말에 기겁을 하고, 무작정 수술을 거부하였다.

할아버지는 의료진의 만류를 뿌리치고 결국 퇴원했다. 3개월 후 장이 완전히 막혀 응급실에 실려 갔고, CT 검사 결과 암이 다른 장기로 전이되어 이제는 더 이상 손을 쓸 수가 없는 상황이 되어 있었다.

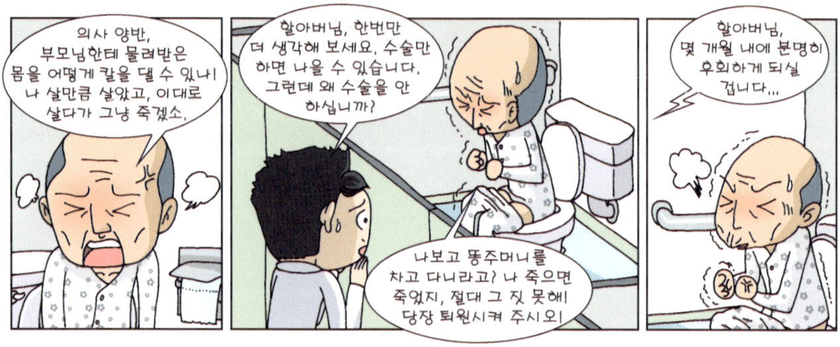
의사 양반, 부모님한테 물려받은 몸을 어떻게 칼을 댈 수 있나! 나 살만큼 살았고, 이대로 살다가 그냥 죽겠소.
할아버님, 한번만 더 생각해 보세요. 수술만 하면 나을 수 있습니다. 그런데 왜 수술을 안 하십니까?
나보고 똥주머니를 차고 다니라고? 나 죽으면 죽었지, 절대 그 짓 못해! 당장 퇴원시켜 주시오!
할아버님, 몇 개월 내에 분명히 후회하게 되실 겁니다...

할아버지는 회한의 눈물을 흘렸고 몇 개월 후에 눈을 감았다.

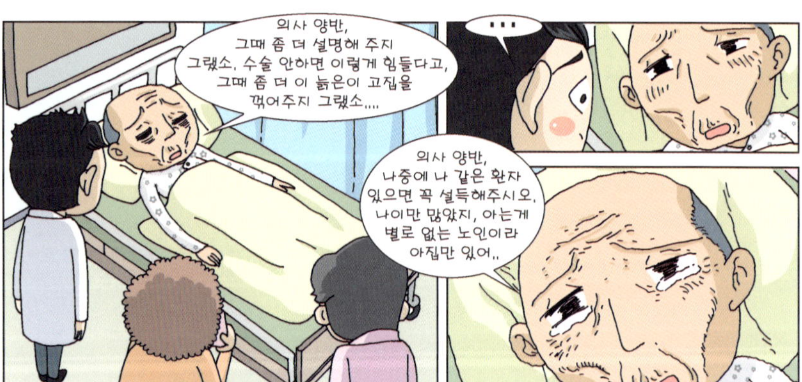

우리는 매 순간 접하는 방송매체나 드라마에서 매일 암 환자들이 고통스럽게 죽어가는 모습을 본다. 반면에 암을 극복한 사람들의 이야기는 거의 접하지 못한다. 그러다 보니 환자들을 접하다 보면 위 할아버지의 사례처럼 "암에 걸리면 죽는다."라는 무지한 생각과 잘못된 선택으로 치료 시기를 놓치는 환자들을 종종 보게 된다. 암 환자에게 가장 중요한 것은 치료에 대한 올바른 정보와 지식이다. 암 치료 시 어떤 치료가 환자 본인에게 가장 좋은 치료 방법 인지를 정확히 아는 것이 무엇보다도 필요하다.

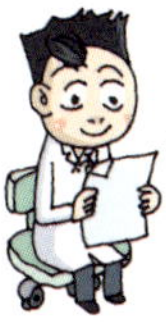

암 치료 시 선택

어떤 치료가 환자 본인에게 가장 좋은 치료 방법인지를 아는 것

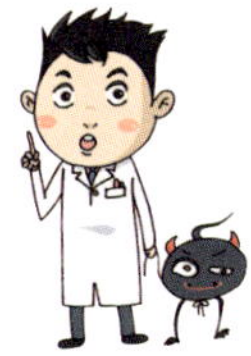

| 3장 |

수술 시 선택

암을 직접 제거하는 가장 좋은 방법은 수술이다. 수술은 대부분 암이 초기 단계에 진단되면 시행할 수 있으며, 암의 종류와 크기, 위치에 따라 수술 방법과 범위가 결정된다. 암 수술의 유형에는 진단적 수술, 병기 결정 수술, 완치적 수술, 예방적 수술, 증상 완화 수술이 있다.

진단적 수술. 암을 확진하고 암의 조직형(암 조직의 조직학적 분류에 따라 치료 방법도 달라져야 하므로)을 확인, 결정하기 위하여 시행하는 수술로써 조직 생검이 있다. 시행하는 방법으로는 흡입 생검법, 침 생검법, 절개 생검법, 절제 생검법 등이 있다.

병기 결정 수술. 이 수술은 병의 진행 정도를 정하고 얻어진 병기에 따라 적절한 치료 방법을 수립하기 위하여 시행하는 수술이다. 난소암과 악성 림프종의 경우, 치료가 아닌 병기만을 알기 위해 탐색적 개복술exploratory laparotomy을 시행하기도 한다. 또한, 암이 전이된 경우 수술만으로 치료가 불가능하므로 암의 전이 정도를 결정하는 데에도 사용하기도 한다.

완치적 수술. 종양 자체는 물론 주위 림프조직과 정상조직의 일부까지를 포함하여 한 덩어리로 제거하는 것으로써, 종양을 완전하게 제거한다는 목적하에 시행하는 수술이다. 이 경우 종양의 크기, 주위 조직으로 퍼진 정도, 환자의 건강 상태 등을 고려하여 적합한 수술 방법을 선택해야 한다. 종양이 너무 크거나 완전히 제거할 수 없는 경우에는 수술 전에 선행으로 항암제나 방사선 치료를 먼저 하기도 한다.

예방적 수술. 암 발생 가능성이 매우 높은 경우에 예방적으로 하는 수술이다. 주로 궤양성 대장염 환자에서 대장을 절제하거나 유방암 가족력이 매우 높은 사람에게 예방적으로 유방을 절제하는 수술을 말한다. 몇 년 전에 유명한 영화배우인 안젤리나 졸리가 유방암 발병이 걱정되어 이 수술을 받았다고 해서 많은 사람들이 이 수술에 대해 알고 있다.

증상 완화 수술. 아주 많이 진행된 암의 증상을 완화시킬 목적으로 하는 수술이다. 예를 들어 약물로 통증을 조절할 수 없는 경우 수술적 신경 차단술을 시행 하는 것이나, 종양으로 의해 장이 막혀있을 경우 수술로써 장을 우회하거나 장루를 하는 것을 말한다.

수술 시 선택할 사항은 무엇일까?

첫 번째, 수술하는 의사를 잘 선택해야한다. 다른 치료와 달리 수술을 집도하는 외과의가 결과에 큰 차이를 만들 수 있으므로, 본인이 수술받을 의사에 대해서 먼저 여러 정보를 찾고, 충분한 상담과 진료를 통한 후 결정해야 한다. 또한, 두 명 이상의 의사를 만나야 한다. 수술할 때는 한 명의 의사를 만나는 것보다는 두 명 이상의 의사를 만나고 결정하는 것이 좋다. 그러나 아무리 유명하고 실력 있는 의사라도 대기 환자가 많아서 수술받을 시간이 너무 늦어진다면 다른 의사를 선택하는 것이 맞다. 왜냐하면 암이란 놈은 마냥 기다리다 보면 자칫 수술 시기를 놓칠 수 있기 때문이다. 그러나 갑상선암처럼 천천히 진행하는 암의 경우에는 수술 시기가 한두 달 늦어진다고 해도 큰 문제는 되지 않는다.

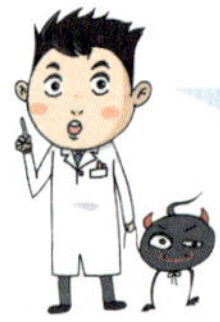

사례

20년 전의 일이다. 45세 여자가 위암 4기 진단을 받고 내원하였다. 위암 4기는 5년 생존율이 4%미만이다. 그녀는 근심에 가득 찬 모습이었다.

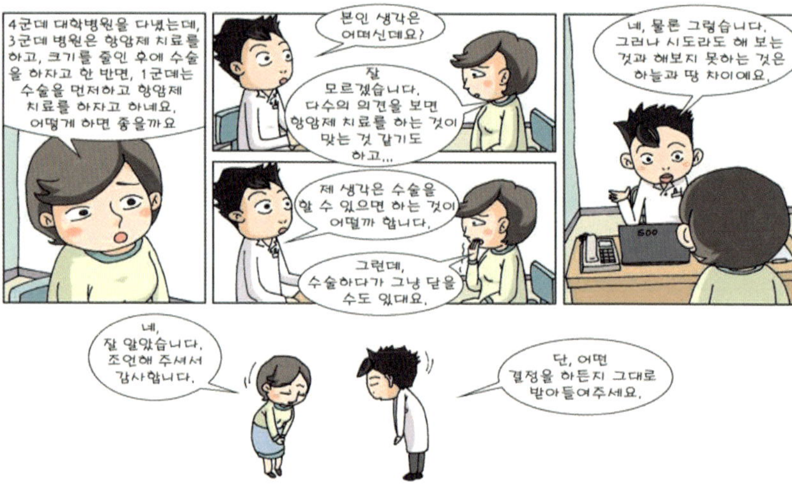
4군데 대학병원을 다녔는데, 3군데 병원은 항암제 치료를 하고, 크기를 줄인 후에 수술을 하자고 한 반면, 1군데는 수술을 먼저하고 항암제 치료를 하자고 하네요. 어떻게 하면 좋을까요
본인 생각은 어떠신데요?
잘 모르겠습니다. 다수의 의견을 보면 항암제 치료를 하는 것이 맞는 것 같기도 하고...
제 생각은 수술을 할 수 있으면 하는 것이 어떨까 합니다.
그런데, 수술하다가 그냥 닫을 수도 있대요.
네, 물론 그렇습니다. 그러나 시도라도 해 보는 것과 해보지 못하는 것은 하늘과 땅 차이예요.
네, 잘 알았습니다. 조언해 주셔서 감사합니다.
단, 어떤 결정을 하든지 그대로 받아들여주세요.

환자는 수술을 선택했다. 다행히 수술은 잘 되었고, 환자의 몸에서 암세포는 사라졌다. 그러나 그녀는 여전히 잔존암 때문에 12번의 힘든 항암제 치료를 받아야 했고, 20년이 지난 지금 그녀의 암은 완전히 없어진 상태이다. 물론 이 환자처럼 결과가 좋은 경우도 많지만, 수술 시 개복만 하고 수술을 중단하는 경우도 많다. 그렇더라도 수술은 암을 완치할 수 있는 유일한 방법이기 때문에 한 번 정도는 고려해 볼 가치가 있다. 다시 한 번 강조하지만, 수술을 받기로 결정했다면 의사 한 명의 결정보다는 다른 의사의 판단도 함께 물어보는 것이 좋다.

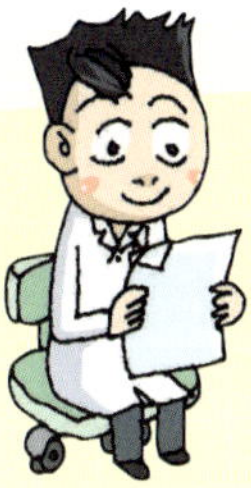

하얀 눈이 유난히 많이 내렸던 2001년 1월이었다. 가슴이 몹시 답답하면서 불편했고 빈혈 증상이 있어서 위내시경을 받았다. 그러나 언제나 건강에 자신이 있었기에 별일 없겠지, 하면서 검사에 임했다. 그런데 검사 결과, 위암이라는 진단을 받았다. 그것도 말기. 이미 임파선까지 전이되어 있어서 수술도 할 수 없는 상태라고 했다. 그러나 출혈이 너무 심하여 증상 조절을 위한 수술을 해야 한다는 이야기를 듣고, 위전절제술을 받았다. 수술 시간은 8시간. 임파선 절제까지 해야 했기 때문에 아주 힘들고 어려운 수술이라고 했다.

그래도 수술이 잘 되었다는 의사 선생님의 표정을 보고서 이제 살았구나, 하고 안도할 수 있었다. 수술 결과가 좋다는 말을 듣고 일단 놀란 가슴을 진정시키고 있는데 워낙 말기이기 때문에 항암 치료를 받아야 한다고 하시지 않는가. 또다시 하늘이 무너지는 것 같았다.

나는 그동안 내가 그 정도로 심각한 말기 위암 환자인 줄을 모르고 있었다. 그것을 안 것은 수술을 하고 난 지 1개월이 지났을 때였다. 그래서 종양내과를 찾아갔고, 의사 선생님은 가장 적극적인 치료를 해야 한다고 하셨다. 의사 선생님은 아주 친근감 있는 눈길로 바라보시며 잘 견뎌보자고 하셨지만, 그러나 그때 가족들에게는 6개월에서 1년 정도의 시한부 인생이라고 말씀하셨다고 한다.

항암 치료를 위해 병원에 3일간 입원을 해서 정맥주사를 맞고 퇴원을 했다. 처음 주사는 견딜 만했다. 그러나 2주 후부터는 듣던 것처럼 머리가 다 빠지고, 약이 얼마나 독한지 두 번째 주사를 맞고부터는 입안이 헐기 시작해서 아무것도 먹을 수가 없었다. 이제 죽으면 죽었지, 항암 치료를 그만두고 싶은 생각뿐이었다. 하지만 겨우 참고 세 번째 치료를 받았는데, 이때는 그로기 상태가 되어 눈도 떠지지 않았다. 다시 응급실로 실려 갔을 때는 이대로 죽을 터이니 항암 치료를 그만두자고 사정을 했다. 그러나 의사 선생님께서 병원에 입원한 후 경과를 좀 지켜보자고 하여 피 주사를 맞으면서 치료를 받았는데, 물도 마시지 못할 정도로 헐었던 입안이 거짓말같이 가라앉았다. 몸 상태가 어느 정도 호전되자, 선생님께서는 지난번보다 부작용이 약간 적은 먹는 약(젤로다)으로 바꾸어 항암 치료를 해보자고 권하셨다. 나는 정말 하고 싶지 않았지만, 지난번보다 부작용이 덜하다는 것 때문에 다시 한번 해보기로 했다. 그리고 세 차례 더 항암 치료를 받게 되었다.

그러나 부작용이 약하다는 먹는 약을 먹었는데도, 오히려 지난번보다 더 심하게 부작용이 나타났다. 이번에는 손은 물론이고 발바닥 및 입안까지 다 헐고 벗겨지면서 피까지 나는 것이 아닌가. 게다가 손톱과 발톱까지 빠지기 시작했다. 그리고 설사까지 심해져서 더는 견딜 수 없을 지경이었다. 너무나 힘들고 고통스러워서 차라리 이대로 죽고만 싶었다. 어떻게 하면 죽을 수 있을까를 생각하고 있을 때, 난소암으로 고생을 하고 있던 자매님께서 찾아와서, 비타민 치료를 받아보라고 하였다. 처음에 반신반의로 시작된 비타민 치료는 항암 치료를 무사히 받을 수 있게 해주었고, 10년이 지난 시점에서 암의 재발 없이 암을 이겨낸 힘이 되었다.

어느 날 갑자기 나도 모르게 찾아온 암. 그러나 하느님께서 다시 주신 나의 소중한 삶을 위해 나는 하루하루 나의 생활에 감사하며 긍정적으로 살아가기를 노력하고 있다. 그리고 나를 위해 기도해 주신 모든 분께 감사드린다.

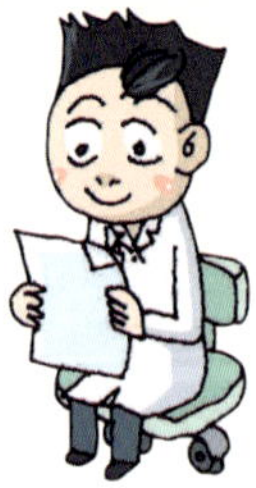

두 번째, 수술 후에 생길 수 있는 합병증에 대비하라. 수술은 신이 아닌 인간이 하기 때문에 만반의 준비와 함께 최고로 좋은 환경에서 당대 최고 실력자가 하더라도 어쩔 수 없는 합병증이 생기게 마련이다. 수술 전에 미리 주치의로부터 충분한 설명을 듣고 서명까지 하였지만, 아무리 단순하거나 심각한 합병증이라도 환자로서는 받아들이기 힘들 것이다. 의료 사고의 많은 부분을 차지하는 것이 바로 서로 간의 이해의 부족이며, 또 그 이해를 중재할 사람이 없다는 것이다. 합병증은 발열, 호흡기 문제, 기타로 나눌 수 있겠다.

발열. 발열은 시상하부 전엽에 위치한 체온조절 중추의 변화로 인해 체온이 정상적인 일중 변화보다 상승하는 상태를 말한다. 보통 정상 체온은 36.8±0.4℃이고, 오전에는 37.2℃, 오후에는 37.7℃ 이상을 발열이라고 표현한다. 수술 후 대부분의 환자에서 발열은 정상이지만, 24시간 이후에도 발열이 지속되면 원인을 찾아보아야 한다.

호흡기 문제. 수술 중 장시간 기도 삽관을 했기 때문에 기관지 내 분비물이 많이 생기고 전신에 기운이 없어 그 분비물을 뱉어낼 힘이 없다. 따라서 수술 후 폐렴이 잘 생기고, 그것으로 인한 호흡곤란이 심하면 감염으로 오랫동안 고생하게 된다. 비록 힘이 들긴 해도 환자의 의지에 따라 호흡기 문제는 쉽게 해결될 수 있다. 가능한 한 자주 기침을 하 되도록 빨리 자리에서 일어나 운동을 하는 것이 좋다.

기타. 다른 합병증으로는 쇼크, 신부전, 혈전 위장 장애(궤양, 위염), 신경학적 문제 등이 있다. 이러한 문제는 수술 당시 의사의 실수에 의해서도 생길 수 있지만, 그것과 상관없이 불가항력적으로 생기는 경우가 더 많다. 수술 후 자신의 몸이 조금이라도 몸이 불편하다고 느끼면 곧바로 의료진을 찾아 자신의 증상을 이야기해 주어야 한다. 그 중요한 시점을 놓치고 시간이 지나서 이야기하면 돌이킬 수 없는 결과를 가져올 수 있다.

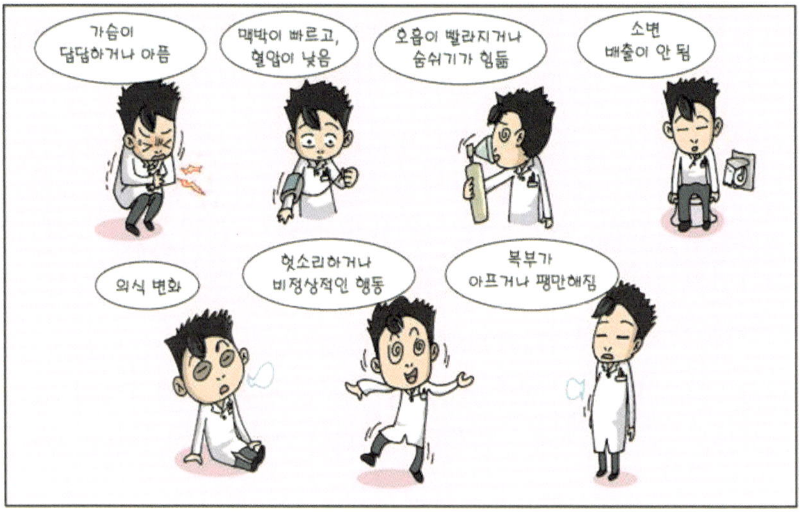
가슴이 담담하거나 아픔
맥박이 빠르고, 혈압이 낮음
호흡이 빨라지거나 숨쉬기가 힘듦
소변 배출이 안 됨
의식 변화
헛소리하거나 비정상적인 행동
복부가 아프거나 팽만해짐

중요 위험 증상

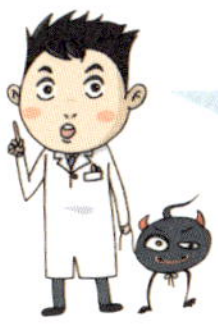

사례

40세 남자 환자는 위암 1기 진단을 받고 수술을 1달 전에 받았다. 그러나 수술 부위가 회복되지 않아 가정간호사가 2~3일에 한 번씩 방문하여 소독하고 있는 상황이었는데, 아는 분의 소개로 방문 진료를 하게 되었다.

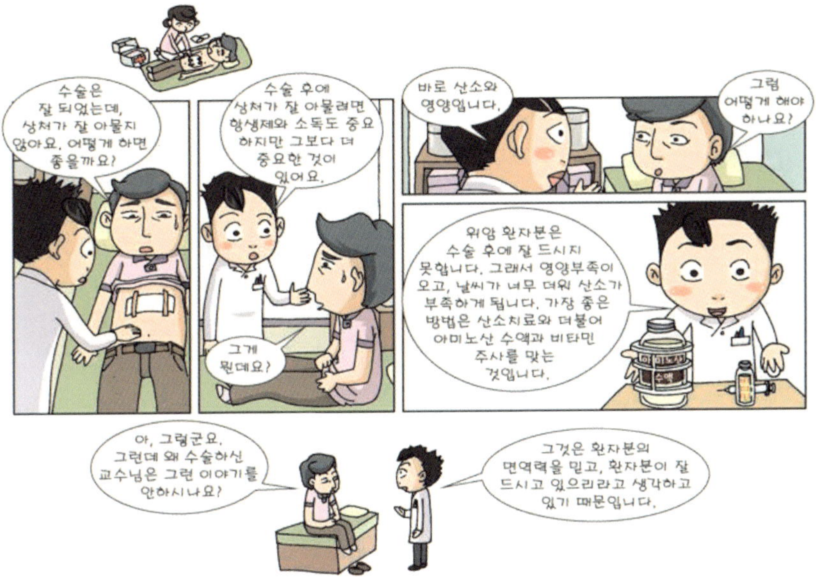

수술은 잘 되었는데, 상처가 잘 아물지 않아요. 어떻게 하면 좋을까요?
수술 후에 상처가 잘 아물려면 항생제와 소독도 중요하지만 그보다 더 중요한 것이 있어요.
그게 뭔데요?
바로 산소와 영양입니다.
그럼 어떻게 해야 하나요?
위암 환자분은 수술 후에 잘 드시지 못합니다. 그래서 영양부족이 오고, 날씨가 너무 더워 산소가 부족하게 됩니다. 가장 좋은 방법은 산소치료와 더불어 아미노산 수액과 비타민 주사를 맞는 것입니다.
아미노산 수액
아, 그렇군요. 그런데 왜 수술하신 교수님은 그런 이야기를 안하시나요?
그것은 환자분의 면역력을 믿고, 환자분이 잘 드시고 있으리라고 생각하고 있기 때문입니다.

환자는 매일같이 비타민 주사와 영양제 주사를 맞아 1주일 만에 상처가 아물었다. 보통 환자들이 잘못 알고 있는 것이 있는데 그것은 바로 병원 치료만 하면 다 좋아진다고 생각하는 것이다. 이는 기본적으로 환자가 잘 먹고 충분한 휴휴식을 취하고 있다고 가정하는 것인데, 그렇지 않은 경우가 많다. 수술 후에 잘 먹지 못해 영양 상태도 좋지 않고, 컨디션이 정상으로 돌아오지 않아서 충분한 휴식을 취하기가 어렵다는 것이다. 따라서 본인 나름대로 관리를 잘해야 한다. 수술 후 빠른 회복은 다음 치료를 위한 디딤돌이라는 것을 항상 명심해야 한다.

세 번째, 수술 후 일부 신체 부위의 소실(유방 절제, 인공 항문)로 인해 찾아올 수 있는 우울증을 잘 관리해라. 일부 환자의 경우 수술(유방 절제, 인공 항문)로 신체 일부를 잃게 되면 깊은 상실감을 느낄 수 있다. 당장은 수치심과 자존심의 손상으로 인해 힘들고 상처를 받겠지만, 시간이 지나면 이들 대부분은 극복할 수 있다.

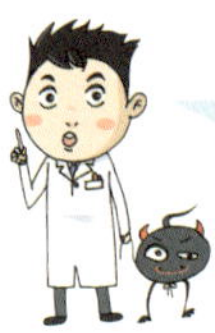

사례

72세 할머니가 장루를 한 상태로 내원하였다. 3개월 전 대장암 진단을 받고 수술을 받았으나 항문과 위치가 가까워 장루를 한 상태였다. 환자와 가족들의 얼굴은 안색이 좋지 않았다. 그래서 나는 암이 재발된 줄로 알았다.

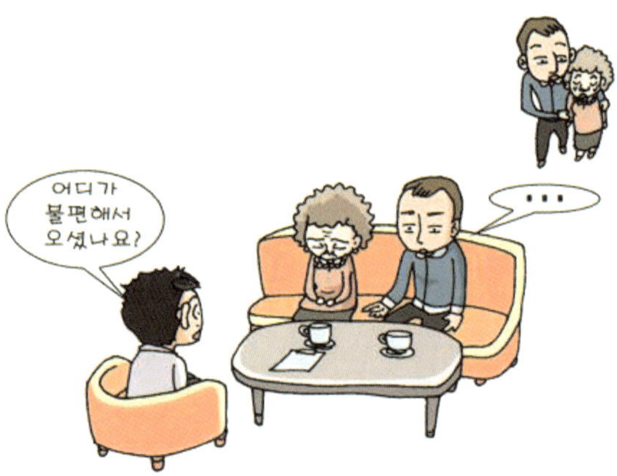

할머니는 아무 말씀 없이 울기만 하셨다. 대신 보호자가 이야기를 해주었다.

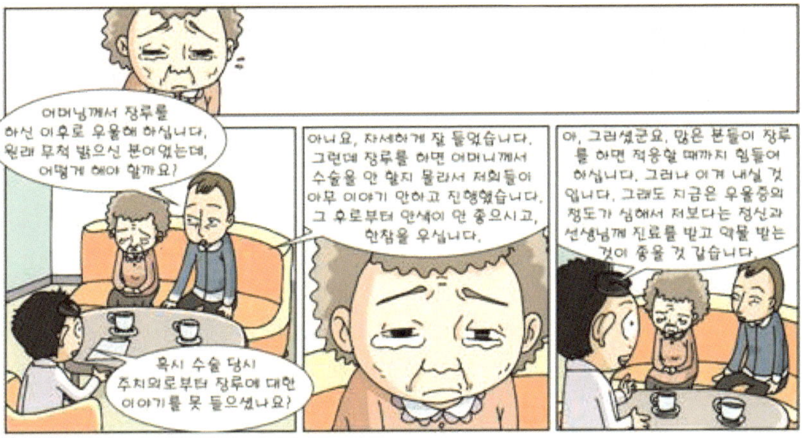
어머님께서 장루를 하신 이후로 우울해 하십니다. 원래 무척 밝으신 분이었는데, 어떻게 해야 할까요?
혹시 수술 당시 주치의로부터 장루에 대한 이야기를 못 들으셨나요?
아니요, 자세하게 잘 들었습니다. 그런데 장루를 하면 어머니께서 수술을 안 할지 몰라서 저희들이 아무 이야기 안하고 진행했습니다. 그 후로부터 안색이 안 좋으시고, 한참을 우십니다.
아, 그러셨군요. 많은 분들이 장루를 하면 적응할 때까지 힘들어 하십니다. 그러나 이겨 내실 것입니다. 그래도 지금은 우울증의 정도가 심해서 저보다는 정신과 선생님께 진료를 받고 약물 받는 것이 좋을 것 같습니다.

나는 그들에게 정신과 선생님을 소개해 주었고, 이후 환자는 약을 먹고 잘 이겨냈다고 전해 들었다. 장 절제술이나 유방 절제술 등 수술로 인해 신체 일부가 없어지고 이를 별도의 장치로 대체하게 되면, 대부분의 환자들은 우울감을 느끼고, 이로 인해 대인관계에 어려움을 겪거나 자살에 대한 생각까지 하게 되는 경우가 있다. 따라서 신체의 일부를 제거하는 수술을 받는다면 처음부터 정신과 치료나 상담을 받는 것이 매우 도움이 된다. 물론 수술을 결정하는 것은 의사이지만, 상처 치유와 정신적인 문제는 주변에 도움을 줄 수 있는 사람이 있어야 한다. 적절하게 도움을 받는 경우 치료 결과는 정말 놀라울 정도로 빠르다.

대부분의 환자들은 수술을 하고 나면 육체적으로는 힘들지라도 마음속의 모든 불안이 없어지고 멍에가 사라진다는 것을 알게된다. 그러나 수술 후, 많은 환자가 일정 기간의 우울증을 경험한다. 수술 환자에 따라 수술 후 변화된 자신의 몸에 대해 수치심을 느끼기도 한다. 유방암에 걸린 여성의 경우, 유방을 잘라낼 수 있는데 여자에게 유방이란 남성의 성기를 의미할 정도로 매우 중요하므로, 수술 후 많은 여성이 자신감을 상실하거나 일정 기간 우울증에 빠지기도 한다. 직장암의 경우 암이 항문에 너무 가까이 있는 경우 항문을 수술로 제거하고 복부에 인공 항문을 만들어야 하는데, 자신의 변을 눈으로 직접 보는 것은 정말로 수치스러운 일이 아닐 수 없다. 하지만 암 진단을 받고 목숨만 살려달라고 애원하던 자신의 모습을 떠올리면 상실감과 수치스러움에 우울해하고 있는 스스로가 부끄럽게 생각될 것이다. 또한, 그런 자신의 모습이 사랑하는 가족들을 힘들게 하고 자신의 인생을 힘들게 만들 수 있다는 것을 생각해야 한다. 자신과 가족의 삶 자체를 진정으로 소중히 여긴다면 수술 후의 상실감 정도는 훌훌 떨쳐버리고 일어나야 한다. 그 어떤 상황에서도 자신보다 더 소중한 존재는 없다는 것을 명심하자. 더불어 가족들의 노력 여하에 따라 환자가 겪을 고통의 시간이 짧아질 수 있다는 것도 기억해야 할 것이다.

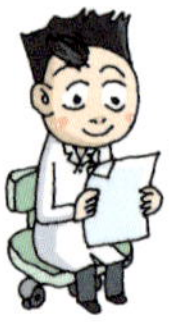

수술 시 선택

1. 수술하는 의사, 2. 수술 후 합병증
3. 수술 후 일부 신체 부위의 소실(유방 절제, 인공 항문)로 인한 우울증 관리

인공 항문을 가지고 있는 사람이 주의 할 점

주머니

주머니는 직접 구입이 가능하지만 크기, 봉합의 형태가 다양하므로 의료진과 상의 후 선정하는 것이 가장 바람직하다. 일반적으로 주머니는 인공 항문보다 0.3cm 만큼 커야 하며, 냄새를 막아줄 수 있고 사용하기에 편리해야 한다.

주의사항

❶ 인공 항문 주위의 피부는 깨끗하고 건조하게 유지한다.

❷ 주머니 크기는 적절하고 일정한 간격으로 바꾸어 준다.(주머니를 너무 자주 바꾸어 주면 피부 손상을 일으킬 수 있으니 주의)

❸ 인공 항문 주위 영역을 따뜻한 물로 씻어낸다. 비누는 인공 항문 주위에는 바르되 인공 항문에 직접 바르면 안 된다.

❹ 열을 가하고 습도를 높게 유지하는 것은 피부를 건조하게 유지하는 데에 오히려 방해가 된다.

❺ 주머니 아래 부위의 피부를 일정한 간격으로 자주 확인한다.

❻ 주머니를 바꿀 때 주머니에 약간의 피가 묻을 수 있다.(정상적인 현상으로 장관이 많은 혈액공급을 받고 쉽게 출혈하기 때문)

❼ 주머니 덮개는 피부와 주머니 사이를 차단하여 주머니가 피부와 닿는 것을 막아주며, 땀이 흡수되는 것을 도와준다.

피부 손상 시

❶ 피부를 깨끗이 씻고 건조시킨다.

❷ 인공 항문 위를 거즈나 티슈로 덮어 준다.

❸ 피부를 찬바람이 나오는 헤어드라이어로 3-5분간 건조시킨다.

❹ 의료진에게 도움을 청한다.

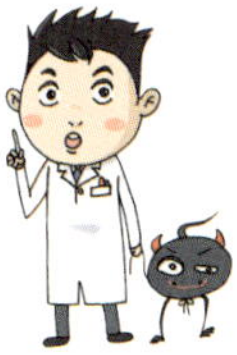

| 4장 |

항암제 치료 시 선택

항암제 치료는 약물을 사용하여 암세포를 손상시켜 암세포의 성장을 막거나 죽이는 것을 말한다. 1971년 12월 23일 미국의 리처드 닉슨 대통령은 '암과의 전쟁'을 선포했고, 이후 30년 동안 미국 국립암연구소(NCI)는 450억 달러 이상을 사용했지만, 큰 성과를 얻지 못했다.

아벨 박사는 항암제 치료를 한 환자에 대한 생존율을 분석한 결과, 모든 암 환자 사망의 80%를 차지하는 **상피세포암**(유방, 폐, 대장, 전립선 등) 환자 중 이득을 본 환자는 매우 적었다고 발표했다.

그래서 암을 완전히 제거한다는 것보다는 암과 더불어 살아간다는 개념으로 치료 방법이 바뀌었다. 항암제는 1세대인 세포독성 항암제, 2세대 표적항암제, 3세대 면역관문억제제(일명 면역항암제), 4세대 CAR-T 치료법으로 계속 진화하고 있다.

세포독성 항암제. 이는 일반적인 항암제를 말하는 것으로, 빠르게 성장하는 세포를 죽이는 화학물질을 사용하여 암세포를 없애는 요법이다. 골수, 모발, 점막 등 암세포 이외의 빠르게 성장하는 기관도 손상되기 때문에 일시적인 부작용으로 골수억제(빈혈, 백혈구 감소증, 혈소판 감소증) 및 탈모, 점막염(구내염, 복통, 설사) 등의 일시적인 부작용이 나타날 수 있다. 대표적인 세포독성 항암제에는 아드리아마이신(1974년), 시스플라틴(1978년), 타목시펜(1978년), 탁솔(1992년), 토포테칸(1996년) 등이 있다. 1970년대를 아드리아마이신 시대라고 한다면 1980년대는 시스플라틴 시대, 1990년대는 탁솔 시대라고 한다.

표적 항암제. 이것은 암세포에 주로 발현되는 표적 물질에 대한 항체 및 신호전달 차단물질을 사용하는 항암제이다. 골수 억제, 탈모, 점막염 등의 부작용은 적은 편이나 종류에 따라 발진, 설사 등의 부작용이 발생할 수 있다. 표적항암제의 개발로 암 환자의 생존율이 획기적으로 높아졌다. 글리벡의 개발이 그 시작입니다. 글리벡은 다국적 제약사 노바티스에서 메탄술폰산 이매티닙Imatinib mesylate을 알약으로 상품화한 알약 제제의 브랜드명으로, 만성골수성백혈병 환자 치료에 사용된다. 2001년 5월에 처음 판매 허가를 받았으며, 이후 만성 골수성 백혈병 환자들에게 희망을 주는 '마법의 치료제'로 불리고 있다. 글리벡은 만성 골수성 백혈병에 효과적이지만, 글리벡만으로는 만성 골수성 백혈병을 완치할 수 없으며, 완치를 위해서는 동종 골수이식을 진행해야 된다. 다만 글리벡 덕분에 골수를 구하는 시간이 늘어나서 확실하게 잡을 수 있다는 것에 의의를 둬야 한다. 그 이후로 다양한 표적 항암제가 개발되었고, 지금도 계속 개발되고 있다. 대표적인 약물로는 글리벡 이외에도 이레사, 타세바, 허셉틴, 아바스틴 등이 있다.

면역관문억제제. 이는 T 세포와 같은 면역세포나 일부 암세포가 면역체계의 공격을 피하기 위하여 만들어 내는 면역관문 단백질을 차단하는 면역항암제이다. 이러한 단백질이 차단되면 제동이 걸렸던 면역체계가 활성화되어 암세포를 더 잘 죽일 수 있게 된다. T 세포나 암세포에서 발견되는 관문 단백질들로는 PD-1, PD-L1, CTLA-4/B7-1/B7-2 등이 있으며, 면역관문억제제는 암 치료에 사용된다. 지미 카터 전 미국 대통령이 91세에 뇌로 전이된 흑색종에 걸렸을 때, 키트루다라는 면역관문억제제 치료를 받고 완치된 바 있다. 면역관문억제제는 생존율을 개선하는 능력으로 인해 획기적인 암 치료제로 환영받고 있지만, 실제로 면역관문억제제에 반응하는 환자는 약 30%에 불과하다. 현재도 연구자들은 다양한 치료법과의 병용 및 바이오마커 발굴을 위해 노력하고 있습니다. 대표적인 면역관문억제제로는 키트루다, 여보이, 옵티보 등이 있다.

카티(CAR-T) 치료법. 이는 인체에 존재하는 암을 죽이는 T 세포가 암세포를 더 잘 인식하여 공격하도록 표면 수용체를 변형한 것이다. T 세포가 능동적으로 찾아내서 파괴할 수 있도록 새로운 유전자를 삽입하는 방식으로 카메라처럼 새로 설계되었기 때문에 CAR-Tchimeric angtigen receptor.T라는 이름이 붙여졌다. 임종을 앞둔 말기 암 환자였던 에밀리 화이트헤드가 킴리아라는 CAR-T 치료를 받고 완치가 되어 "원샷 치료법"으로 유명세를 타며 많은 환자들에게 희망을 주었다. 카티 치료제의 개발은 계속되고 있지만, 현재 국내에서는 킴리아만이 승인을 받아 환자 치료에 사용되고 있다.

현 시점에서 항암제 치료가 암 치료의 가장 기본적인 방법이라는 것은 누구도 부인할 수 없다. 부작용이 없다면 누구나 치료를 받을 수 있겠지만, 부작용 때문에 많은 이들이 중간에 포기하는 경우가 있다. 하지만 부작용에 대한 치료법들 역시 존재하기 때문에 두려움을 갖지 말고 치료에 임해야 한다.

항암제 치료 시 선택할 사항은 무엇일까?

첫 번째, 항암제 부작용을 관리할 수 있는 의사를 선택하라. 항암제 치료 시 환자는 두 명의 의사를 두어야 한다. 한 명은 암을 치료하는 의사이고, 다른 한 명은 부작용을 관리해 주는 의사이다. 특히 항암제는 치료 효과만큼이나 부작용도 많은 치료 방법이기 때문에 치료 과정과 치료 후에 따라오는 부작용을 관리해 줄 의사가 반드시 필요하다.

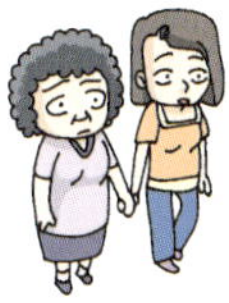

사례

67세 여자가 딸과 함께 병원에 내원하였다. 얼마 전 나의 "닥터콘서트"를 보고 내원하였다는 그녀는 폐암이고, 현재 항암제 치료중이라고 했다.

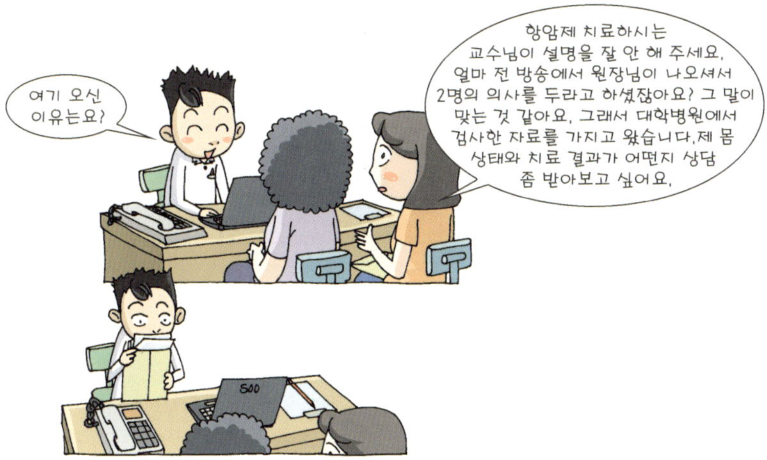
여기 오신
이유는요?
항암제 치료하시는
교수님이 설명을 잘 안 해 주세요.
얼마 전 방송에서 원장님이 나오셔서
2명의 의사를 두라고 하셨잖아요? 그 말이
맞는 것 같아요. 그래서 대학병원에서
검사한 자료를 가지고 왔습니다. 제 몸
상태와 치료 결과가 어떤지 상담
좀 받아보고 싶어요.

나는 그 자료를 자세히 살펴보았다. 판독 결과 항암제 반응이 좋아서 3개월 이상 가량 암이 보이지 않는다는 소견이었다.

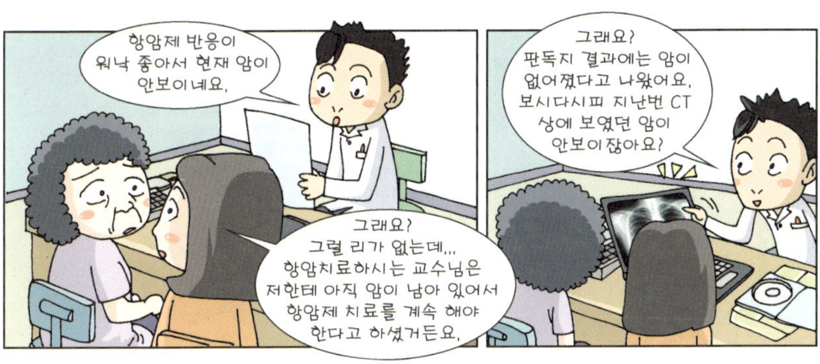
항암제 반응이
워낙 좋아서 현재 암이
안보이네요.
그래요?
그럴 리가 없는데...
항암치료하시는 교수님은
저한테 아직 암이 남아 있어서
항암제 치료를 계속 해야
한다고 하셨거든요.
그래요?
판독지 결과에는 암이
없어졌다고 나왔어요.
보시다시피 지난번 CT
상에 보였던 암이
안보이잖아요?

환자와 보호자는 고개를 갸우뚱거렸다. 그러나 판독지를 하나하나 해석해주고, 사진을 직접 보여주고 나니 그제야 이해를 했다.

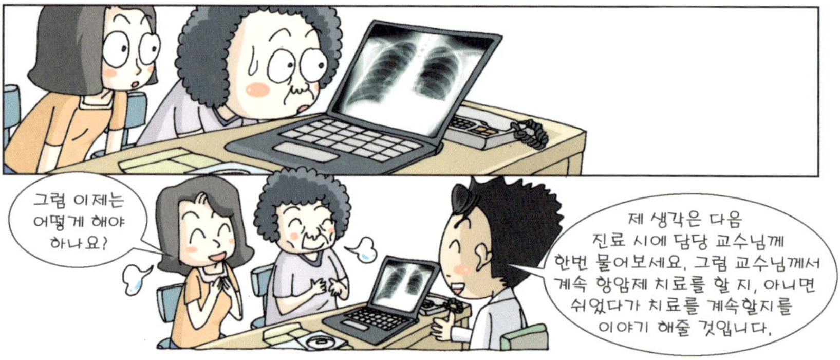

그럼 이제는 어떻게 해야 하나요?
제 생각은 다음 진료 시에 담당 교수님께 한번 물어보세요. 그럼 교수님께서 계속 항암제 치료를 할 지, 아니면 쉬었다가 치료를 계속할지를 이야기 해줄 것입니다.

2주 후에 환자와 보호자가 다시 내원하였다.

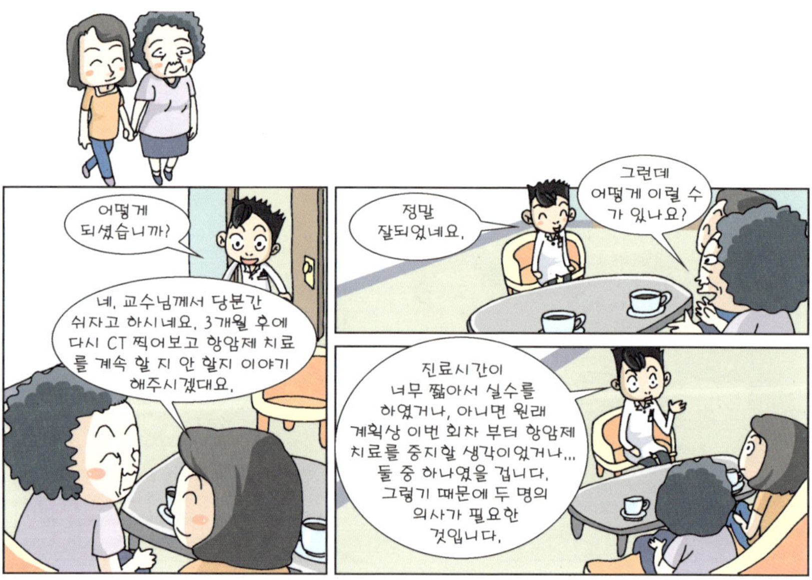

어떻게 되셨습니까?
네, 교수님께서 당분간 쉬자고 하시네요. 3개월 후에 다시 CT 찍어보고 항암제 치료를 계속 할 지 안 할지 이야기 해주시겠대요.
정말 잘되었네요.
그런데 어떻게 이럴 수가 있나요?
진료시간이 너무 짧아서 실수를 하였거나, 아니면 원래 계획상 이번 회차 부터 항암제 치료를 중지할 생각이었거나... 둘 중 하나였을 겁니다. 그렇기 때문에 두 명의 의사가 필요한 것입니다.

외국의 대학병원에는 암을 치료하는 의사와 암 치료를 관리하는 의사가 함께 있다. 하지만 우리나라의 경우는 의료 수가의 문제로 암을 치료하는 의사만 있을 뿐, 암 환자를 관리해 주는 의사는 없다. 이런 이유로 암 치료는 전 세계 1등이지만 암 관리는 후진국을 면치 못하는 것이다. 암 치료만큼이나 중요한 것이 암 환자 관리이다. 그것이 바로 완화의학 의사가 하는 일이다.

국내에는 아직 완화의학 의사가 턱없이 부족하다. **완화의학** 의사가 하는 일은 크게 3가지로, **1) 암 치료를 받을 때 도와주고, 항암제나 방사선 치료의 부작용을 관리해 준다. 2) 암 치료가 성공할 때 재발 방지와 암 예방에 대해 관리해 준다. 3) 암 치료가 실패할 때 통증 조절과 임종할 때까지 도와주는 것이다.** 많은 사람들이 완화의학 의사를 호스피스 의사로 오인하는 경우가 있는데, 완화의학 의사는 암 환자의 투병 기간 동안 함께해 주는 의사이다. 나 역시 이 사실을 제대로 알게 된 것은 환자와의 치료 과정 중에서였다.

두 번째, 부작용 현상을 알고 적절하게 대처하라. 어떤 부작용이 예상되는지 알고 있다면 충분한 대비책이 있으므로 항암제 치료를 더 수월하게 받을 수 있다. 따라서 환자는 자신이 받고 있는 항암제의 종류와 부작용에 대해 환자는 자세히 알고 있어야 한다.

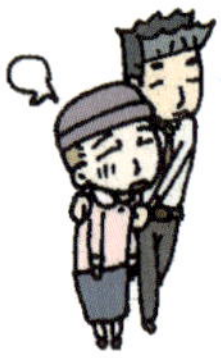

사례

30대 여자가 남편의 손을 잡고 병원에 내원하였다. 난소암 환자였던 그녀는 항암제 부작용으로 인해 식사를 거의 못 해 힘이 하나도 없는 상태였다. 참으로 황당한 일이 우리나라 의료계에서 간혹 벌어지고 있다. 나는 환자에게 왜 영양제와 비타민 주사를 맞아야 하는지에 대해서 자세히 설명해 주었다.

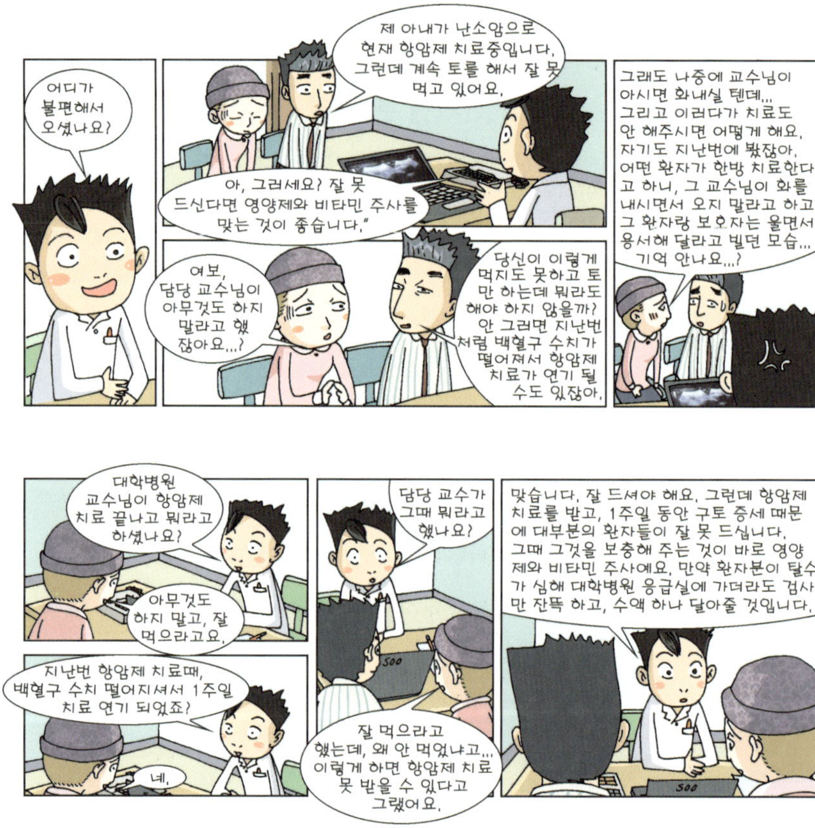

어디가 불편해서 오셨나요?
제 아내가 난소암으로 현재 항암제 치료중입니다. 그런데 계속 토를 해서 잘 못 먹고 있어요.
아, 그러세요? 잘 못 드신다면 영양제와 비타민 주사를 맞는 것이 좋습니다."
여보, 담당 교수님이 아무것도 하지 말라고 했잖아요...?
당신이 이렇게 먹지도 못하고 토만 하는데 뭐라도 해야 하지 않을까? 안 그러면 지난번처럼 백혈구 수치가 떨어져서 항암제 치료가 연기 될 수도 있잖아.
그래도 나중에 교수님이 아시면 화내실 텐데... 그리고 이러다가 치료도 안 해주시면 어떻게 해요. 자기도 지난번에 봤잖아. 어떤 환자가 한방 치료한다고 하니, 그 교수님이 화를 내시면서 오지 말라고 하고, 그 환자랑 보호자는 울면서 용서해 달라고 빌던 모습... 기억 안나요...?
대학병원 교수님이 항암제 치료 끝나고 뭐라고 하셨나요?
아무것도 하지 말고, 잘 먹으라고요.
지난번 항암제 치료때, 백혈구 수치 떨어지셔서 1주일 치료 연기 되었죠?
네.
담당 교수가 그때 뭐라고 했나요?
잘 먹으라고 했는데, 왜 안 먹었냐고... 이렇게 하면 항암제 치료 못 받을 수 있다고 그랬어요.
맞습니다. 잘 드셔야 해요. 그런데 항암제 치료를 받고, 1주일 동안 구토 증세 때문에 대부분의 환자들이 잘 못 드십니다. 그때 그것을 보충해 주는 것이 바로 영양제와 비타민 주사예요. 만약 환자분이 탈수가 심해 대학병원 응급실에 가더라도 검사만 잔뜩 하고, 수액 하나 달아줄 것입니다.

환자와 보호자는 내말에 수긍을 했다.

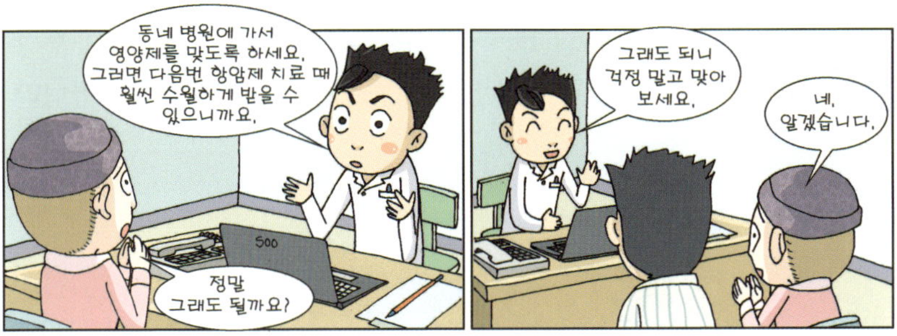

환자는 병원에 내원하여 몇 차례 영양제와 비타민 주사를 맞았다.

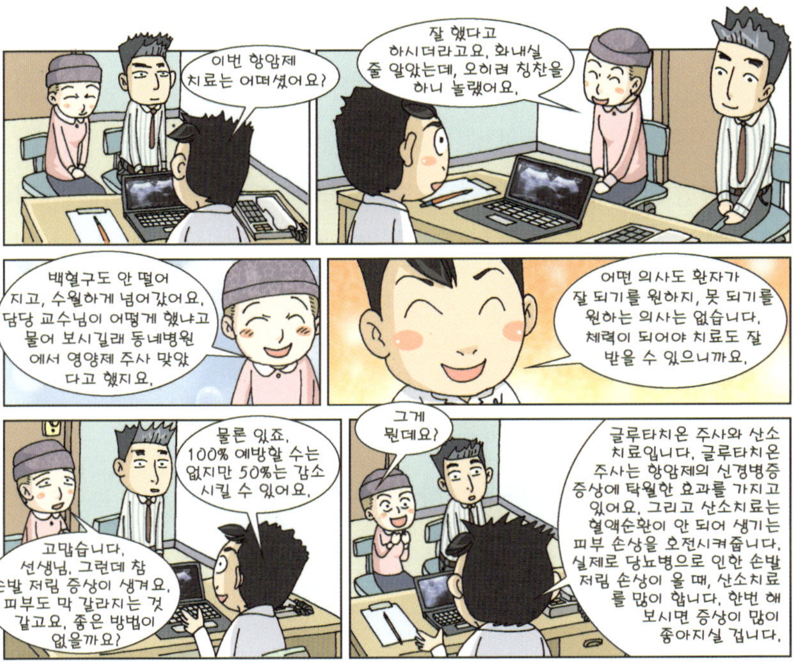

환자는 말초신경병증 때문에 글루타치온 주사와 산소치료를 받고 난 뒤 증상이 많이 호전되었다. 지금은 프리벤덤 크림을 바르고 마사

지를 병행하니 치료 결과가 더욱 좋아졌다. 프리벤덤 크림은 카렌듈라와 강황 성분으로 만든 천연 크림이며 항산화, 항염 작용뿐만 아니라 피부 보호 기능까지 가지고 있다.

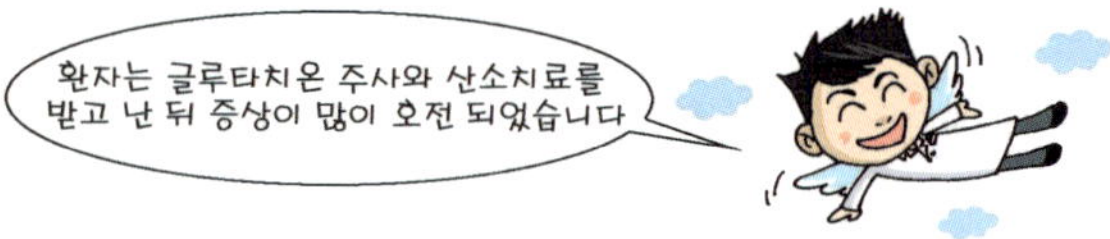

암 환자들이 가장 두려워하는 것 중 하나가 항암제 부작용이다. 두려움이 너무 큰 나머지 치료를 시작하기도 전에 포기하는 경우도 많다. 하지만 의사가 자세히 설명하고, 부작용에 대한 관심을 가지고 치료를 하면 항암제 치료는 사실 그렇게 두려운 것이 아니다. '지피지기면 백전백승'이라는 말처럼 잘 알고 행하면 분명 효과를 볼 수 있다. 항암제의 부작용이 두려워 치료 자체를 포기하는 우를 범하지 말아야 할 것이다.

세 번째, 항암제를 끊어야 할 시기를 결정해라. 그렇다고 항암제 치료가 암을 100% 죽이는 것은 아니다. 치료 과정에서 내성이 생겨 더 이상 효과가 없는 순간이 온다. 그 시점을 찾아서 항암제 치료를 중지하는 것도 반드시 고민해야 할 사항 중 하나이다.

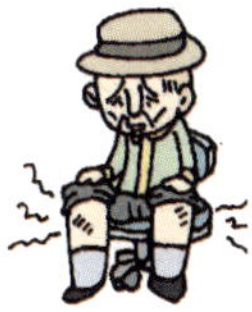

사례

78세 남자가 몸이 부은 상태로 병원에 내원하였다. 그는 췌장암 4기로 이미 간이나 복막 내 전이 소견이 보였다. 대학병원에서 항암제 치료를 받고 상태가 나빠져 내원한 것인데, 누가 보더라도 말기였다.

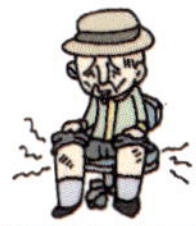

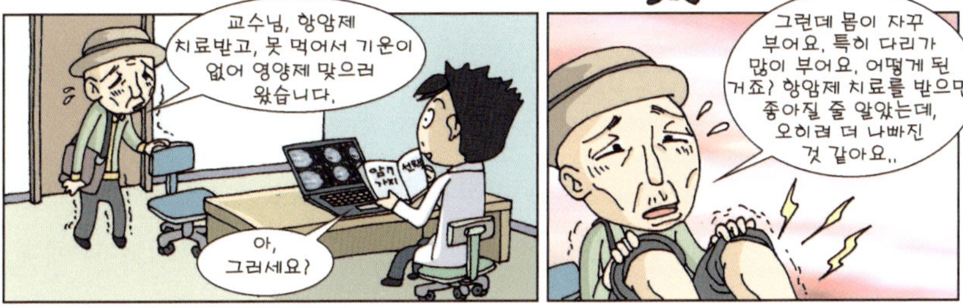
교수님, 항암제 치료받고, 못 먹어서 기운이 없어 영양제 맞으러 왔습니다.
아, 그러세요?
그런데 몸이 자꾸 부어요. 특히 다리가 많이 부어요. 어떻게 된 거죠? 항암제 치료를 받으면 좋아질 줄 알았는데, 오히려 더 나빠진 것 같아요..

나는 할아버지의 다리를 만져보았다. 다리가 많이 부어있고 혈색이 좋지 않았다. 아무래도 빈혈이나 알부민 수치가 낮을 것 같았다.

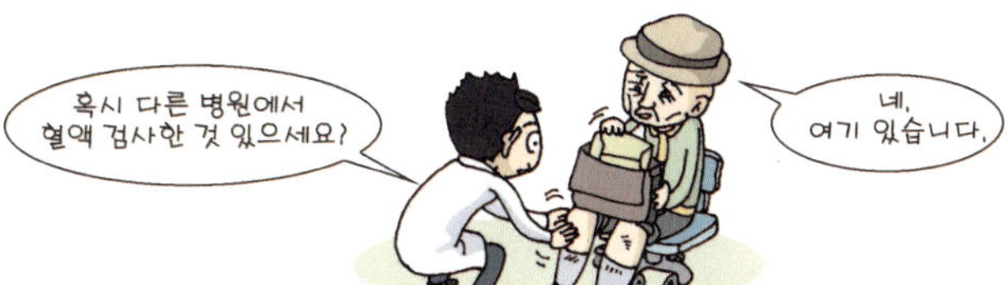
혹시 다른 병원에서 혈액 검사한 것 있으세요?
네, 여기 있습니다.

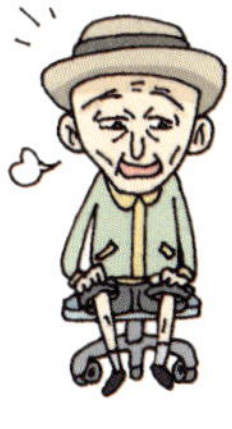

외부 병원의 혈액검사 결과를 보니, 아니나 다를까 헤모글로빈 수치가 8(정상치: 13~17)이고, 알부민은 2.5(정상치: 3.5~5.5)밖에 되지 않았다.

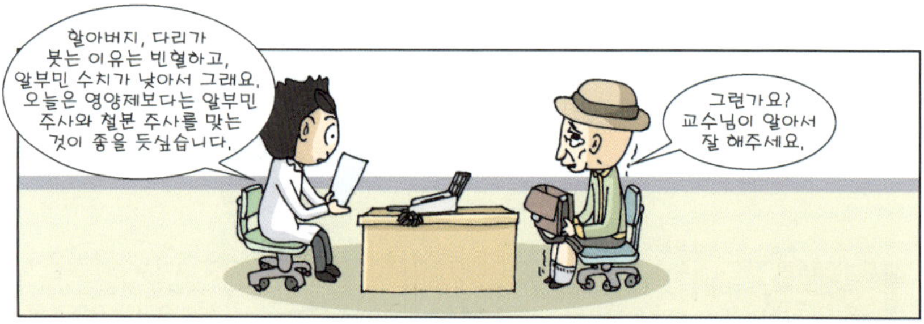

그 후로 환자는 3번 정도 더 해당 진료를 받았고, 이내 컨디션을 회복하였다. 다리의 부기도 거의 정상으로 돌아갔다. 그리고 나에게 항암제 치료에 대해서 질문을 하였다.

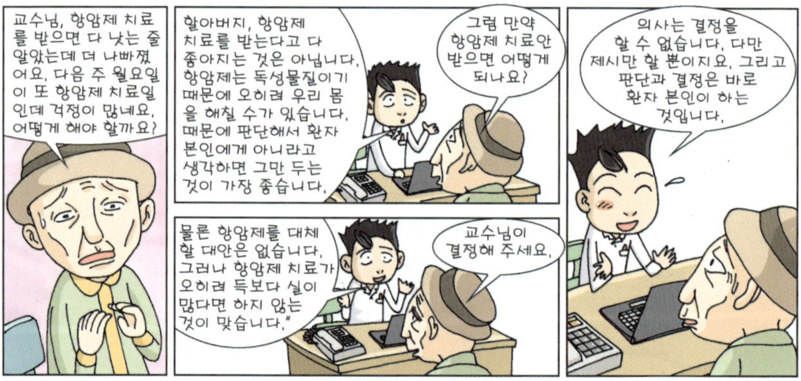

이렇게 무책임하게 대답하는 의사는 없을 것이다. 그러나 치료하는 의사가 아니라 관리를 하는 의사는 어떠한 치료가 효과가 없을

때 중지를 시키는 것도 좋은 치료법 중에 하나라고 말할 수 있어야 한다. 실제로 상태가 좋지 않은데 무리하게 항암제 치료를 받다가 부작용으로 사망하는 경우도 더러 있다. 반면에, 항암제 치료를 받지 않고 몇 년째 살아있는 환자들도 있다. 항암제 치료 시기도 중요하지만, 어느 순간에 항암제를 끊어야 할지를 결정하는 것 또한 매우 중요하다.

항암제를 끊어야 할 때, 고려할 사항이 몇 가지 있다.

첫째는 항암제 치료가 얼마나 도움이 되느냐이다. 진료실에서 주치의는 "항암치료를 시작합시다"라는 말 외에는 다른 이야기를 하지 않는 경우가 많다. 항암제 치료 효과에 대하여 환자와 의사가 생각하는 것에는 큰 차이가 있다. 환자는 항암제 치료만 받으면 완치될 것이라고 생각하는 반면, 의사는 효과가 있다면 환자의 생명 연장이 몇 개월 더 된다고 생각한다. 항암제 치료는 죽을 때까지 받는 것은 아니며, 또 항암제 치료를 받는다고 해서 병이 꼭 낫는 것도 아니다. 그러므로 항암제 치료가 더 이상 효과가 없을 때는 과감하게 그만두는 것이 환자나 가족에게 도움이 되는 결정이다.

둘째는 항암제 치료를 받을 수 있는 체력이다. 항암제가 아무리 효과적이더라도 부작용을 감당할 수 있을 만큼 체력이 강하지 않다면 중단해야 한다. 환자의 체력이 충분치 못한 경우에도 불구하고 무리하게 치료를 받을 경우, 대부분의 환자는 항암제 부작용으로 고생하거나 병세가 더 악화되는 경우가 많다. 사실 항암제 치료를 하는 의사는 한달에 1번 정도 진료를 보기 때문에 환자가 한 달 동안 환자가 실제 생활에서 어떤 일을 겪고 있는지 잘 알지 못한다. 그러므로 항암제 치료의 판단은 환자 본인이 결정해야 하는 문제이지, 의사에게 전적으로 맡겨서는 안 된다.

셋째는 우울증이다. 우울증이 심한 경우, 항암제에 대한 두려움이 극단적인 행동으로 이어질 수 있다. 따라서 이런 경우에는 정신과적인 상담과 치료를 병행하는 것이 좋다. 우울증은 암보다도 더 무서운 병이다.

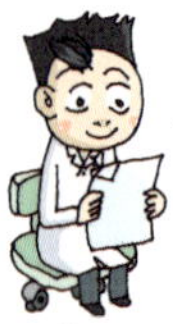

항암제 치료 시 선택

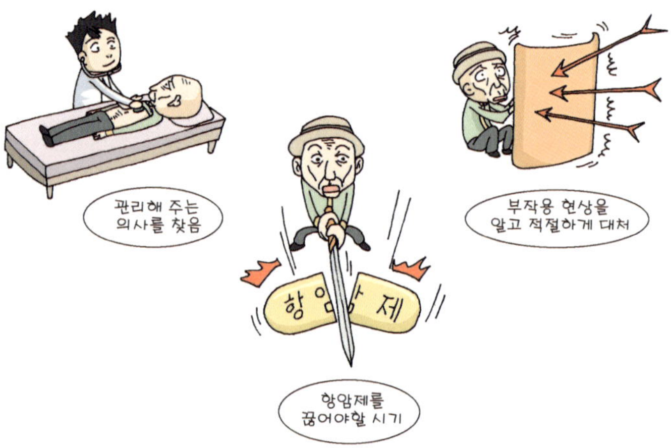

1. 관리해주는 의사를 찾음
2. 부작용 현상을 알고 적절하게 대처
3. 항암제를 끊어야할 시기

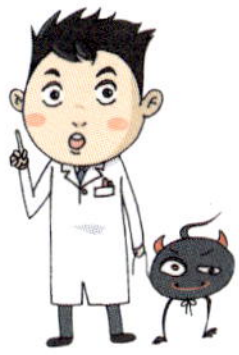

| 5장 |

방사선 치료 시 선택

방사선 치료는 수술 및 항암제 치료와 더불어 가장 기본적인 3대 암 치료법 중 하나이다. 방사선 치료는 고에너지의 방사선을 종양에 쪼임으로써 암을 죽이는 것을 말한다. 암의 종류와 암이 방사선에 얼마나 잘 반응하는지에 따라 치료 기간과 방사선량이 다르다. 일반적으로 부작용의 빈도는 낮지만, 치료 과정 중에 생기는 것보다 치료가 끝난 후 수개월에서 수년 후에 발생하는 경우가 많다. 따라서 방사선 치료의 부작용이 두려워 치료를 포기하는 경우는 없다.

방사선 치료 시 우리가 선택할 사항은 무엇일까?

첫째, 방사선 치료를 받을 병원을 선택하라. 방사선 치료는 수술과는 달리 치료 기계가 같고, 방사선 종양학과 전문의만 상주해 있으면 어느 병원에서 치료를 받더라도 결과는 같다. 다만, 매우 어려운 경우에 한해서 고도의 임상경험을 요할 때에는 어쩔 수 없이 대형병원에서 치료를 받아야 한다. 그런 경우가 아니고서는 어느 병원에서 받아도 상관없다. 오히려 환자의 집과 가까운 병원에서 치료를 받는 것이 환자의 마음 상태가 편하기에 결과도 더 잘 나오게 된다.

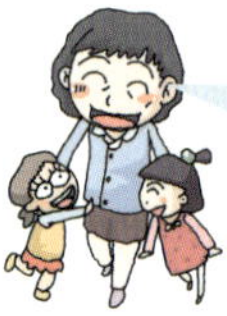

사례

40대 여자가 내원하였다. 그녀는 유방암으로 항암제 치료를 받고 수술을 한 상태였으며, 앞으로 방사선 치료를 남겨두고 있었다. 그녀의 집은 부산인데 암 치료 때문에 서울로 올라와 치료를 받고 있었다. 그러는 동안 나에게 항암제 치료 부작용 관리를 받았다.

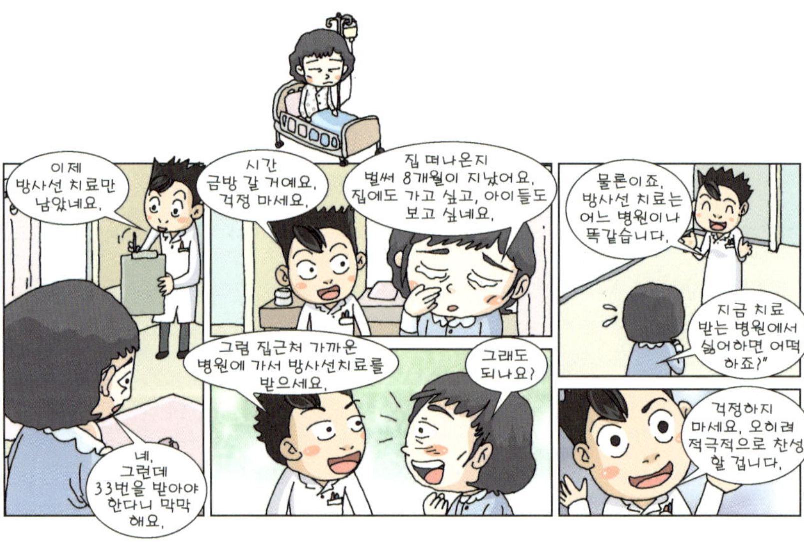
이제 방사선 치료만 남았네요.
네, 그런데 33번을 받아야 한다니 막막해요.
시간 금방 갈 거예요, 걱정 마세요.
집 떠나온지 벌써 8개월이 지났어요. 집에도 가고 싶고, 아이들도 보고 싶네요.
그럼 집근처 가까운 병원에 가서 방사선치료를 받으세요.
그래도 되나요?
물론이죠, 방사선 치료는 어느 병원이나 똑같습니다.
지금 치료 받는 병원에서 싫어하면 어떡하죠?"
걱정하지 마세요, 오히려 적극적으로 찬성할 겁니다.

둘째, 방사선 치료 시 부작용을 미리 알고 대처해라. 방사선 치료는 하루에 5분 정도만 받기 때문에 대부분의 치료에서 부작용은 별로 없다. 그러나 시간이 지남에 따라 조직 손상이 올 수 있기 때문에 그것에 대해 미리 대비하고 있어야 한다.

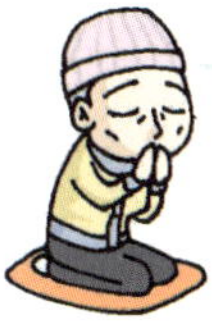

사례

42세 여자가 내원하였다. 그녀는 자궁경부암 1기로, 수술을 한 뒤 방사선 치료를 받았다. 그 후 장 유착이 생겨 추가 수술을 받았고, 최근에는 피부에 누공이 생겨 적잖이 고생을 하고 있었다.

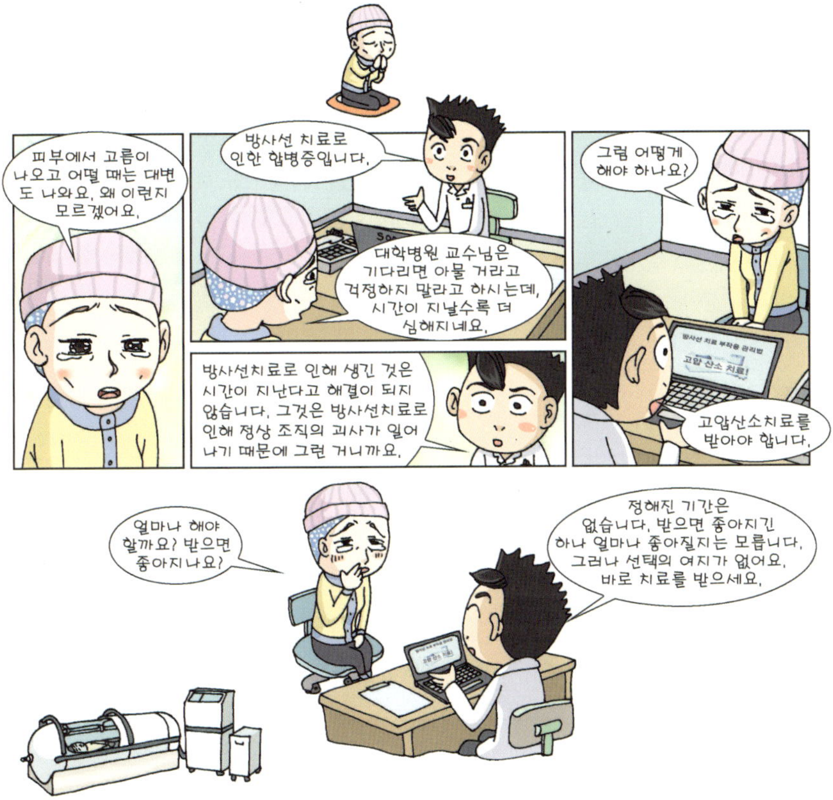
피부에서 고름이 나오고 어떨 때는 대변도 나와요. 왜 이런지 모르겠어요.
방사선 치료로 인한 합병증입니다.
대학병원 교수님은 기다리면 아물 거라고 걱정하지 말라고 하시는데, 시간이 지날수록 더 심해지네요.
방사선치료로 인해 생긴 것은 시간이 지난다고 해결이 되지 않습니다. 그것은 방사선치료로 인해 정상 조직의 괴사가 일어나기 때문에 그런 거니까요.
그럼 어떻게 해야 하나요?
방사선 치료 부작용 관리법
고압 산소 치료!
고압산소치료를 받아야 합니다.
얼마나 해야 할까요? 받으면 좋아지나요?
정해진 기간은 없습니다. 받으면 좋아지긴 하나 얼마나 좋아질지는 모릅니다. 그러나 선택의 여지가 없어요. 바로 치료를 받으세요.

환자는 하루에 한 시간씩 일주일에 두세 번 고압산소치료를 받았다. 그리고 1년 후 방사선 치료로 인한 피부 누공은 상당 부분 호전되었다.

사실 항암제 부작용보다 더 무서운 것이 바로 방사선 부작용이다. 그 사실을 깨닫기까지 오랜 시간이 걸렸고, 많은 환자들의 부작용을 경험 한 후에야 깨달았다. 또한, 그 부작용을 감소시키는 것이 바로 고압산소치료라는 사실을 알게 된 나는 2013년에 국제 ATMO에서 열린 고압산소치료 교육을 받았다. 그 결과, 암 환자에게 있어 고압산소치료가 얼마나 중요한지를 다시 한 번 깨달았다. 특히 방사선 치료를 받는 사람들은 반드시 고압산소치료를 받아야 한다. 방사선 치료로 인한 후유증 때문에 고생하는 사람들이 너무나 많기 때문이다. 항암제 부작용은 치료 당시는 힘들어도 2년만 지나면 대부분 호전되는 반면, 방사선 치료의 부작용은 치료 당시는 힘들지 않아도 시간이 지나면 지날수록 거듭되는 부작용 때문에 고생하는 사람들이 많다.

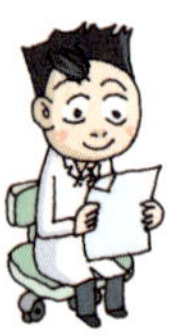

항암제 치료 시 선택

1. 치료받을 병원 선택
2. 방사선 치료의 부작용 관리

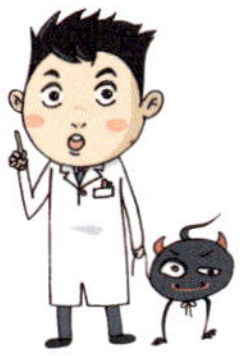

| 6장 |

대체의학 치료 시 선택

대부분의 암환자는 암 치료를 시작할 때나 치료 중에 대체의학 치료에 대해서 한 번쯤 생각해보게 된다. 이는 **"누가 이걸 먹고 좋아졌다 카더라."** **"누가 저걸 먹고 병이 완치되었다 카더라."**는 말에 쉽게 현혹되어 흔들리고 그대로 따라하는 '**카더라** 통신' 문화 때문인 경우가 많다.

대체의학을 이용할 때 어떻게 하면 더 현명하게 선택할 수 있을까?

첫째, 대체의학 치료를 하는 이유를 제대로 알아야 한다. 대체의학 치료란 다른 치료 방법이 없을 때 비로소 선택하는 것이다. 다시 말해 주된 치료 방법이 있으면 그 치료를 먼저 하고, 그것이 실패할 경우에만 대체의학 치료를 선택하는 것이 맞다. 그래야 후회가 없다.

둘째, 안전한지를 확인한다. 대체의학 치료의 가장 큰 장점은 부작용이 거의 없다는 점이다. 만약 부작용이 확인되지 않았거나 검증이 되지 않았다면 대체의학 치료를 해서는 안 된다.

셋째, 대체의학 치료가 브로커 혹은 다단계 제품인지 확인한다. 대학병원의 외래 진료실이나 병실에 가보면 홍보 전단지를 나눠주는 사람들을 볼 수있다. 그들은 환자의 병을 치료하는 것이 아니라 단지 물건을 파는 것이고, 그것을 통해서 장사와 수익을 내는 사람들이다. 그러므로 환자 본인과 가족들이 절대적으로 조심하고 피해야 한다.

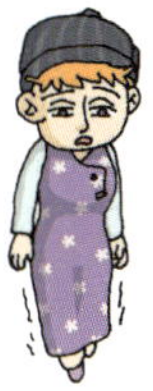

실패 사례

35세 여자가 다리가 심하게 부은 채로 내원하였다. 1년 전, 자궁경부암 3기 판정을 받은 후 수술과 방사선 치료를 받았고, 이후 항암제 치료를 받다가 부작용이 심하여 중단하였다. 이후 그녀는 주변 사람들이 소개하는 다양한 제품을 구입해 대체의학 치료를 하면서 지냈다고 했다.

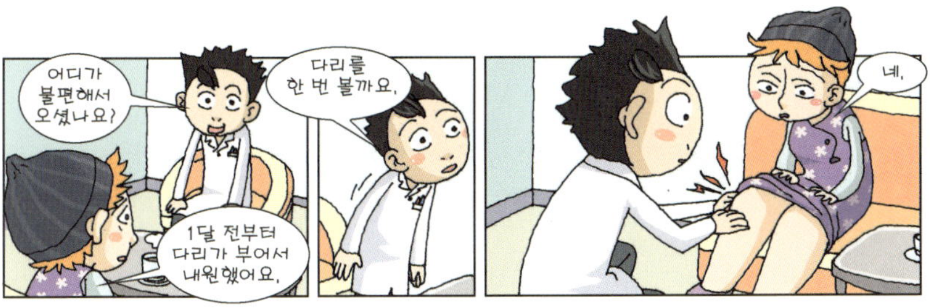
어디가 불편해서 오셨나요?
1달 전부터 다리가 부어서 내원했어요.
다리를 한 번 볼까요.
네.

그녀의 옷을 들어 올린 순간, 다리가 굉장히 단단해 보였다.

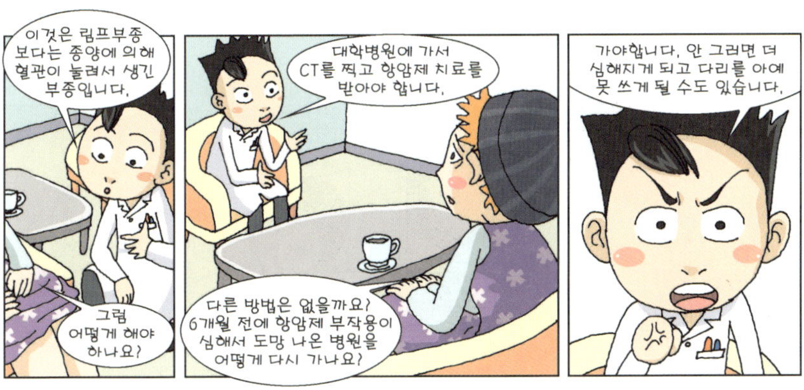
이것은 림프부종 보다는 종양에 의해 혈관이 눌려서 생긴 부종입니다.
그럼 어떻게 해야 하나요?
대학병원에 가서 CT를 찍고 항암제 치료를 받아야 합니다.
다른 방법은 없을까요? 6개월 전에 항암제 부작용이 심해서 도망 나온 병원을 어떻게 다시 가나요?
가야합니다. 안 그러면 더 심해지게 되고 다리를 아예 못 쓰게 될 수도 있습니다.

결국 그녀는 결국 대학병원에서 치료를 받기로 하였다. 항암제 치료는 효과만큼 부작용도 많지만, 그렇다고 해서 다른 치료법으로 쉽게 대신할 수 있는 것도 아니다. 잠깐의 고통이 힘들다고 그 치료 자체를 포기하는 것은 잘못된 생각이다.

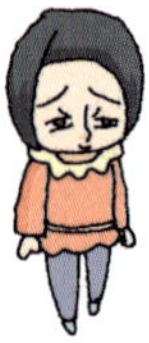

실패 사례

40세 여자가 내원하였다. 그녀는 2년 전 유방암으로 수술을 받고 항암제 치료를 받았으나 6개월 전에 재발이 되었다. 병원 치료를 포기하고 본인 나름대로의 생각과 판단에 따라 의학적으로 검증되지 않은 치료를 하던 그녀의 병은 더욱 더 악화되고 있었다.

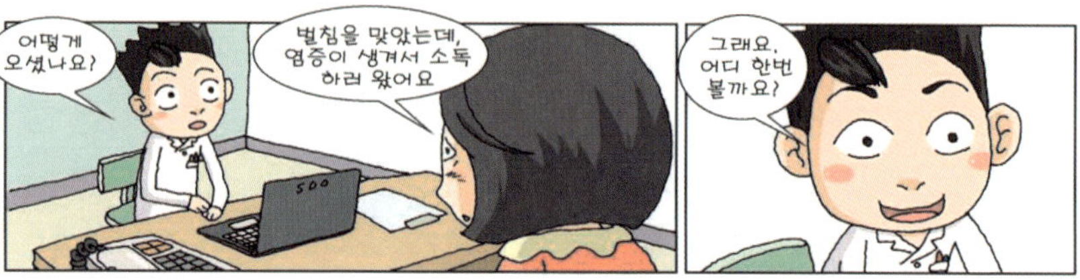
어떻게 오셨나요?
벌침을 맞았는데, 염증이 생겨서 소독하러 왔어요
SOO
그래요. 어디 한번 볼까요?

그녀가 보여준 곳은 암세포가 자리 잡은 곳이었고, 수십 번 벌에 쏘여 상처가 곪아 있었다. 살이 썩은 냄새가 진동했지만, 나는 아무 말 없이 소독해주었다. 그녀는 통증이 심할 텐데도 이를 악물고 참고 있었다.

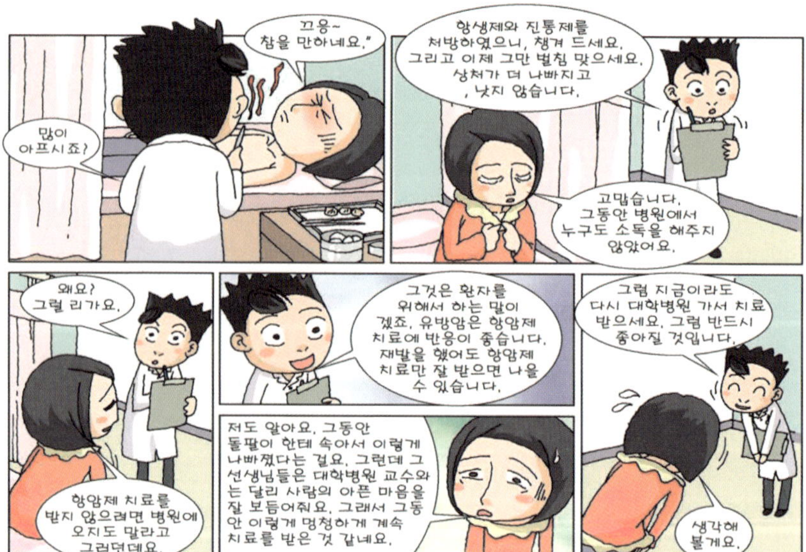
많이 아프시죠?
끄응~ 참을 만하네요."
항생제와 진통제를 처방하였으니, 챙겨 드세요. 그리고 이제 그만 벌침 맞으세요. 상처가 더 나빠지고 , 낫지 않습니다.
고맙습니다. 그동안 병원에서 누구도 소독을 해주지 않았어요.
왜요? 그럴 리가요.
항암제 치료를 받지 않으려면 병원에 오지도 말라고 그러던데요.
그것은 환자를 위해서 하는 말이겠죠. 유방암은 항암제 치료에 반응이 좋습니다. 재발을 했어도 항암제 치료만 잘 받으면 나을 수 있습니다.
저도 알아요. 그동안 돌팔이 한테 속아서 이렇게 나빠졌다는 걸요. 그런데 그 선생님들은 대학병원 교수와는 달리 사람의 아픈 마음을 잘 보듬어줘요. 그래서 그동안 이렇게 멍청하게 계속 치료를 받은 것 같네요.
그럼 지금이라도 다시 대학병원 가서 치료 받으세요. 그럼 반드시 좋아질 것입니다.
생각해 볼게요.

암 환자들은 절박한 만큼 귀가 얇다. 누구는 이 치료법으로, 누구는 저 치료법으로 좋아졌다는 이야기에 쉽게 현혹이 되고, 그 치료를 생각 없이 따라 하게 된다. 그로 인해 많은 시간과 돈을 허비하는 경우가 사실상 너무나 많다. 물론, 그 치료 외에 다른 대안이 없다면 그런 선택을 할 수도 있다. 그러나 항암이나 방사선 치료라는 좋은 치료가 남아있고, 더구나 항암이나 방사선 치료에 반응이 좋은 암이라면 다른 데 신경 쓰는 것보다는 항암이나 방사선 치료를 먼저 받는 것이 바람직하다. 암 조직에 벌침처럼 안전성이 확보되지 않은 치료를 하게 되면 패혈증으로 인해 생명까지 위험해지게 된다. 잘못된 판단이 엄청난 결과를 초래할 수 있음을 우리는 항상 명심해야 할 것이다.

성공한 경우

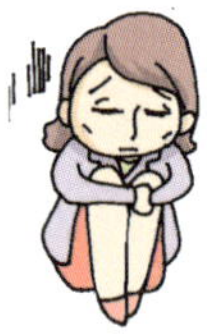

성공한 사례

38세 여자는 건강검진에서 갑상선암이 진단되어 검사한 결과, 간과 뼈에 전이된 상태였다. 그녀는 갑상선암 중 역형성암이었다. 갑상선암은 대부분 예후가 좋지만, 이 역형성암은 성장 속도가 매우 빠르고 치료에 반응을 보이지 않는다. 또한, 역형성암은 예후가 아주 불량하여 생존 여명이 6~12개월 정도이다. 그녀 역시 대학병원에서 치료에 실패한 사례였다.

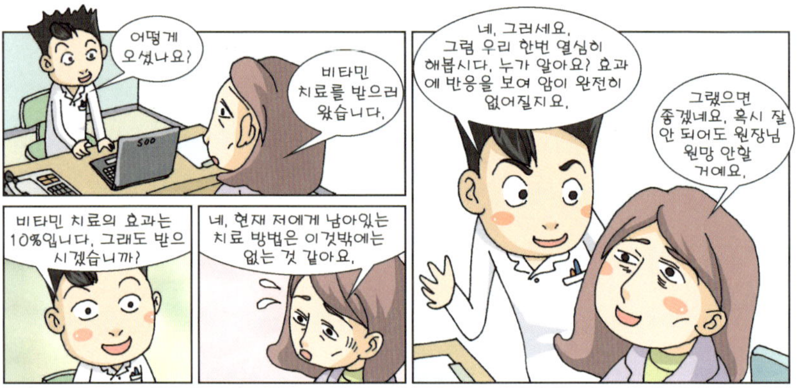
어떻게 오셨나요?
비타민 치료를 받으러 왔습니다.
비타민 치료의 효과는 10%입니다. 그래도 받으시겠습니까?
네, 현재 저에게 남아있는 치료 방법은 이것밖에는 없는 것 같아요.
네, 그러세요. 그럼 우리 한번 열심히 해봅시다. 누가 알아요? 효과에 반응을 보여 암이 완전히 없어질지요.
그랬으면 좋겠네요. 혹시 잘 안 되어도 원장님 원망 안할 거예요.

그녀의 눈에서 죽음의 모습은 보이지 않았고, 오히려 평온함을 찾을 수 있었다. 그렇게 시작한 치료가 어느덧 4년이란 기간 동안 이어졌다. 처음에는 뼈에 통증이 있고 자주 체했으나, 어느 순간부터는 통증도 사라지고 소화도 잘된다고 하였다.

그러던 어느 날.

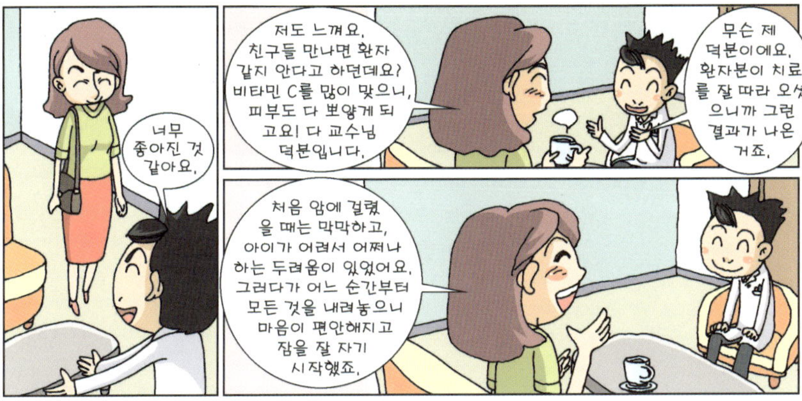
너무 좋아진 것 같아요.
저도 느껴요. 친구들 만나면 환자 같지 안다고 하던데요? 비타민 C를 많이 맞으니, 피부도 다 뽀얗게 되고요! 다 교수님 덕분입니다.
무슨 제 덕분이에요. 환자분이 치료를 잘 따라 오셨으니까 그런 결과가 나온 거죠.
처음 암에 걸렸을 때는 막막하고, 아이가 어려서 어쩌나 하는 두려움이 있었어요. 그러다가 어느 순간부터 모든 것을 내려놓으니 마음이 편안해지고 잠을 잘 자기 시작했죠.

이 환자는 다른 선택의 여지가 없었기 때문에 대체 의학 치료를 선택했고, 그 치료가 그녀에게 잘 맞았던 것 같다. 물론 현대 의학에서 볼 때는 말도 안 될뿐더러 잘못된 치료라고 말하며 윤리적으로 문제가 있다고 부정하지만, 비타민 치료의 효과를 본 환자도 분명 존재하기 때문에 포기할 수는 없다. 또한 매우 안전한 치료이므로 해볼 만한 치료 방법 중 하나이다.

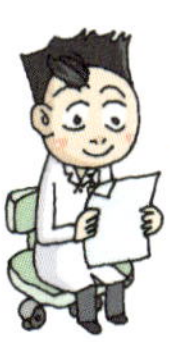

다시 한번 강조하지만 대체의학 치료는 주된 치료가 될 수 없다. 반드시 차선책으로 선택해야 한다. 만약 대체의학만을 믿고 치료를 하게 되면 실패할 확률이 매우 높다.

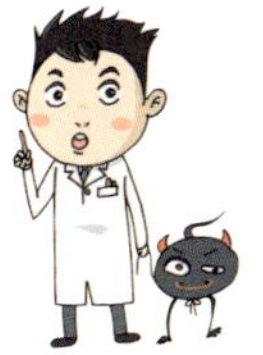

| 7장 |

여유, 쉬어가는 시간

암 환자에게 가장 중요한 것 중 하나는 마음의 여유이다. 암과 싸우다 보면 어느 순간 막다른 골목에 다다를 수 있다. 이 경우 “더 이상 빠져나갈 구멍이 없다”라고 생각하면 정말로 빠져나갈 구멍이 없어진다. 그래서 옛말에 호랑이한테 잡혀가더라도 정신만 차리면 산다는 말이 있고, 하늘이 무너져도 솟아날 구멍이 있다고도 하는 것이다.

즉, 마음가짐에 따라 암과의 싸움에서 승리할 수도 있고 패배할 수도 있다. 승리하기 위해서는 어떤 순간에도 포기하지 않고 버티는 것이 중요하다. 그러기 위해서 우리는 마음의 여유를 가져야 한다. 여유를 가지는 순간 어떤 힘든 일도 이겨낼 수 있다.

"버텨라. 버티면 기회는 온다."

암을 진단받은 환자들은 암을 물리치기 위해서 의사의 말을 전적으로 들으며 최선을 다한다. 그래서 처음에는 암이 줄어든다. 그러다가 항암제에 내성이 생겨 암이 다시 커졌을 때는 원망은 하지만 기다린다. 그러나 항암제가 더 이상 효과가 없다고 하면 분노를 느낀다. 그리고 자포자기하는 경우까지 생긴다.

암 치료는 때때로 암을 축소시키기도 하고 때때로 암을 성장시키기도 한다. 하지만 환자분들은 항상 암이 줄어들어 없어질 거라고 생각한다. 그러나 그것은 잘못된 생각이다. 암이 완전히 사라질 때까지 암이란 것은 항상 좋아질 때와 나빠질 때가 동시에 존재한다. 그러므로 좋아졌다고 너무 기뻐하지 말고, 나빠졌다고 너무 슬퍼할 필요는 없다.

담당 교수가 더 이상 사용해 볼 약이 없다며 호스피스에 가자고 하면 환자들은 종종 포기할 생각을 하지만 꼭 그럴 필요는 없다. 어제와 오늘이 다르지 않은 것처럼 오늘과 내일도 크게 다르지 않다. 다만 치료 약이 없다는 통보를 받았으니 앞날이 안 보일 따름이다. 그래도 포기하지 말고 식사를 잘하고 체력을 잘 유지한다면 시간의 문제일 뿐 약은 나오게 되어 있다.

그래서 나는 환자들에게 여유를 가지라고 말한다. 여유를 갖고 큰 그림으로 보면 좋은 결과가 나오게 될 것이다. 글리벡이 그랬고, 키트루다가 그랬으며, 킴리아가 그랬다. 그동안 신약으로 많은 환자들이 생명을 구한 것처럼, 앞으로도 신약을 통해서 많은 사람들이 살아날 것이다.

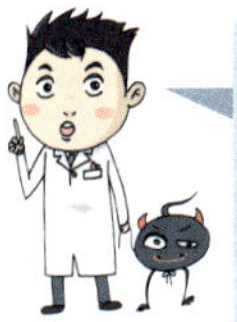

사례

60세 남자 환자가 병원에 내원하였다. 이 환자는 췌장암 3기로 수술이 불가능한 상태에서 항암제 치료를 받던 중 부작용 관리와 면역치료를 받으러 왔는데, 그의 희망 사항은 항암제 치료로 암 크기가 줄면 수술을 받는 것이었다.

환자는 처음 내원 당시 항암 치료를 받으면서도 모든 것을 낙담하고 한편으로는 죽음까지 준비하고 있었다. 우리 모두 알다시피 췌장암은 예후가 좋지 않은 것으로 알려져 있고, 항암제 치료에 반응을 잘하지 못하기 때문에 더욱 그랬던 것 같다. 그래서 나는 당시 그 환자분께, "버티세요, 버티면 기회는 반드시 옵니다."라고 말씀을 드렸다. 환자에게는 이 한 마디가 큰 용기가 되어 치료를 포기하지 않고 계속 항암제 치료를 받을 수 있었던 원동력이 되었다고 한다.

그 환자는 내가 제시한 몇 가지 사항을 충실히 따랐고, 그 결과 암 크기가 많이 줄어서 마침내 수술을 받을 수 있었다. 그러나 하늘도 무심하게 6개월 만에 재발하고 말았다. 물론 환자는 포기하지 않고, 더 열심히 치료를 받았다. 그러면서 "예전이라면 재발했다는 이유로 바로 포기했을 텐데, 원장님이 그동안 한 말을 새기면서 포기하지 않고 계속 버티고 있습니다."라고 말하였다.

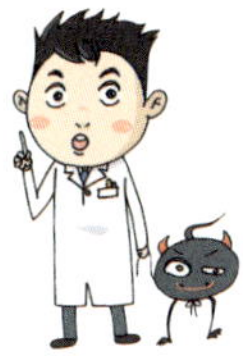

| 8장 |

암 치료 성공과 실패 시 선택

암 치료가 완전히 끝났을 때 고민해야 할 문제도 있다. 암 치료가 끝나면 대부분 두 가지 방향으로 진행된다. 하나는 암 치료가 성공한 경우이고, 다른 하나는 실패한 경우이다.

암 치료가 성공한 사람이 선택할 사항은 바로 어떻게 하면 재발 없이 살아갈 수 있을까이다. 재발을 방지하려면 면역력을 높이고 독소를 제거하며 정기적인 검진을 받아야 한다. 비타민 치료, 세포면역치료 등이 재발 예방에 효과적이라는 연구 결과가 있다. 이 중에서 본인의 여건에 맞는 치료 방법을 선택해서 시행하는 것이 좋다. 어떤 치료든 하는 것과 하지 않는 것에는 큰 차이가 있다.

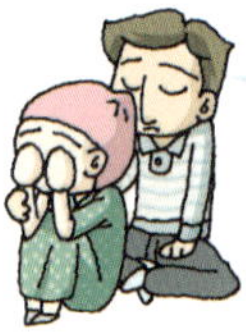

치료가 성공한 사례

30대 여자가 재발에 대한 걱정으로 내원하였다. 그녀는 자궁 경부암 1기를 진단받고 1년 만에 복강 내 전이가 되었다. 복강 내 종양을 사이버 나이프로 제거한 뒤, 항암제 치료를 6회 받은 그녀는 현재 암이 없는 상태였다.

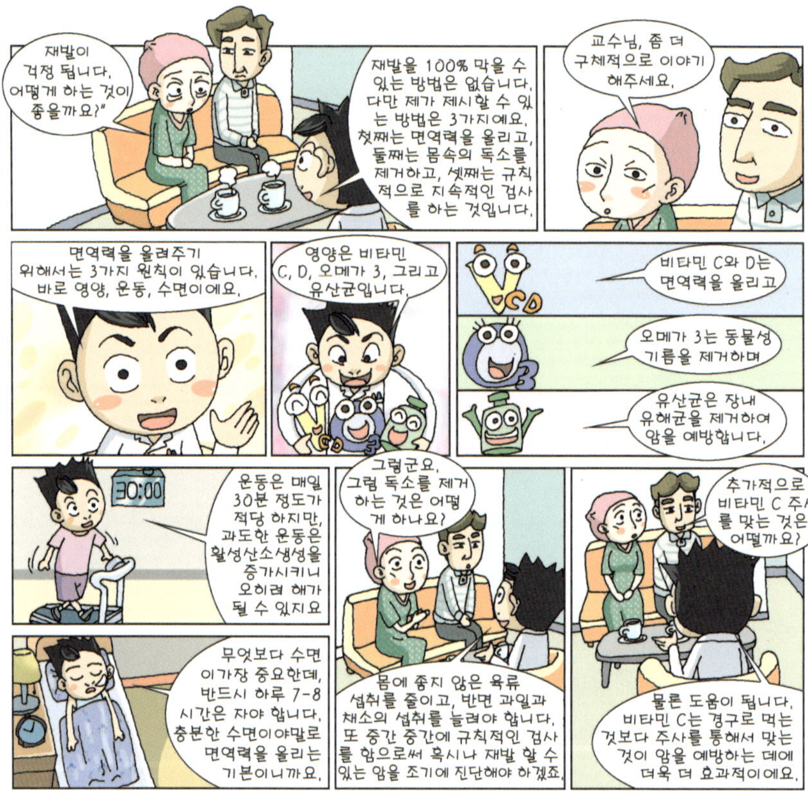
재발이 걱정 됩니다. 어떻게 하는 것이 좋을까요?"
재발을 100% 막을 수 있는 방법은 없습니다. 다만 제가 제시할 수 있는 방법은 3가지예요. 첫째는 면역력을 올리고, 둘째는 몸속의 독소를 제거하고, 셋째는 규칙적으로 지속적인 검사를 하는 것입니다.
교수님, 좀 더 구체적으로 이야기 해주세요.
면역력을 올려주기 위해서는 3가지 원칙이 있습니다. 바로 영양, 운동, 수면이에요.
영양은 비타민 C, D, 오메가 3, 그리고 유산균입니다.
비타민 C와 D는 면역력을 올리고
오메가 3는 동물성 기름을 제거하며
유산균은 장내 유해균을 제거하여 암을 예방합니다.
30:00
운동은 매일 30분 정도가 적당 하지만, 과도한 운동은 활성산소생성을 증가시키니 오히려 해가 될 수 있지요
무엇보다 수면이 가장 중요한데, 반드시 하루 7-8 시간은 자야 합니다. 충분한 수면이야말로 면역력을 올리는 기본이니까요.
그렇군요. 그럼 독소를 제거 하는 것은 어떻게 하나요?
몸에 좋지 않은 육류 섭취를 줄이고, 반면 과일과 채소의 섭취를 늘려야 합니다. 또 중간 중간에 규칙적인 검사를 함으로써 혹시나 재발 할 수 있는 암을 조기에 진단해야 하겠죠.
추가적으로 비타민 C 주사를 맞는 것은 어떨까요?
물론 도움이 됩니다. 비타민 C는 경구로 먹는 것보다 주사를 통해서 맞는 것이 암을 예방하는 데에 더욱 더 효과적이에요.

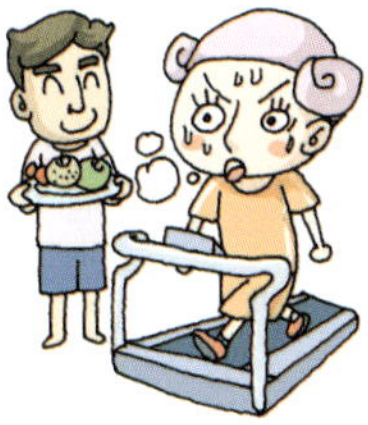

환자는 지시사항을 꼼꼼하게 잘 따랐고, 비타민 C 주사도 주 2회씩 60g의 용량을 맞았다. 그리고 5년이 지난 시점에서 더 이상 암이 재발하지 않고 완치 판정을 받을 수 있었다. 암을 100% 막거나 재발을 막을 수 있는 방법은 없다. 다만, 암세포가 싫어하는 식생활을 규칙적으로 유지하고, 그로 인해 우리 몸의 면역력을 올려줄 수 있다면 암 재발을 막는 데에 큰 힘이 되는 것이 사실이다.

치료가 성공한 경우

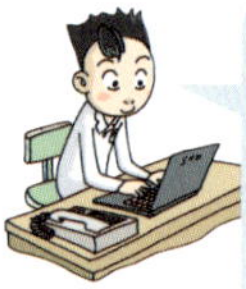

치료가 성공한 사례

10년 전의 일이다. 예전부터 알고 지낸 한 지인으로부터 메일을 받았다. 아들이 암에 걸려 어떻게 해야 할 지에 대해 묻는 내용이었다.

메일 1 안녕하세요.

선생님 뵌 지 벌써 3년이 넘었네요. 기억해 주실 것으로 기대하지만 그러기엔 시간도 많이 흘렀네요.

선생님 책 비타민 C를 오늘 읽어보았습니다. 좀 더 일찍 알았다면, 하는 생각이 듭니다.

말씀드리려니 망설여집니다. 아이가 초등학교 3학년 남자아이입니다. 작년 2003년 3월 왼쪽 귀밑에 딱딱한 것이 잡혀 대학병원에서 진료를 받고, 주삿바늘로 검사를 한 결과 양성으로 나와 큰 걱정을 하지 않고 수술을 받았습니다. 그런데, 수술 도중 담당 교수님이 나오시더니 동결 절편 검사 결과 악성이라는 말씀을 들었습니다. 그래서 주위 조직까지 절제하고 방사선 치료도 받았습니다.

1년 후인 올해 2004년 4월 육안으로 볼 수 있는 돌기가 수술 부위에서 만져져서 다시 수술했습니다. 국소 재발이라고 들었습니다. 3개월 뒤인 2004년 7월 검사에서는 이상이 없었습니다.

2004년 10월 17일 CT를 찍고 25일 방사선 종양학과에서 결과를 보았는데 수술 부위보다 안쪽에 1~2cm 정도 크기가 새로 보였고, CT 판독 의사는 재발된 것으로 의견을 주셨습니다. 방사선과 선생님이 좀 더 알아보자고 27일 PET를 찍으셨고 내일 이비인후과에 가서 그 결과를 알게 됩니다. 방사선과 선생님 말씀으로는 신경이 많이 지나는 곳이라 수술이 어려운 부위라고 합니다.

내일 알게 되겠지만 앞으로 치료와 병행할 수 있도록 될 수 있는 대로 빨리 찾아뵙고 선생님께 비타민 C 치료를 받고 싶습니다.

병원에 전화해서 선생님 진료시간은 알아 두었습니다.

그럼 뵙고 인사드리겠습니다. 보호자 드림.

이튿날, 보호자와 아이가 병원에 내원하였다. 나는 메일을 통해서 아이의 상태를 알고 있었기 때문에 더는 상황에 대한 부정적인 이야기를 하지 않았고, 그저 긍정적인 결과에 관해서만 이야기를 하였다.

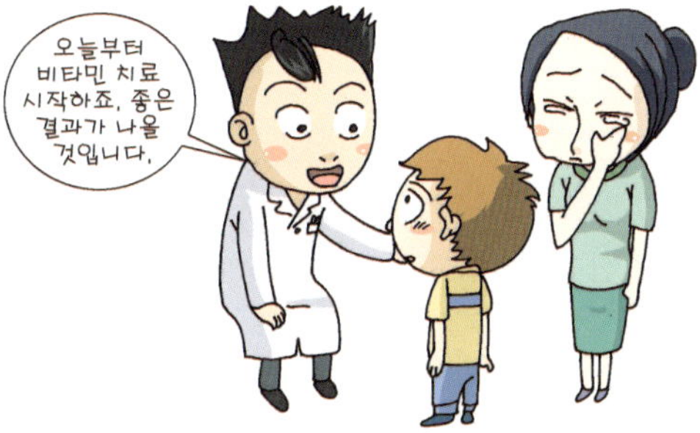

바로 시작된 비타민 치료와는 별개로 재발한 암에 대한 근본적인 치료는 아직 시작하지 않았다. 왜냐하면, 어떤 식으로 치료해야 할지에 대해서 결정이 나지 않았기 때문이었다. 보호자는 기존에 치료를 받고 있던 병원에는 이야기하지 않은 대신, 나에게 메일로 상황에 관한 내용을 알려주었다.

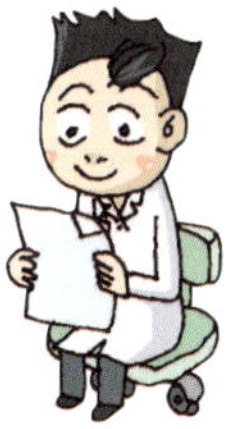

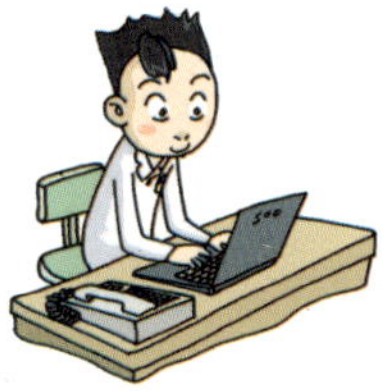

메일 2 안녕하세요.

오늘 오전 외래를 한 선생님은 같이 수술에 참석하실 이비인후과 선생님이셨습니다. 원래 아이 수술을 하셨던 분은 후두 전공이시고 이번 수술은 신경을 잘라낼 수도 있어 귀 신경 수술을 주로 하시는 분이 함께 참여하실 예정이라고 합니다.

한 분씩 이야기를 더 들을 때마다 가능성 있는 모든 이야기를 들어서 사실 매우 두렵습니다.

현재 CT 촬영 이후에 추가로 한 검사는

- 방사선과에서 실시한 PET(27일 결과 들음): 결과가 분명하지 않습니다. PET로 CT보다 더 작은 크기도 찾을 수 있다고 했지만, 검사 결과 아무 반응이 없었습니다. 방사선과 선생님 의견은 반응이 없다고 하여 암이 아니라는 결론은 내릴 수 없고 조직검사 결과를 기다려보자고 하셨습니다. 이비인후과 선생님은 본인이 처방한 검사가 아니라서 그런지 결과에 대해 별다른 언급이 없으셨습니다.
- 주사침으로 실시한 조직 검사(오늘 결과 들음): 의심(suspicious)이라고 합니다. 역시 이 결과만으로는 암이라고 결론을 내릴 수 없지만, 병력으로 보아 확실하다고 생각하시는 것 같습니다.

방사선 선생님 말씀으론 현재 의심되는 부위의 위치는 귀밑샘이라고 합니다. 수술시 안면신경이 손상될 수 있다고 합니다.

수술시 가능성 있는 경우는

- 신경을 살리고 암만 제거: 원인 제거가 되는 것이 아니기 때문에 다시 재발할 가능성이 크다고 합니다.
- 신경을 1 cm 미만 절단: 이을 수도 있다고 합니다. 그러나 현재 크기로 보아 이보다 크게 신경을 절단할 것 같습니다.
- 신경 절단, 다리 신경(sural nerve)으로 이식: 이 경우 수술 후 결과는 심각하다고 합니다. 얼굴이 돌아갈 것이고 눈도 잘 감기지 않을 것이라고 합니다. 회복되는 데에는 1년 반 정도 걸리지만 그 회복도 눈이 80% 정도 감기는 것이라고 합니다.

수술 들어간 후 동결절편검사로 조직검사를 하고 그 결과로 수술 방향이 결정될 것입니다.

부모로서 어려운 결정을 앞두고 있습니다.

지금이라도 다른 방법이 없나 다른 분께 의논드려 봐야 될지 판단이 잘 되지 않습니다. 사실 너무 당황한 상태입니다.

어려우시겠지만 조언 부탁드립니다.

다음 진료가 국가고시 시험출제 기간이신데 선생님 뵐 수 있을까요?

보호자 드림.

나는 다른 선생님의 의견을 한 번 정도 더 들어보라고 조언을 하였다. 많은 의사의 의견을 듣고 결정을 하게 되면 실수가 적을 뿐만 아니라 결과도 더 잘 나올 수 있기 때문이다. 보호자는 다른 대학병원 의사에게 추가로 자문을 구했다.

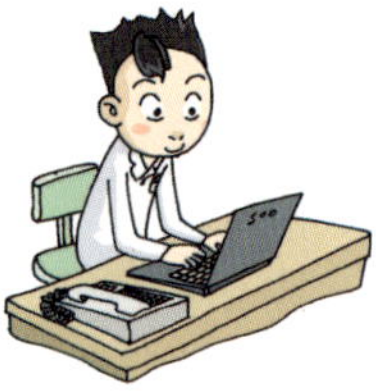

메일 3 안녕하세요.

수술하지 않기로 하였습니다.

다른 대학병원 교수님을 뵙고 그동안 진료기록과 처음 진단부터 모든 CT 자료를 드렸습니다.
MRI를 찍고 CT 기록도 다시 판독하였습니다. 이 병원에서도 이비인후과 교수와 방사선 종양학과 교수가 같이 CT 기록을 검토해 주셨습니다.
MRI 결과에서 확실한 흔적을 찾을 수 없고, 전 병원에서 한 세침검사도 의심(suspicious)이고 또한 PET에서 반응이 나오지 않은 결과와 함께 그동안 CT를 모두 종합해서 보시고 재발했다는 확실한 결론을 내리기 어려우니 수술을 하지 않을 것을 권해 주셨습니다.
그리고 CT상 변화는 이전 방사선 치료로 인한 조직 섬유화 과정으로 인한 변화이고 크기가 약간 커지기는 했지만, 이 크기의 변화만으로 재발이라고 보기는 어렵다고 합니다. 조직의 섬유화가 많이 진행된 상태에서 조직검사를 위한 수술만으로도 신경에 손상을 줄 수 있다고 하셨습니다.
그래서 예정된 수술은 하지 않기로 하였습니다.

그리고 다음 달 말에 MRI 검사를 하기로 하였습니다. 혹시 지금 좋지 않은 세포가 남아있다 하더라도 이 기간에 급속히 악화하거나 전이될 가능성은 매우 적다고 합니다.

내주 월요일에 전 병원에 가서 수술하지 않기로 했다고 이야기하려고 합니다. 두 병원의 결과가 정반대 의견을 주셔서 고민은 되지만 그래도 당장은 수술을 받지 않으려고 합니다.

이렇게 2번째 의견을 들어볼 수 있도록 해주셔서 너무 감사드립니다. 전 병원에서는 방사선 치료를 두 번 받는 것은 절대로 불가능하다고 방사선과와 이비인후과 두 과에서 계속 이야기를 들어서 전혀 생각을 못 해보았습니다.

그리고 이렇게 이른 시일 안에 진료를 모두 이틀 안에 받을 수 있게 해주셔서 정말 감사하고…. 어찌할 바를 모르겠습니다.

다음 주 금요일에 아이와 함께 찾아뵙고 싶은데 그날이 전 병원 외래가 있는 날이어서 수술을 취소한 뒤라도 찾아뵙고 말씀드려야 될 것 같습니다.

아이는 예정대로 보내겠습니다.
그다음 주에 뵙고 인사드리겠습니다. 너무 감사드립니다.

보호자 드림.

조금 더 확실한 결과를 얻고자 두 번째로 찾아가게 되는 병원과 기존 병원에서의 의견이 정반대로 나오면 환자들은 당황하기 마련이다. 그러나 당황하기에 앞서 환자가 반드시 알아야 할 것은, 의사 역시 신이 아니므로 어려운 일이 발생하면 자기의 경험과 생각을 토대로 환자들에게 이야기한다는 점이다. 그 모든 이야기를 듣고 판단하고 결정하는 것은 당연히 환자의 몫이고, 책임 또한 환자의 몫이 된다. 나는 예나 지금이나 수술이 방사선치료를 대신할 수는 없다고 생각한다. 수술을 할 수 있는 상황이라면 하는 것이 좋다고 기본적으로 생각하고 있다. 그래서 바로 결정하는 것도 좋으나 3번째 의견을 들어보는 것도 좋을 것 같다고 이야기해 주었다.

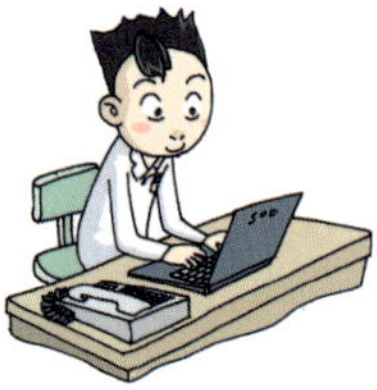

메일 4 안녕하세요.

선생님 이야기를 듣고 고민이 많이 되었습니다. 또한, 여러 가지 일들이 많이 일어났습니다. 그래서 지금은 수술을 하는 방향으로 생각하고 있습니다.

월요일에 처음 치료받은 방사선 선생님을 방문했는데, 절대로 두 번째 방사선 치료는 불가능하며 수술을 연기할 경우 위험성이 커진다고 하셨습니다.

두 병원의 시각이 너무 달라서 (CT, MRI, 세침검사 결과를 종합한 내용) 판단을 내릴 수가 없어졌습니다.

종합적으로 처음 병원은 재발일 확률이 높고 더 이상 다른 치료 방법은 없으니 수술을 하고 조직검사 결과 악성이면 안면신경을 절제할 수도 있다는 의견, 두 번째 병원은 현재 재발했다는 확실한 증거가 없으니 한 달 정도 지켜보고 나서 수술 여부를 판단할 수 있다, 그리고 두 번째 방사선 치료도 시도해 볼 수 있다는 의견입니다.

결국, 세 번째 병원 의견을 들어보기로 하였습니다. 대학교 때의 지도 교수님께서 다른 대학병원 병리과 교수님을 소개해 주셔서 오늘 오전 병리 슬라이드까지 포함하여 모든 자료를 드렸습니다.

오후에 병리과 교수님으로부터 연락이 왔습니다. 방사선 종양학과 교수님 의견은 들었고 이비인후과 교수님은 출장 중이라 그 의견은 목요일이나 금요일에 듣기로 했습니다.

현재 3번째 병원 병리과에서 세침검사 슬라이드를 보니 상피세포 덩어리가 발견되었다고 합니다. 이전에 침샘을 모두 제거했으면 이 세포가 보이면 안 된다고 하네요. 이 세포의 존재로 재발이 "의심(suspicous)"되며, 두 번째 방사선 치료는 첫 번째만큼 많은 양을 줄 수 없으므로 큰 효과를 기대할 수 없다는 의견입니다.

이런 상황에서 다음 주에 예정된 수술을 미룰 수가 없다는 생각이 듭니다.
참 어려운 결정인 것 같습니다.

그래도 끝까지 옆에서 도와주셔서 감사합니다.

보호자 드림.

나는 보호자에게 잘 선택하였다고 메일을 보냈다.

참 어려운 결정이다. 무엇이 맞고 무엇이 틀릴지는 결론적으로 하늘만이 알뿐이니까. 그래도 최선을 다했기 때문에 후회는 없는 것이 맞다. 수술이 끝나고 2주 만에 아이와 함께 보호자가 병원에 왔다.

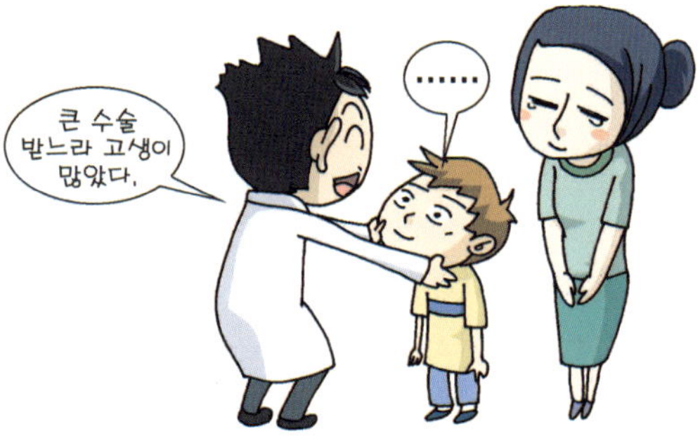

아이는 아무 이야기도 하지 않았다. 나 역시 더 이상 이야기를 하지 않았고, 주사실에서 비타민 주사를 맞도록 처방을 하였다. 잠시 후엔 보호자만 진료실로 돌아왔다. 아이가 있을 때는 하지 못한 말을 하였다. 그리고 하염없이 눈물을 흘렸다.

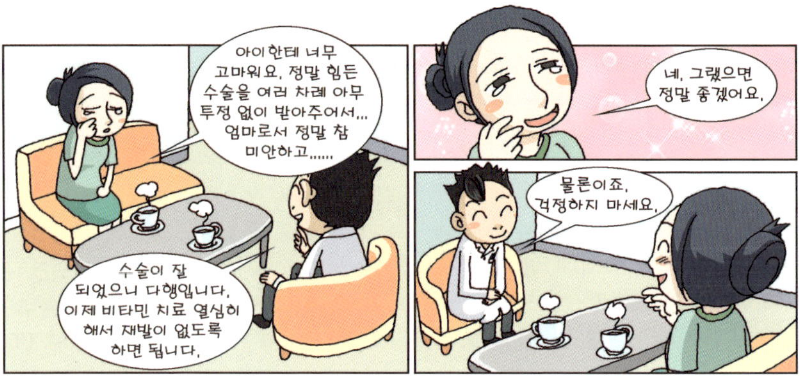
아이한테 너무 고마워요. 정말 힘든 수술을 여러 차례 아무 투정 없이 받아주어서... 엄마로서 정말 참 미안하고......
수술이 잘 되었으니 다행입니다. 이제 비타민 치료 열심히 해서 재발이 없도록 하면 됩니다.
네, 그랬으면 정말 좋겠어요.
물론이죠, 걱정하지 마세요.

메일 5 안녕하세요.

마라톤 완주 사진을 보고 반가운 마음에 연락드립니다.

7시간 넘게 달리시다니 정말 대단하시네요. 왠지 제가 고맙다고 하고 싶어집니다.

아이는 잘 지내고 있어요. 잘 먹고 잘 자고 학교도 즐겁게 다니고 있습니다.

성격이 좀 낙천적인 편이고 다행히 선생님도 경험이 많은 분이셔서 잘 보살펴 주고 계시고요.

저도 회사 안 가니 좋고... 아이가 제게 참 많은 선물을 준 것 같습니다.

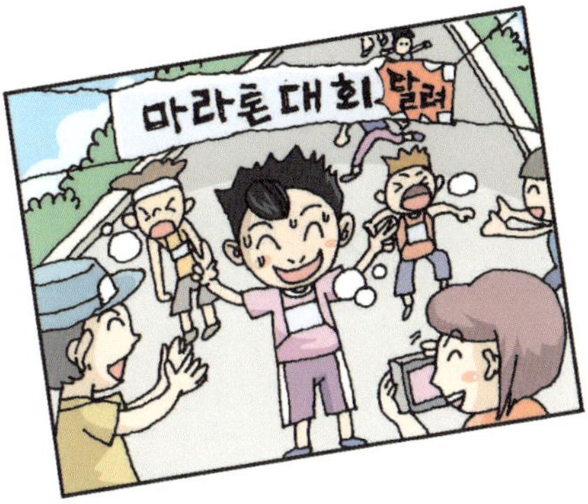

잘 지내는 아이를 보며 가끔 아팠던 걸 잊기도 하고 또 한편으로는 잘 지낼 때 뭘 해주어야 다시 아프지 않을까, 내가 뭘 더 알아봐야 하지 않을까 하는 생각이 들기도 합니다.

재발을 경험하고 나니 때때로 불안한 마음을 다스리기가 어렵기도 하네요.

찬 바람이 부니 지난겨울 수술했던 기억이 떠올라 더 여러 가지 생각을 하게 됩니다. 첫 번째 재발에 6개월, 두 번째 재발에 1년이 걸렸으니 한 해를 넘기려면 심호흡을 해야겠습니다.

재미있는 이야기 하나. 아이가 5학년인데 친구들이 사춘기에 접어들기 시작하여 아주 재미있는 일이 많습니다. 그리스 로마 신화 만화책이 초등학생들에게 아주 인기인데, 저학년과 고학년이 책을 보는 관점이 다릅니다. 고학년 남자아이들은 여신들이 목욕하는 장면만 뚫어져라 본다고 합니다. 학교 도서관에서.......

마라톤 완주하신 것, 축하드리고 다음 진료 때 뵙겠습니다.

안녕히 계세요.

보호자 드림.

어느덧 5년이란 시간이 눈 깜짝할 사이에 지나갔다. 재발 없이 무사히 그 긴 시간이 흘러간 것이다. 나는 안부의 메일을 보호자에게 보냈고, 보호자도 그것에 대한 답장을 내게 보내왔다.

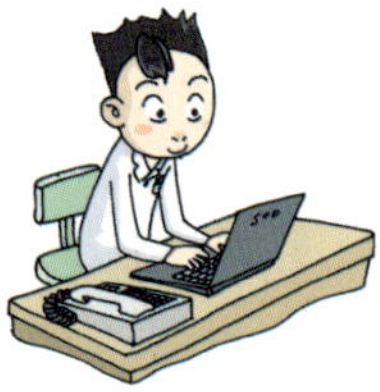

메일 6 안녕하세요.

아이는 잘 지내고 있습니다. 세 번째 수술받은 지 이제 거의 5년이 다 되어 갑니다.

여름에 방사선과에서 전신 PET 찍고 무사하다고 확인도 받았고요.

방사선과 선생님이 이제 5년 지났으니 검사도 2년에 한 번만 받으면 된다고 하시네요.

이젠 아침마다 여드름 짜는 게 일과인 보통 아이로 지내고 있습니다. 내년이면 고등학생이 됩니다.

문득 생각하니 참 먼 길 왔다, 이런 생각이 드네요.

그래도 가끔, 세 번째 수술 끝나고 이비인후과 선생님이 한 말이 생각납니다.

이렇게 수술이 완벽해 보여도 또 50%는 재발한다고.

아이가 앞으로 살면서 언제 또 겪게 될지, 그건 모르는 일이라는 생각도 들지만, 처음 수술받았을 때 같은 공포감은 이제 없습니다.

비타민 C 주사는 요즘에는 한 달에 한 번 맞고 있지만, 내년에는 주사도 그만 맞아도 될 것 같습니다. 5년 동안 열심히 비타민 C 주사를 맞은 덕분인 것 같습니다. 그로 인해 더 이상 재발이 안 된 것 같아요.

한 아이를 키우려면 한마을이 필요하다는 말이 있죠. 마을에 의사가 너무 많아졌습니다.

선생님은 그중에서도 이야기를 나눌 수 있는 의사이시니, 참 기쁘네요.

저는 동네에서 흔히 마주칠 수 있는, 보통 아줌마로 잘 살고 있습니다.

젊었을 땐, 마흔 무렵에 이렇게 지낼 거라고 생각해 본 적이 없는 생활이지만,

아이 때문에 계획하지 않은 일이 언제든지 생길 수 있다는 걸 알게 되어,

별달리 세우는 계획은 없고요, 가끔 궁금해지기는 합니다. 앞으로 어떻게 지내게 될까.

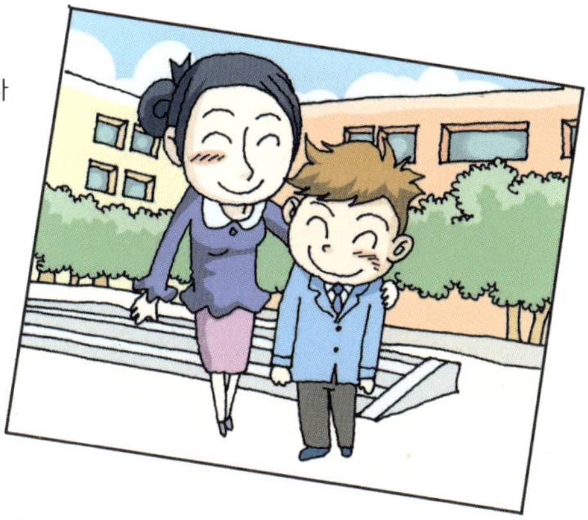

이제 병원에서 '과장님'이라고 불리시나요?

제가 회사 그만두기 몇 개월 전, 미국 본사에서 제 윗사람이 한번 방문한 적이 있었는데요.

회의 다 끝나고 편하게 이야기하다가 이런 말을 하더라고요. "Politics are everywhere."

그리고 얼마 지나지 않아서 회사 옮긴다는 메일을 받았었는데,

지난번 왔을 때 편한 상황이 아니었을 것 같은 짐작이 갔습니다.

내 진심과 'Politics'의 조화, 10년 직장 생활을 마무리하면서 아쉬운 부분이었습니다.

아줌마 되고 나니 느는 것이 수다밖에 없어 길어졌습니다.

항상 마음으로 감사드립니다.

보호자 드림.

그 아이는 이제 어엿한 성인으로 컸을 것이다. 지난 10년 동안 힘든 과정을 무사히 마치고 사회의 일원으로 성장했을 모습이 그려진다. 말로는 모두 표현할 수 없는 상황들, 그 어려운 순간들을 무사히 마치고 이겨낸 아이와 그 가족들에게 무한한 감사를 표한다.

현대 의학에서 재발 방지는 치료만큼이나 중요하다. 무작정 기다리면서 희망만 품기보다는 비타민 요법을 통해 적극적으로 대처하는 것도 좋은 방법이 아닐까 생각해 본다.

치료에 성공한 사람은 치료 전보다 더 왕성한 일을 할 것으로 생각하고 의욕적으로 모든 일을 하려고 한다. 그 생각과 자세는 칭찬할 만하지만, 자신의 몸 상태는 과거와 다르다는 사실을 인지해야 한다. 그러므로 몸 상태가 어느 정도 회복된 후부터 일을 시작하는 것이 좋다. 몸이 회복되는 동안 자신의 과거를 돌아보고, 앞으로 어떻게 생활해 나아갈 것인가를 생각해보는 시간을 먼저 갖는 것이 좋겠다.

인생을 돌아본다. 지금까지 살아온 인생에 대해 정리해 보는 시간을 가져야 한다. 어린 시절부터 현재까지 자신의 삶이 어떻게 변화되었는지 생각하면서 글로 남겨두는 것이 좋다. 비록 사람마다 살아온 환경과 배경에 따른 차이는 존재하지만, 누구나 어린 시절과 결혼, 암이란 3번의 큰 전환점을 거쳤을 것이다.

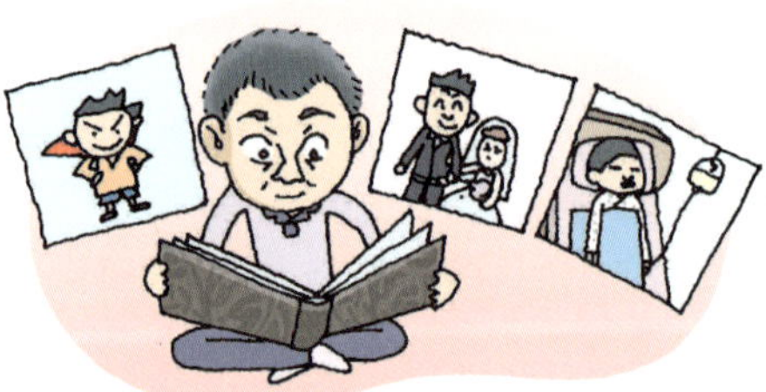

어린 시절 가졌던 소중한 꿈이나 영롱한 기억들, 그것은 생각만 하더라도 가슴이 설렐 것이다. 나 역시 어린 시절 워즈워드의 '무지개'라

는 시를 읊조리며, "나 어릴 때 그러하고, 나 지금 그러하며, 나 늙어서도 그러하기를 바란다." 하고 되뇌곤 한다.

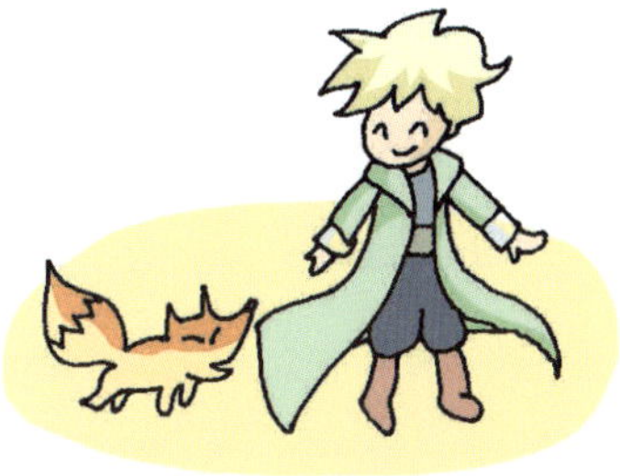

결혼을 앞두고, 또는 결혼을 하면서 앞으로 어떻게 살아갈지에 대해서 배우자와 함께 보랏빛 계획을 세웠을 것이다. 그리고 그 계획을 하나하나 성취해 가면서 즐거움을 느꼈을 수도 있고, 시행착오를 겪었던 순간도 있었을 것이다. 힘들거나 즐거웠던 순간을 메모하며 잘못된 것이 무엇이고, 잘 된 것은 무엇인지 찾아보도록 한다. 그럼 힘들었을 때 서로를 연결해 준 고리가 무엇이었는지를 아마 발견할 수 있을 것이다.

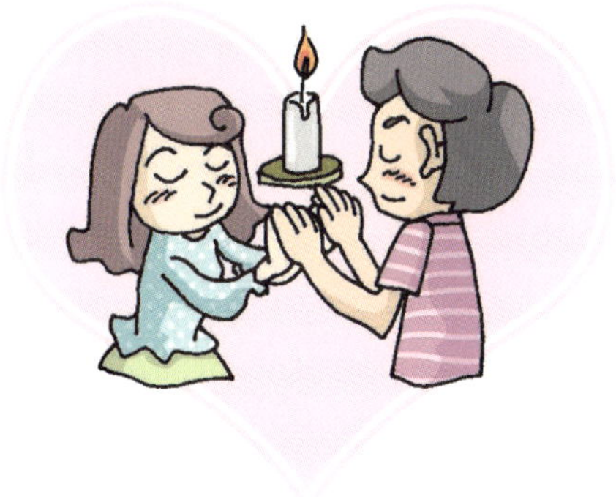

암이란, 앞서 어린 시절이나 결혼이라는 계기와는 또 다른 새로운 특징을 가지고 있다. 그것은 이 과정이 사람에 따라서는 인생을 마감할 수도 있기 때문이다. 그러나 완치된 지금은 암으로부터 해방되었으므로 그 시기를 돌아보는 데에 큰 어려움이 없을 것이고, 그 당시 생각이 앞으로 살아가는 데에 오히려 큰 힘이 될 것이다. 특히 함께 한 사람들, 가족들에 대한 고마움을 정리해 본다. 당시에는 어려웠겠지만 지금이라면 가능하다.

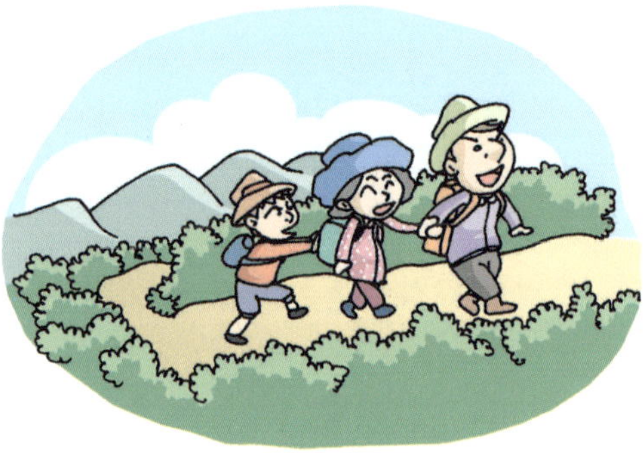

가족들을 생각한다. 암이란, 가족에게 위기가 될 수도 있지만, 가족을 하나로 묶어줄 수도 있는 계기가 되기도 한다. 암을 진단을 받은 순간부터 치료가 끝날 때까지 가족에게 가졌던 생각, 앞으로 하고자 했던 일을 이제는 실천할 때이다. 하나하나 계획을 세우고 목록을 작성한다. 그리고 실천에 옮긴다. 큰일부터 실천하라는 것이 아니라 작은 일부터, 작은 사고의 변화부터 시작하는 것이다. 처음에는 쑥스럽고 어려울지 몰라도 그런 변화는 자연히 몸에 배어 생활의 일부가 된다.

쉬운 방법 중 하나가 하루에 한 번 저녁에 모여 기도 모임을 하거나 가족끼리 차 모임을 갖는 것이다. 처음에는 어색할 수 있지만 점차 모두가 좋아할 것이다. 또 다른 방법은 아플 때 생각났던 장소들, 가보고 싶었던 곳을 가족과 함께 가보는 것이다. 그리고 그곳에서 정든 생각들을 이야기해 주는 것이다. 인생이란 덧없는 것으로 언젠가는 마감하게 되며, 우리는 인생 속에서 그 떠날 시기를 준비한다고 한다. 비비안 리와 로버트 테일러 주연의 〈애수〉란 영화를 본 분들은 그 영화 속의 장면들을 떠올릴 수 있을 것이다. 나는 워털루 다리에서 대령이 호두까기 인형을 손에 쥐면서 옛날을 기억하는 장면, 촛불 회관에서 석별이란 노래에 맞추어 춤을 추면서 촛불이 꺼지는 그 순간들을 잊을 수 없다. 각자 가족들과 함께 보냈던 소중한 장소나 기억의 순간들이 있을 테니, 모쪼록 그 순간을 나누기 바란다.

경제적인 문제를 본다. 암 치료가 끝날 때까지는 다른 것에 대해 생각할 여유가 없을 것이다. 하지만 이제는 경제상황에 대해 생각하기 시작해야 한다. 경제적으로 잘 사는 집안이 아닌 이상 대부분 암 치료를 하면 가세가 기울게 된다. 혼자서 모든 어려움을 해결하려고 하지 말고 가족들과 함께 차근차근 풀어나가야 한다. 암으로 인해 경제적으로 어려워져 가족들에게 미안한 마음을 갖는 것은 당연한 일이지만, 너무 지나치게 죄의식을 갖는 것은 좋지 않다. 가족들에게는 잃어버린 재산보다 되찾은 당신의 건강이 더욱더 소중하고 고맙기 때문이다. 그러니 어떤 경우에도 절대 자신감과 희망을 잃어서는 안 된다.

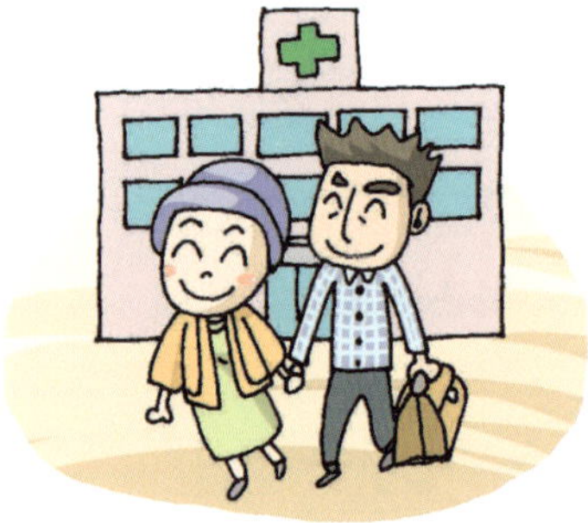

치료가 실패한 경우

암 치료가 실패하여 증상 조절을 포함한 호스피스 케어를 위해서 선택할 사항은 무엇일까. 그것은 바로 호스피스 케어를 받을 병원을 찾고, 사랑하는 사람들과 마지막 시간을 의미 있게 보내는 것이다.

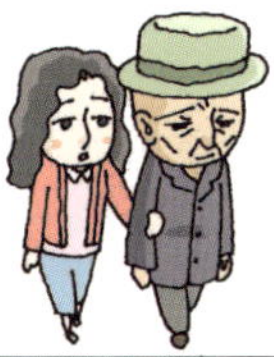

치료가 실패한 사례
10년 전의 일이다. 60대 뇌종양 환자가 비타민 치료를 위해서 내원하였다.

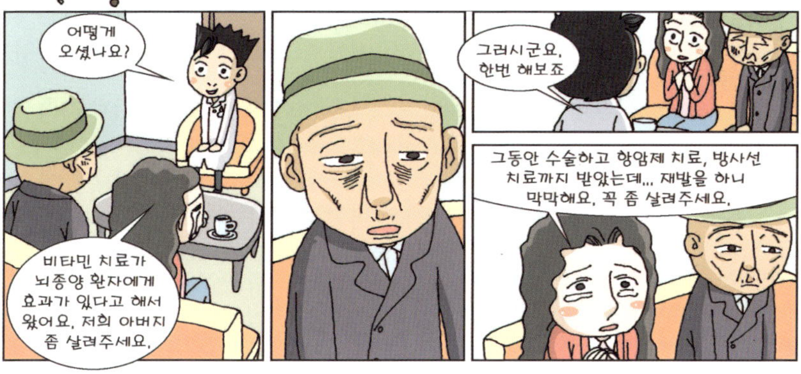
어떻게 오셨나요?
비타민 치료가 뇌종양 환자에게 효과가 있다고 해서 왔어요. 저희 아버지 좀 살려주세요.
그러시군요. 한번 해보죠
그동안 수술하고 항암제 치료, 방사선 치료까지 받았는데... 재발을 하니 막막해요. 꼭 좀 살려주세요.

나는 환자 앞에서는 보호자에게 잘해보자고 이야기하지만, 보호자를 따로 만날 때는 준비하라는 이야기를 해준다. 그러나 어떤 보호자들도 끝까지 희망의 끈을 놓으려고 하지 않는다. 그것이 당연할 테다.

비타민 치료가 처음에는 좋은 반응을 보였다. 그래서였는지 가족과 환자의 기대는 더욱 커졌다. 하지만 시간이 지남에 따라 병은 점점 악화되었고, 더 이상 효과가 없다고 판단된 순간 그들은 고향으로 내려갔다. 그리고 얼마 지나지 않아서 환자분이 임종하였다는 이야기를 전해 들었다. 그러나 환자와 가족들은 최선을 다했기 때문에 후회 없는 마지막 순간을 보냈을 것이라 생각했다.

그로부터 10년이란 세월이 지나서 반가운 편지가 왔다. 그 당시 아가씨였던 환자의 딸이 어느덧 한 아이의 엄마가 되어 보낸 온 것이었다.

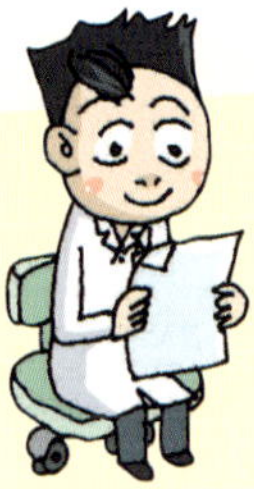

선생님 안녕하세요.

기억하고 계실지 모르겠습니다만,

2005년 명지병원에서 저희 아빠의 주치의를 담당해 주셨던, 그리고 우리 가족의 기억 속엔 정말 따뜻하고 환자와 가족들을 사람 대 사람으로 대우해 주신 진정 "의사"셨어요.

그러다 최근 텔레비전에서 선생님을 뵙고 얼마나 반갑고 좋았는지 모릅니다.

저희 엄마랑 선생님을 보며 진정 환자와 가족들과 진정으로 소통하는 정말 좋은 분과 인연이 되었다며 추억을 했답니다.

강연 100℃에서의 강연하시는 진솔한 이야기들을 들으면서는 선생님의 눈물에 함께 눈물을 쏟기도 하고 말이죠.

참...

소개도 없이 얘기가 길어졌어요.

저는 2005년 뇌종양 수술 후 항암 치료, 재활 치료를 받았던 환자의 딸입니다.

제 결혼식 즈음에도 저희 엄마께서 아빠의 상태에 대한,

그리고 결혼식 참여에 대해 상담을 했던 기억이 있습니다.

참 안타깝게도 결혼 바로 전날 급성 폐렴 증상으로 응급실행에,

결국, 결혼식에 참석하지 못하게 되었지만 말입니다.

그때도 진심으로 안타까워하시고 속상해하시던 선생님의 모습이 생생해요.

환자 가족들의 의견을 최대한 수용해 주시고 마음을 다독여주신

선생님 덕분에 아직도 우리 가족은 명지병원에서 선생님과

함께 했던 저희 아빠의 마지막까지, 모든 순간을 따뜻하게 추억할 수 있답니다.

마지막 임종 후에도 병실 입구에서 조용히 함께 찬양하시고 기도해 주시던 선생님의 모습을 보면서

"아, 정말 따뜻하신 분이시구나... 그동안 모든 모습이 모두 진심에서 나온 말씀들이고 행동들이며 표정이셨구나..."

죄송스럽게도 그제야 100% 믿어졌어요.

시간이 지나고 세월이 흘러 10여 년이 지났지만

선생님의 그 미소와 성품, 그리고 따뜻함을 가진 마음을

고스란히 가지고 그저 멀리서 방송을 통해 보고만 있어도

느낄 수 있어서...

그렇게 변함없으신 모습이셔서 감사합니다.

그 안타까운 유람선에서의 결혼식을 마치고

전 아빠의 빈자리를 아이 셋으로 채워 곱으로 행복을 얻었습니다.

그리고 아들임에도 극진한 간호에 감동하셨다며 등을 토닥여주시던 그 아들도 결혼했고요.

꼭 감사의 편지를 드리고 싶었는데

이렇게 비타민에 대해 검색을 하다 블로그를 발견한 게

꼭 금광을 찾은 기분인 거 아실까 모르겠습니다.

더군다나 비타민에 대한 좋은 내용을 선생님께 얻을 수도 있어서

너무너무 감사드리고요.

꼭 한번 뵙고 싶다 막연히 생각만 했는데 요즘 자주 뵙게 돼서 좋습니다.

앞으로도 따뜻하고 멋진 모습으로 좋은 비타민 강의 많이 들려주세요.

늘 건강하시고요.

가정 내 평안하시고,

선생님의 트레이드마크인 보조개 쏘-옥 따뜻한 미소

오래도록 지켜주세요.

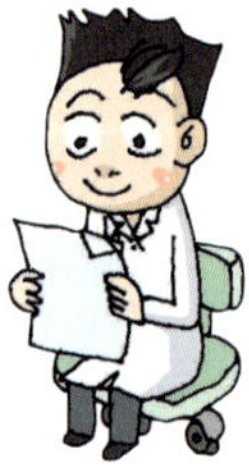

우리가 가장 힘든 결정을 내리는 것은 바로 치료에 실패했을 때가 아닌가 싶다. 더 이상 시도해 볼 수 있는 치료 방법이 없고, 그저 죽음을 기다리는 것 외에는 할 수 있는 것이 없기 때문에 그럴 것이다. 하지만 인생의 마지막 순간을 보람 있게 보낼 수 있다면 그것은 치료 이상으로 환자 자신과 주변의 가족들에게 아름다운 결과를 가져오게 된다. 그러므로 치료에 실패했다고 해서 반드시 잘못된 것은 아님을 모두가 명심해야 한다.

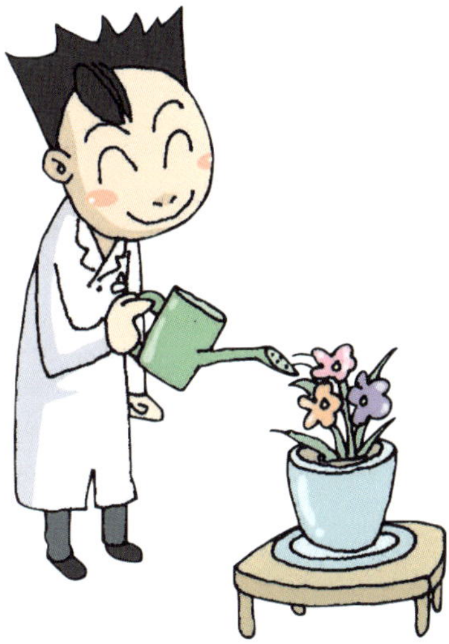

CHAPTER

3

비타민 C, 암과의 전쟁 II

비타민 C 암과의 전쟁 One

1. 비타민 C의 역사 속 이야기
2. 메가 비타민 치료의 아버지: 라이너스 폴링의 생애
3. 비타민 C와 암과의 논쟁 1
4. 비타민 C와 암과의 논쟁 2

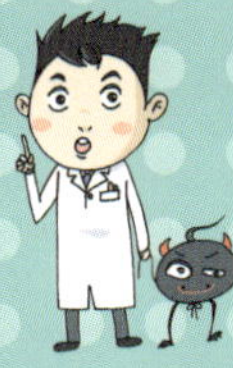

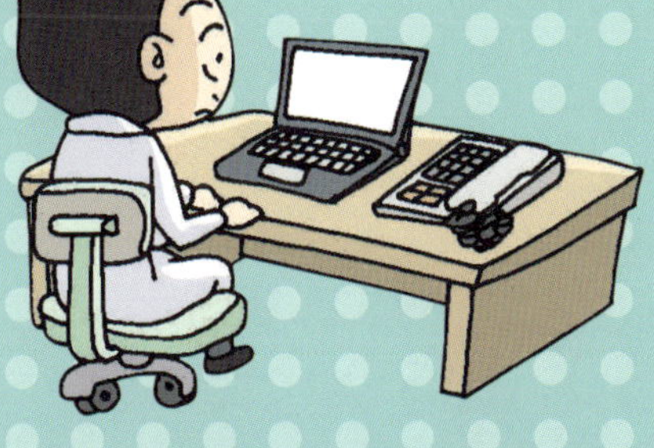

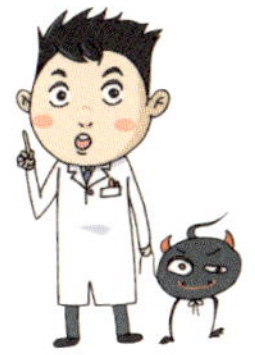

비타민 C 암과의 전쟁 ONE

비타민 C, 암과의 전쟁은 말 그대로 암을 치료하는 데 비타민 C를 사용하는 것이다. 비타민 C는 괴혈병과 암, 두 질병에 모두 밀접한 관계를 맺고 있다. 괴혈병은 비타민 C의 섭취가 결핍되어 생기는 질병이며, 이를 전혀 섭취하지 않은 사람은 심하게 아프다가 곧 사망에 이른다. 현재처럼 괴혈병은 적고 암이 많이 발생하는 경우, 비타민 C와 암의 관계는 더욱더 복잡하고 중요하다고 할 수 있다.

비타민 C는 암을 조절하는 모든 영양소 중에서 가장 중요한 영양소이다. 암세포의 에너지원은 당분이고, 비타민 C는 당분과 구조가 비슷하기 때문에 비타민 C를 많이 섭취하면 암세포가 당분 대신 비타민 C를 섭취하여 결과적으로 굶어 죽게 된다.

많은 환자들이 진료실에서 의사에게 묻는 질문이 있다.

"무엇을 먹어야 하나?"

"그냥 좋은 음식을 먹으면 됩니다."

정말 황당한 대답이 아닐 수 없다. 좋은 음식이 암의 발생을 감소시킨다는 것은 누구나가 알고 있기 때문이다. 그다음으로 많이 묻는 말이다.

"그런데 좋은 음식은 무엇인가요?"

"좋은 음식이란 유해 물질이 없고 유익한 물질만 들어 있는 음식을 말합니다."

이 역시 황당한 대답이다. 하지만 요즘은 시중에 너무 많은 음식이 있어서 어떤 것을 선뜻 먹으라고 할 수가 없다. 때문에, 의사는 두루뭉술하게 이야기하는 경향이 많다. 좋은 음식의 대표적인 것은 과일과 채소이고, 거기에는 비타민 C가 많이 함유되어 있다. 즉, 비타민 C가 많은 음식을 섭취하는 것은 암을 예방하는 가장 좋은 방법의 하나다.

지난 100년 동안 영양과 암에 대해 수없이 연구되었지만, 아직도 학문적으로 배우고 연구해야 할 것들이 많이 남아있다. 좋은 건강을 유지하기 위해서는 영양 섭취가 필수조건이다. 이들 영양중에서도 비타민 C는 특히 중요하다.

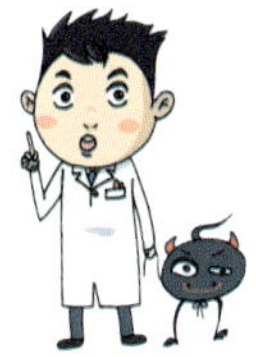

| 1장 |

비타민 C의 역사 속 이야기

비타민 C가 발견되기 전부터 역사는 비타민 C가 얼마나 중요한지 말해주고 있다. 1260년, 유럽의 십자군은 우수한 병력과 군사력에도 불구하고 이슬람과의 전쟁에서 패배했는데, 그 이유 중 하나가 병사들 사이에 발생한 괴질이었다. 그들은 다음과 같이 말하였다.

"잇몸에서 악취가 나고 피가 흐르며 피부에 출혈성 반점이 돋고 다리가 부어요."

1498년 바스코 다 가마의 인도 항로 개척에서 선원 160명 중 100명이 사망하였고, 1740년까지 영국 해군은 50년 동안 10만 명 이상이 바다에서 사망하였다. 이들은 과일과 채소의 섭취 부족으로 괴혈병에 걸려 죽어간 사람들이며, 그로 인해 전쟁에서 싸워보지도 못하고 패하였다.

반면 만리장성을 쌓은 중국인, 중국을 점령한 몽고인, 율리우스 시저의 로마 군단, 원거리 항해를 떠났던 바이킹, 페니키아인, 극동 아시아인들은 은연중 과일과 채소를 충분히 섭취하여 괴혈병에 걸리지 않고 세계를 호령할 수 있었다.

프랑스 탐험가 자크 카르티에가 1535년 캐나다로 탐험을 떠났을 때 일행 110명 중 100명이 심한 괴혈병에 시달리고 있었다. 그들은 그곳에서 인디언을 만났고, 인디언 약초꾼의 처방에 따라 전나무 잎사귀를 먹자 그날로 좋아지는 것을 경험하였다. 이것이 문헌상 괴혈병을 치료한 최초의 사건이다.

그러나 우리가 괴혈병을 인지하고 그것을 과학적으로 증명한 최초의 인물은 제임스 린드이다. 그는 영국의 군의관으로, 1747년 영국 해군의 솔즈베리 호에 승선하였다. 그때 그 배에는 많은 병사들이 괴혈병에 걸려 괴로워하고 있었다. 제임스 린드는 괴혈병 환자 12명을 6군으로 나누어 임상시험을 시행하였다. 해군의 정규 식사를 기본으로 한 상황에서 1군은 사과술을, 2군은 식초를, 3군은 유황산 희석액을, 4군은 바닷물을, 5군은 마늘, 겨자씨, 양 고추냉이, 페루 향유, 몰약 반죽(의사 처방)을, 6군은 오렌지 2개와 레몬 1개를 추가로 복용시켰다. 오렌지와 레몬을 먹은 환자들이 6일 후에 임무에 복귀할 정도로 빠르게 회복되는 것을 발견하고부터는 다른 환자들에게도 동일하게 오렌지와 레몬을 복용시켰다. 그 결과 대부분의 환자들이 괴혈병으로부터 회복되었다. 제임스 린드는 이 같은 사실을 해군 본부에 보고하였지만 변화되는 것은 없었다. 하지만 그는 실망하지 않고 연구를 계속하여 1753년 〈괴혈병에 관한 연구: Treatise on the Scurvy〉를 저술하였다. 또한, 조지 3세의 개인 주치의가 될 정도로 학문적, 직업적으로 큰 성공을 거두었지만, 그가 염원하였던 군량식의 변화는 1794년 그가 눈을 감을 때까지 이루어내지 못하였다. 다만, 그가 죽은 이듬해 1795년 영국 해군은 매일 감귤 주스를 마시도록 하는 법을 제정하여 괴혈병을 예방할 수 있게 되었다. 제임스 린드의 이 발견 하나가 최강의 영국 해군을 만드는데 초석이 되었으며, 영국의 전성기와 더불어 영국을 해가 지지 않는 나라로 만들었다. 영국 해군이 라임군이라고 지금까지도 불리는 이유가 여기에 있다. 그러나 미국의 남북전쟁을 비롯하여 20세기 초반까지도 괴혈병으로 인한 사망은 흔히 볼 수 있었다.

1912년 홉킨스와 펑크는 비타민 결핍 이론을 제시하며, 특정 영양소의 결핍이 특정 질병을 일으킨다고 주장하였다. 특히 수용성의 물질인 비타민 C의 결핍이 괴혈병을 일으킨다는 사실을 밝혀냄으로써 홉킨스는 아이크만과 더불어 노벨상을 수상하는 영광을 갖게 되었다.

생화학자인 스젠트-교르기는 케임브리지 대학 연구실에서 오렌지나 양배추 추출물 중 수용성이며 설탕과 결합하여 결정체를 만드는 물질(비타민 C)을 발견하고는 이것의 구조식을 모른다 하여 'ignose'라고 해서 저널에 발표하려 하였다. 발행인이 그에게 다시 이름을 바꾸어주기를 요청하자 그는 'godnose'라고 하였으나 이 유머러스한 이름 대신 "hexuronic acid"라고 명명하게 되었다. 홉킨스와 펑크가 비타민 이론을 제시한 16년 후 스젠트-교르기는 hexuronic acid를 분리하였다. 비타민 이론을 발표한 시기만 해도 스젠트-교르기는 자신이 발견한 물질이 비타민 C와 기원이 같으리라는 추측만 했을 뿐, 일치한다는 것에 대한 확신은 없었다. 그는 조국 헝가리로 돌아가 미국의 젊은 과학자인 시벨리와 함께 hexuronic acid가 anti-scorbutic과 일치한다는 실험 결과를 얻었다. 시벨리는 피츠버그 대학의 찰스 킹에게 이와 같은 사실을 알려주었다. 불행하게도 시벨리와 스젠트-교르기가 '네이처(NATURE)'지에 발표하기 16일 전 킹과 그의 동료인 W.A 와우그가 다른 학술지에 이를 먼저 기재하였다.

그러나 스젠트-교르기는 1937년에 비타민 C의 구조에 대한 근거를 제공한 업적으로 노벨 의학상을 수상하였다. 이후 스젠트-교르기는 크렙과 함께 구연산 회로를 연구하였으며, 근육 수축의 기전에 대해서도 연구하였다. 2차 세계 대전 중에는 정치에도 참여하여 헝가리의 전쟁 참여를 중단할 것을 주징하였나. 세계 대전 이후 그의 과학적인 업적은 급격히 감소하였다. 활성산소나 항산화물질에 대한 강한 신념을 가지고 있었지만 고령 등의 이유로 뚜렷한 과학적 업적은 더 이상 남기지 못하였다. 그렇지만 건강 증진을 위해 비타민 C가 반드시 필요하다는 신념에는 죽는 날까지 변화가 없었다.

"만일 비타민 C가 함유된 음식을 먹지 않으면 당신은 괴혈병에 걸릴 겁니다. 그럼에도 의료인들은 당신이 괴혈병에만 걸리지 않으면 아무런 문제가 없다고 말합니다. 하지만, 나는 이것이 의학의 중대한 실수라고 생각합니다."

스젠트-교르기가 비타민 C를 밝혀내는 동안, 뉴욕의 아윈 스톤은 이를 아스코르빈산이라고 명명하며, 비타민 C의 효능에 관한 연구를 하고 있었다. 그는 특히 이 비타민 C의 항산화 효과, 음식을 상하지 않게 하는 효능에 주목하였고, 비타민 C에는 괴혈병을 막는 것 외에 더 큰 효능이 있음을 확신하였다. 그는 "메가 비타민"과 "저 아스코르브산 혈증"이라는 표현을 처음 사용하였으며, 이전의 문헌 고찰을 통해 비타민 C의 하루 권장 용량이 너무 적다고 지적하고, 자신은 하루 3g 이상을 복용하였다.

1966년 뉴욕의 뉴버그상 수상식에서 라이너스 폴링 박사가 의학의 발달로 25년 더 살 수 있기를 바란다는 말을 듣고, 그는 즉시 폴링 박사에게 고용량의 비타민 C가 이를 가능하게 할 수 있다고 제안하는 편지를 보냈다.

라이너스 폴링은 1954년 분자 구조 연구로 노벨 화학상과 1963년 핵실험 반대운동으로 노벨 평화상을 수상한 금세기 최고의 석학이며, 이 시대를 인도하는 지도자이다. 그런 그가 스톤으로부터 받은 한 통의 편지로 인해 비타민 C에 흥미를 느끼고 열정적으로 그 분야에 관해 연구하게 된 사실은 정말 놀라운 일이 아닐 수 없다. 1968년 '사이언스'지에 "비타민의 메가 용량"이라는 말을 언급하면서 분자교정이라는 말을 처음으로 사용하였다. 그 자신이 비타민 C 복용 후 감기에 걸리지 않자, 이전의 논문에 근거하여 1970년 〈비타민 C와 감기〉라는 책을 저술하였다. 이후 비타민 C 복용은 사회적인 유행이 되었으나 의학계에서는 이를 받아들이지 않았다.

폴링은 의학적 연구와 자신의 이론을 발표하려 했으나 거절당하자 책과 방송을 통해 직접 대중에게 다가가고자 하였다. 1970년대 중반, 이미 5천만 명 이상의 사람들이 고용량 비타민 C를 섭취하고 있었다. 그는 비타민 C를 세상에서 가장 중요한 물질로 보았다. 노벨상을 2번이나 수상한 그가 비타민 C의 중요성을 제안하였지만, 그로 인해 그는 수많은 사람으로부터 공격과 질타의 대상이 되었다. 또한, 감기 환자가 줄게 되면 타격을 입게 될 제약 회사들의 반격을 예상할 수 있었다. 사람들은 스젠트-교르기의 경우와 마찬가지로 폴링이 나이가 들어서 이러한 주장을 한다고 반격하였으나 그들의 주장에는 근거가 없었다. 그것은 말년에도 왕성한 그의 연구 결과들을 보면 알 수 있다.

이렇게 이견이 있는 경우 대부분의 의사들은 전통적이고 확립된 치료법을 따르게 되므로 임상에서 적용하기란 어렵다. 대다수 의사들이 비타민 C를 단순한 영양제로만 생각하고 질병 예방과 치료에 큰 효능이 없는 것으로 믿고 있는 상황에서 비타민 치료의 중요성을 주장하고 이해시키려 하는 것은 어찌 보면 무모한 일이 아닐 수 없다. 그래도 지속적인 연구와 임상 결과를 통해 변화하려는 노력은 계속해야 할 것이다. 만약 그러지 않고 포기를 해버리면 피해당하고 손해를 보는 이는 결국 환자이기 때문이다.

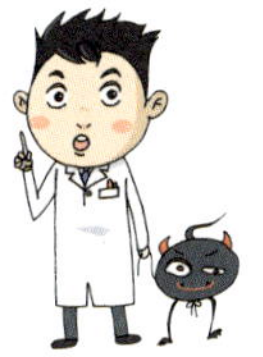

| 2장 |

메가 비타민 치료의 아버지:

-라이너스 폴링의 생애

비타민 치료를 이야기할 때, 라이너스 폴링 박사를 언급하지 않고는 이야기할 수가 없다. 그래서 비타민 C 치료를 논하기 전에 먼저 라이너스 폴링이 누구인지에 대해서 설명하겠다.

라이너스 폴링Linus Pauling을 아시는가? 라이너스 폴링은 노벨상을 두 번이나 수상한 유일한 미국 화학자이다. 그리고 미국에서는 비타민 C 열풍을 일으킨 사람으로 더욱 유명하다. 나 역시 비타민 C를 공부하기 전까지는 라이너스 폴링이 누구인지 전혀 몰랐다.

한국에서 비타민 C가 본격적으로 유행하게 된 것은 2000년대부터지만, 미국에서 비타민 C 고용량 복용이 하나의 사회 현상이 된 것은 1970년 라이너스 폴링이 〈비타민 C와 감기〉라는 책을 펴낸 이후부터였다.

라이너스 폴링은 1901년 오리건 주의 포틀랜드에서 태어났다. 폴링의 아버지는 약사로서 폴링의 명석함을 격려해 주었지만, 그가 아홉 살 때 궤양으로 생을 마감했다. 병든 어머니는 맏아들인 폴링이 가족을 부양하기를 바랐지만, 어린 폴링은 친구가 보여준 화학 실험 장면을 본 후 '한 물질이 다른 물질로 변하는 사건'에 감동을 느끼고 화학에 매료되었다.

어머니는 그가 고등학교 졸업 후 철물점에 취직하기를 바랐지만, 그는 더 배울 것이 없는 고등학교를 자퇴해 버리고 오리건 농업대학에 진학하였다. 학생이었음에도 화학에서는 교수보다 더 아는 것이 많았기 때문에, 학생 신분으로 대학 강단에 서게 되었다. 그러다 제자였던 아바 헬렌을 만나 그녀와 결혼하였다.

스물여섯 살에 이미 칼텍의 교수가 된 그는 슈뢰딩거 방정식을 이용하여 양자역학의 원리로 화학 결합의 비밀을 밝혀 미국의 가장 우수한 젊은 화학자에게 주는 '랭뮤어 상'을 받게 되었다. 학생들은 격식을 차리지 않으며 활기에 넘치는 그의 강의를 좋아했으나, 너무 빠른 승진과 자신의 연구에만 몰두하며 자신이 옳다고 믿는 것을 양보할 줄 모르는 그를 좋아하지 않는 사람들도 많았다. 하지만 그의 연구로 생물학에서 물리, 화학과 같은 진보를 이루어내기를 원했던 록펠러 재단의 지원 아래 폴링은 칼텍의 화학과를 이끌어가게 된다. 그는 '겸상 적혈구 빈혈'이라는 적혈구 모양이 찌그러지는 유전병의 원인이 헤모글로빈의 분자 구조의 차이에서 오는 것이라는 것을 밝혀내어 분자 구조의 이상이 병을 일으킬 수 있다는 것을 최초로 밝힌다. 이어, 너무 커서 아무도 밝혀내지 못했던 단백질의 구조를 설명하고 항원과 상보적인 원리에 따라 결합한다는 항체의 성질을 알아내어, 현대 의학의 최첨단인 분자생물학의 장을 열었다.

제2차 세계 대전이 발발하자 그는 나치에 반대하여 국가의 신무기 개발에 적극적으로 참여했다. 그러나 1941년 폴링은 만성 신장 질환인 브라이트 병으로 죽을 고비를 맞게 된다. 이때 그는 애디스라는 신장 전문의에게 치료를 받았는데, 애디스는 동료 의사들과는 달리 소금을 넣지 않고 비타민과 무기질을 바나나로 보충하며, 젤라틴이 풍부한 저단백질의 식이요법을 시행하였다. 이때 확실치는 않지만 약 100g 정도의 많은 양의 비타민 C와 다른 비타민들을 복용하였다고도 한다. 그 결과 약 6개월 만에 폴링은 완전히 회복되었고, 그 후 저단백 식이요법을 15년 동안 계속하였다. 그는 자신이 건강을 되찾은 것은 전적으로 애디스 박사 덕분으로 여겼다.

다시 칼텍에서 연구에 몰두한 폴링은 전쟁 중 산소 농도 측정기와 수혈용 혈액 대용 용액 등을 발명한다. 그러나 히로시마와 나가사키에 원자폭탄이 떨어진 후 그는 과학자로서의 사회적 책임을 자각하고, 원자폭탄에 관한 연구를 국가가 아닌 민간으로 이양할 것을 주장하면서 미국 정부와 주위의 비난을 받게 된다. 이러한 그의 정치적인 발언은 아내인 아바 헬렌의 사회 참여에 관한 관심과 격려에 힘입은 것이었다. 1950년대 냉전 시대에 폴링은 핵무기를 반대하는 연설을 계속하여 정부와 우익 언론의 미움을 샀다. 결국, 그는 외국 여행을 금지당했고, 외국에서 열린 중요한 학술회의에도 참여할 수 없었다.

1954년 노벨 화학상을 받으면서 그는 더욱 유명인사가 되었다. 그러나 1958년, 그가 대기 중 핵실험에 의한 낙진이 DNA 손상과 각종 건강 문제를 가져올 것을 경고하며 전 세계의 1만 명이 넘는 과학자들로부터 핵실험에 반대하는 서명을 받아내자 상황은 더욱 악화하였다. 그는 매카시즘의 광풍 앞에 공산주의의 앞잡이라는 비난을 받으며 칼텍의 화학과장을 그만두라는 압력을 받았다.

1962년 케네디의 초대를 받아 백악관에서의 식사가 예정된 날 아침에도 그는 '우리는 핵폭탄 실험을 할 권리가 없습니다!'라고 적힌 피켓을 들고 백악관 앞을 행진했으나, 그날 저녁 백악관에서 흘러나오는 흥겨운 음악에 못 이겨 아내 아바 헬렌과 춤을 추었다는 일화에서 그의 자유로운 일면을 엿볼 수 있다.

결국, 1963년 미국과 소련 사이에 핵 협정이 맺어지고, 폴링은 이 공로로 노벨 평화상을 수상하였다. 그러나 이후에도 그에 대한 정부의 감시와 언론의 비난은 계속되었기에 결국 그는 굴욕과 분노 속에 칼텍을 떠나 새로운 길을 찾았다. 하지만 새로운 연구 성과는 쉽게 나오지 않았다.

1965년 폴링은 정신과 의사였던 친구의 집에서 고용량의 니아신이 중증 정신분열증에 도움이 된다는 연구 결과를 읽고 놀라움을 느꼈다. 그는 비타민 치료법과 뇌의 기능에 대한 자료를 찾아 읽기 시작했다. 그 결과, 뇌가 복잡한 화학 반응계이며 뇌 속에서 효소, 효소가 작용할 분자들, 미량원소들, 효소를 돕는 비타민이 중요한 역할을 하는데 이들의 균형이 깨지면 병적인 상태가 될 것이라는 생각에 '정상적인 양으로 존재하는 정상 분자들'이라는 뜻의 "정분자성orthomolecular"이라는 말을 만들었다. 그리고 이와 같은 개념이 신체의 다른 부분에도 적용될 수 있다고 가정했다. 그는 이 새로운 개념을 "분자교정의학orthomolecular medicine"이라고 정의하였다. 분자 수준에서의 질병을 설명하였던 폴링이 비로소 분자 수준에서의 치료를 개척하기 시작한 것이다.

1966년, 그는 생물학과 의학을 통합하여 연구한 공로로 '뉴버그 메달'을 받았다. 수상 연설에서 그는 다가올 위대한 과학적 발견을 보기 위해 20년 정도는 더 살고 싶다고 말했는데, 며칠 후 당시 청중이었던 생화학자인 스톤이 보낸 편지를 발견하고 깜짝 놀랐다. 스톤이 편지에서 그가 다량의 비타민 C를 복용한다면 앞으로 50년은 더 살 수 있을 텐데 왜 20년만 더 살고 싶다고 했느냐고 썼기 때문이었다.

당시 그의 아내 아바 헬렌은 위암을 진단받았다. 수술 후 그녀는 의사들의 권유에도 불구하고 항암제 치료를 받지 않았다. 대신 매일 10g의 비타민 C를 복용했다. 잠시 동안 그녀는 건강을 되찾은 것처럼 보였다. 그녀는 기타를 배우고, 피아노를 쳤다. 1970년대 후반 폴링 부부는 부부는 항상 붙어있었고, 사랑과 음악으로 가득 찬 즐거운 시간을 보냈다. 단둘이 파도 소리를 들으며 주말을 보내는 것을 그들은 가장 좋아했다.

폴링은 스톤에게 비타민 C에 대해 배우기 시작했다. 스톤은 비타민 C 권장량이 너무 낮은 것이 문제라고 주장했다. 권장량은 겨우 괴혈병을 면할 정도이고, 신체가 최고로 건강한 상태를 유지하는 데에는 턱없이 모자란다는 것이다. 스톤은 훨씬 많은 양의 비타민 C를 섭취하는 것이 바이러스 감염, 암, 심장병을 예방하는 데에 도움이 된다고 주장하였다. 사람은 비타민 C를 합성하지 못하지만, 스스로 비타민 C를 합성하는 쥐가 매일 만들어내는 비타민 C를 사람의 체중으로 환산해 보면 하루에 2000mg에서 4000mg이 필요한데, 이는 당시의 권장량보다 100배나 많은 양이었던 것이다. 이미 스톤 자신은 매일 3000mg의 비타민 C를 복용하고 있었다. 폴링은 이에 깊은 감명을 받고 여러 자료를 읽어본 결과, 많은 양의 비타민 C가 심각한 문제를 일으킨 적이 없다는 것을 확인하고 스스로 시도해 보기로 결심했다. 그와 아바 헬렌은 매일 3000mg의 비타민 C를 복용하기 시작했는데 결과는 놀라웠다. 그들은 힘이 넘치고 기분이 좋아졌으며, 무엇보다도 폴링은 자주 걸리던 감기가 한결 약해진 것을 알 수 있었다.

1968년 스탠퍼드 대학교에 자리 잡은 폴링은 젊은 생화학자 로빈슨과 함께 조용히 비타민 연구를 시작했다. 그런데 1969년 폴링이 강의 도중에 비타민 C로 감기를 예방했다는 이야기를 한 것을 한 지방 신문이 보도하자, 곧 다량의 비타민 C가 모든 병에 좋다는 소문이 퍼졌고, 이에 몇몇 의사들이 반대하고 나서면서 시끄러워지기 시작했다. 그들은 폴링의 생각을 증명하는 데에 필요한 과학적인 연구 결과들이 어디에 있는지 물었다.

폴링은 자료를 보다가 비타민 C와 관련된 대규모 연구 5가지를 찾아냈고, 이 연구를 통해 많은 양의 비타민 C가 감기의 발생과 증상을 줄여준다고 믿게 되었는데, 가장 많은 양의 비타민 C를 준 것은 스위스의 스키 선수를 대상으로 한 실험으로, 한 그룹의 선수에게는 매일 1000mg의 비타민 C를 주고 나머지는 주지 않았다. 그 결과, 비타민 C를 준 그룹은 목감기를 앓는 날이 61%나 감소했고, 심한 감기 증상은 65%나 감소했다. 폴링은 대중들이 값싸고 안전한 영양소인 비타민 C를 더 많이 섭취한다면 건강이 향상될 것이며, 이는 매우 중요한 일이라고 생각하였다.

1970년 가을, 그는 〈비타민 C와 감기〉를 썼고 이 책은 출판되자마자 베스트셀러가 되었다. 사람들은 많은 양의 비타민 C를 사 먹기 시작했고, 약국에서는 비타민 C가 동이 났다. 그러나 그가 쓴 논문은 사이언스 저널에서 퇴짜를 맞았다. 미국 식품의약국의 국장은 "우스꽝스럽다"라고 하면서, "비타민 C가 감기를 예방하거나 치료한다는 과학적 증거는 어디에도 없다"라고 단정 지었다.

〈미국 의학협회 회보〉는 폴링의 책에 대하여 "여기에서 찾아볼 수 있는 것은 진실을 추구하는 철학자나 과학자의 조심스러운 진술이 아니라 무엇인가를 팔려는 광고업자의 말들이다. ...(중략) 라이너스 폴링의 많은 추종자들은 그가 이 책을 쓰지 않았더라면, 하고 바랄 것이다"라고 비난했다. 의학 언론들도 폴링이 책을 출판하기 전에 과학 잡지를 통해 전문가들의 검증을 받지 않았다고 비판하며, 그가 자기 생각을 유리하게 해주는 몇 가지의 연구만을 선별했을 뿐 아니라 장기간의 효과에 대한 지식 없이 대중적인 커다란 변화를 일으켰다고 비난했다.

이에 폴링은 강하게 반박했다. 그는 결코 비타민 C가 감기를 치료한다고 한 적이 없다고 주장했다. 그는 사람마다 비타민 C나 감기에 대한 반응이 모두 다르며, 대부분 사람에게 비타민 C는 감기를 예방하고 다른 질병에 대한 저항력을 키워주는 역할을 한다고 굳게 믿었다. 그리고 그는 오히려 비판자들에게 매일 수 그램의 비타민 C를 섭취한 사람이 해를 입은 경우가 있었느냐고 반문했다. 비판자들은 가끔 일어나는 설사나 구토 이외의 것을 제시할 수 없었다.

폴링은 계속하여 자기 생각을 뒷받침하는 의학적 연구를 더 많이 찾아냈다. 또 그는 비타민 C에 대한 이론을 과학 잡지를 통해서 발표하려 했지만 거절당한 사실을 지적했다. 그러나 그는 거절당했다고 해서 단념하지 않았다. 그는 대중들이 건강을 향상할 기회에 대하여 알 권리를 가지고 있다고 생각했으므로, 책과 방송을 통해 직접 대중에게 다가가기 위해 노력했다. 폴링을 비타민 C 선전업자라고 비판한 의학 잡지도 있었지만, 의학 잡지들이야말로 결국은 감기 치료 약 선전업자가 아니었던가?

격렬한 비타민 C 논쟁이 시작되었다. 대부분의 의사나 몇몇 영양학자, 과학자들은 폴링이 전공 분야를 벗어난 늙은 돌팔이, 건강 집착증, 괴짜라고 마구 비난했다. 하지만 다른 몇몇 과학자들은 폴링의 통찰력을 믿었다. 1970년대 중반에 이미 5천만 명 이상의 사람들이 매일 많은 양의 비타민 C를 섭취하고 있었다.

한편, 스탠퍼드 대학 관계자들은 이러한 논쟁을 달가워하지 않았다. 폴링과 로빈슨은 더 넓은 실험공간이 필요했지만, 대학 관계자들의 반대에 막혔다. 폴링은 연구를 계속하기 위해 국립암연구소뿐만 아니라 다양한 연구기관에 연구비 지원을 요청했지만, 번번이 실패했다. 그 이유는 폴링이 제시한 증거가 피상적이고 그의 연구소가 대형 연구를 수행하기에는 규모가 너무 작다는 이유에서였다. 이에 굴하지 않고 그는 대중에 호소하였다. 마침내 1970년대 중반 수십만 달러의 연구비가 확보되었다. 그러나 안타깝게도 폴링과 로빈슨은 연구소의 미래와 연구 방향에 대해 어긋나기 시작했고, 결국은 헤어지게 되었다.

그러던 중 1981년 아바 헬렌의 암이 재발했다. 폴링은 스코틀랜드에서 대량의 비타민 C가 일부의 말기 암 환자들에게 기적을 일으켰다고 보고된 것과 같이 대량의 비타민 C가 기적적으로 그녀의 암을 치료해 주리라는 믿음을 버리지 않았다. 그는 쉬지 않고 그녀를 간호했으나, 헬렌은 1981년 12월 7일 끝내 집에서 숨을 거두었다.

몇 달간 폴링은 주체할 수 없는 슬픔에 휩싸였다. 그녀의 이름을 부르며 울먹이던 그도 이내 천천히 혼자 지내는 법을 배우게 되었다. 폴링의 집요한 요구와 로비가 계속되자 국립암연구소는 메이요 클리닉에서 비타민 C가 암 환자에게 도움이 되는지를 확인하기 위한 두 가지 연구에 자금 지원을 결정했다. 그러나 두 연구 모두 비타민 C가 말기 암 환자의 생명 연장에 효과가 없다는 결론을 내렸다. 폴링은 그 연구들에 심각한 문제가 있었다는 것을 알리려고 애썼지만, 의학계는 이것을 비타민 C에 대한 최종 답안으로 받아들였다.

1986년 그는 〈장수하고 건강하게 사는 법〉이라는 책을 썼다. 이 책에는 비타민, 무기질, 식이요법에 대하여 그가 알고 있는 모든 것이 정리되어 있었다. 표지에는 아직 혈색이 좋고 건강하며 힘이 넘치는 1980년대 중반 85세인 폴링의 웃는 모습이 실려 있었고 이 책 역시 베스트셀러가 되었다. 80년대 중반 그는 혼자였지만 많은 여행과 강연을 하고, 결정 구조, 핵화학, 초전도, 인체 대사, 화학 결합에서 세계 평화에 이르기까지 다양한 주제에 대한 글을 발표했다. 그는 계속해서 상을 받았고, 명예박사학위도 받았으며, 비타민 C를 지지하는 일도 계속했다.

서서히 비타민 C에 대한 과학적 의견들이 폴링의 생각에 찬성하기 시작했다. 젊은 과학자들은 비타민 C를 새로운 각도로 보기 시작했고, 손상된 세포의 '자유라디칼'을 제거하는 항산화제로써 비타민 C를 연구하기 시작했다.

1990년 국립암연구소는 늘어가는 증거들을 부인하지 못하여 비타민 C에 대한 국제 학술대회를 지원했다. 비타민 C의 대사 반응에 대한 중요성, 암의 발생과 성장을 늦추는 효과, 생존기간을 늘려주는 효과, 치료 독성을 감소시키는 효과, 다른 치료의 효과를 높여 주는 역할과 사례들이 발표되었고 회의가 끝나자 폴링은 "대단하다! 위대한 일이다!"라고 말했다.

비타민 C의 효과에 대한 증거들은 계속 늘어났다. 의학 잡지는 비타민 C를 연구한 47개의 연구 중 34개에서 여러 가지 암에 대한 보호 효과를 보였다고 보고했으며, '타임'지는 다량의 비타민 C의 항산화제로써의 놀라운 효과를 커버스토리로 다루었다. 역학 연구에 따르면 매일 500mg의 비타민 C를 추가로 섭취하는 사람은 평균 5년 더 오래 살 수 있는 것으로 나타났다.

1992년 뉴욕 과학원 특별 회의의 마지막 순서인 비타민과 다른 영양소의 거대 용량 섭취에 관한 연구 발표에서, 한 영양학 교수가 일어나 말했다. "나는 3년 동안 비타민 C와 다른 천연 물질들의 메가 용량 섭취에 대해 들어왔지만, 라이너스 폴링에 대하여 언급한 것을 한 번도 듣지 못하였습니다. 이제 라이너스 폴링이 옳았다는 것을 인정해야 할 때가 온 것이 아닐까요?" 그 말이 끝난 후, 오랫동안 환호가 계속되었다.

90대가 된 폴링은 과학자들이 비타민 C의 효과를 인정했다는 소식을 듣고 기뻐했지만, 사실 그는 암 진단을 받은 상태였다. 1991년에서 1992년에 걸쳐 그는 여러 번 수술을 받았고 많은 양의 비타민 C, 싱싱한 야채와 과일, 면역계를 상승시키는 실험적인 방법으로 스스로를 치료했다. 폴링은 태평양 연안의 집에 머무르면서 절벽 위에 앉아 바다를 바라보거나 수식을 계산하거나, 찾아오는 옛 친구를 만나며 대부분의 시간을 보냈다. 또한, 칼텍의 학생 시절부터 관심을 가져온 원자핵 구조에 대한 논문을 쓰기도 했다. 그리고 이 마지막 논문을 끝으로 영원히 펜을 내려놓았다. 위대한 화학자이자 불의에 대항하는 용감한 시민이었던 폴링은 1994년 8월 19일, 조용히 숨을 거두었다.

그의 모든 책과 편지 및 자료들은 오리건 주립대학의 기념 도서관에 기증되었고, 아바 헬렌의 자료들과 함께 나란히 정리되어 있다. 그가 전 세계 석학, 정치인, 배우 및 유명인들과 주고받은 편지와 아이디어로 가득한 메모들은 파일로써 도서관 홈페이지에서 열람할 수 있다. 또한, 오리건 주립대학에는 그가 비타민 연구에 몰두했던 라이너스 폴링 연구소가 있는데 그곳에선 지금도 비타민과 미량원소들을 활발히 연구하고 있다.

라이너스 폴링 기념 도서관에는 아바 헬렌에게 보낸 그의 편지들도 남아 있다. 결혼한 직후에나 수십 년 후에나, 그녀가 떠난 후에도 그는 사랑한다는 고백을 수없이 담은 편지를 계속 보냈다.

폴링이 그렇게 여러 가지 연구를 성공적으로 할 수 있었던 비결에 대해 누군가 묻자, 폴링은 "그것은 좋지않은 아이디어는 버리고 좋은 아이디어만 남기기 때문이지요."라고 대답했다고 한다.

라이너스 폴링 기념 도서관에서 그가 그렇게 사회적인 책임을 도외시하지 않는 용기를 가질 수 있었던 비결에 대해 누군가 묻자, 열정적으로 안내해 주던 도서관 책임자는 "그것은 폴링이 아바 헬렌을 사랑했기 때문이지요."라고 대답했다. 그녀와 함께 살고 있는 세상을 지켜야 한다는 것, 그것이 그가 온갖 비난 속에서도 꿋꿋이 자신의 길을 갈 수 있었던 원동력이 되었던 것이다.

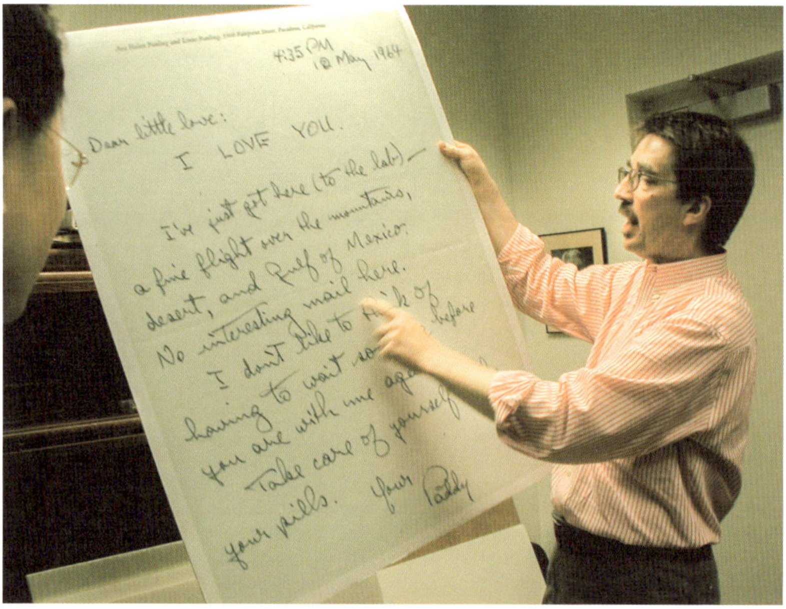
4:35 PM
10 May 1964
Dear little love:
I LOVE YOU.
I've just got here (to the lab)—
a fine flight over the mountains,
desert, and Gulf of Mexico.
No interesting mail here.
your pills.
Your Paddy

라이너스 폴링 연구소 도서관장이 폴링이 헬렌여사에서 쓴 러브레터 설명

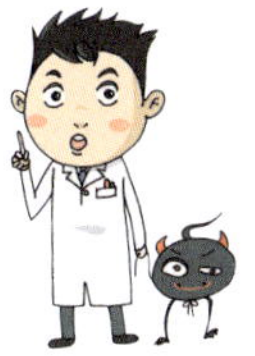

| 3장 |

비타민 C와 암과의 논쟁 1

암세포만을 죽일 수 있는 안전한 물질을 찾는 것은 매우 어려운 일이다. 대부분의 항암제들은 독성이 강하기 때문에 독성이 적으면서도 다양한 암들을 죽일 수 있는 안전한 약물을 찾는 것이야말로 암 연구에 있어서 가장 큰 과제이다. 이러한 약물을 발견한다면 페니실린을 발견한 것과 같이 암 연구 분야에서 혁신적인 업적으로 평가 받을수 있을 것이다. 최근 독성이 강한 것보다 부작용이 적은 표적치료제나 면역항암제들이 발견되고 연구되는 것은 주목할 만하다.

1940년대 토론토 의사인 윌리엄 J 맥코믹(1880-1968)은 비타민 C 결핍으로 인한 콜라겐 형성 이상이 다양한 질환의 원인이라고 설명하였다. 이 이론은 훗날 암 치료를 위해 고용량의 비타민 C를 사용한 라이너스 폴링과 유안 카메론 치료의 근간이 되는 것이었다. 폴링보다 20여 년 전에 맥코믹은 심장질환의 영양학적 원인을 조사하여 병원에 입원한 5명의 환자 중 4명이 비타민 C 결핍을 가지고 있다는 사실을 발견했다. 또한, 그는 수많은 질환의 원인 및 치료에 비타민 C가 중요하게 관여함을 역설하였다. 그리고 50년 전에 그는 담배 1개비가 우리 몸에서 비타민 C 25mg을 소모시키는 것을 임상적으로나 실험적으로 증명하였다. 그는 질병을 치료하기 위해 많은 용량의 비타민 C를 사용해야 한다고 주장하였고, 그것은 오늘날 100g 이상의 비타민 C를 암 치료나 감염 치료에 사용하게 된 계기가 되었다.

유안 카메론(Ewan Cameron)은 30년 이상 스코틀랜드의 베일 오브 레벤 병원(Vale Of Leven Hospital)에서 암 환자의 수술을 집도했던 외과 의사이다. 라이너스 폴링이 경험과 직관을 통해 비타민 C의 가능성을 발견한 이론가라면, 외과 의사인 유안 카메론은 직접 암 환자를 치료한 실천가였다. 두 사람의 만남은 암 치료에 있어서 비타민 C의 발전에 하나의 중대한 사건이었다. 그들은 서로 다른 각도에서 고용량의 비타민 C를 규칙적으로 투여하면 암 예방과 치료에 도움이 될 것이라고 생각했으며, 이를 뒷받침하기 위한 증거를 제시하였다.

암은 재앙과도 같은 병이다. 1971년 12월 23일 미국의 리처드 닉슨 대통령은 '암과의 전쟁'을 선포했다. 그 후로 30년간 국립암연구소(NCI)를 중심으로 엄청난 연구비와 치료비를 투자하였음에도 불구하고 백혈병, 림프종 등의 몇몇 암 외에 대부분의 고형암은 최근까지도 과거에 비해 발병률과 사망률에 별 차이를 보여주지 못하고 있다. 1990년 **아벨 박사**는 항암제 치료를 받은 환자의 생존율에 관한 논문을 분석한 결과, 암의 발병률과 암으로 인한 사망률은 오히려 증가했다고 한다. 즉 모든 암 환자 사망의 80%를 차지하는 **상피세포암**(유방,

폐, 대장, 전립선 등) 환자 중 이득을 본 환자는 매우 적었다. 아벨 박사는 다음과 같은 말을 하였다.

"암 연구기관들은 우리가 암과의 전쟁에서 이기고 있다고 반복적으로 주장함으로써 대중을 혼동시키고 있다. ......(중략) 대부분의 암을 치료하는 데 있어서 우리의 능력은 실질적으로 좋아진 게 없다."

그래서 기존 방법과는 다른 치료 방법이 필요했다. 카메론 박사는 암의 치료법을 연구하며 온갖 자료를 검토한 후, 암을 조절할 수 있는 가장 중요한 인자는 환자의 자연 저항력이라고 생각하게 되었다. 그는 1966년에 발표한 〈히알루로니다아제와 암〉에서, 정상조직 사이의 결합력이 증가하게 되면 암세포에 의해 침범되는 정상조직의 저항성을 강하게 해준다고 주장했다. 정상조직 사이의 결합력은 일반적으로 기저물질로 불리는 세포 간의 접합을 말한다. 이것은 매우 긴 분자 사슬인 글리코자미노글라이칸을 함유하고 있으며, 그 강도를 강하게 하기 위해 콜라겐이라는 단백질도 포함하고 있다.

암세포는 히알루로니다아제라는 효소를 분비, 글리코자미노글라이칸을 작은 분자로 분해하여 세포 간 접합을 약화시킨다. 또한 암세포는 콜라게나제(콜라겐 분해 효소)를 분비하여 콜라겐을 작은 분자로 분해해 정상조직의 결합력을 약화시키고, 이렇게 약해진 조직에는 암세포가 쉽게 파고들어 주위 조직을 침범할 수 있다. 즉, 세포 간 접합의 결합력을 증강시키는 것과 암세포에서 분비되는 이런 효소들을 억제하는 것이 암을 치료하는 데에 중요하다는 것이다. 카메론은 이러한 작용을 해줄 수 있는 물질을 찾기 위해 각종 호르몬 등 여러 물질을 시험해 보았지만, 1971년까지 효과적인 방법을 찾지 못하고 있었다.

한편, 폴링은 카메론의 책을 읽고 그의 외로운 노력에 깊은 감명을 받았다. 폴링은 1971년 이미 알려져 있던 비타민 C의 기능인 콜라겐 합성이 이러한 세포 간 접합을 강화시키는 역할을 할 수 있으리라는 아이디어를 시카고 대학의 암 연구소에서 이야기하기도 했다고 한다.

이 무렵 카메론은 독자적으로 비타민 C가 히알루로니다아제를 저해하는 물질의 생성을 촉진할 것이라는 잠정적인 결론 하에 조심스럽게 그의 환자들에게 비타민 C 투여를 시도하였다. 1971년 11월, 카메론은 뉴욕 타임스에서 주소를 찾아 폴링에게 편지를 썼다. 그것을 계기로 이때부터 두 사람의 공동 연구가 싹을 틔우게 되었다.

두 사람은 비타민 C가 음식의 한 구성 성분으로 독성이 매우 낮을 뿐 아니라 다량 복용해도 심각한 부작용이 적다는 점에 주목했다. 비타민 C의 치료 효과에 대한 반론이 끊임없이 제기되었지만, 암 환자들은 더 이상 잃을 것이 없는 상황이므로 한번 시도해 볼 가치가 충분하다고 생각하였다. 만일 비타민 C가 도움이 되지 못하더라도, 최소한 해는 미치지 않을 것으로 생각되었기 때문이다.

1971년 11월, 드디어 비타민 C에 대한 본격적인 연구가 시작되었다. 아스코베이트 나트륨의 형태로 비타민 C를 매일 10g씩 투여했는데, 이는 당시로서는 매우 고용량이었다. 이 임상시험은 스코틀랜드의 베일 오브 레벤 병원에서 소수의 말기 암 환자에게 시도되었는데, 초기 몇몇 비타민 C를 투여받은 환자들의 반응이 극적으로 좋아져 가망 없는 상황에서 회복하는 상황으로 변화되었다. 이는 사실이라고 믿기지 않을 정도로 너무나 고무적인 시작이었다. 그러나 시간이 흘러 처음 치료한 환자들이 사망하고, 새로운 환자들 중 일부가 비타민 C

치료에 반응을 보이지 않자 그들은 고민했고, 잘못된 희망을 키우고 있던 것은 아닐까 하고 염려하게 되었다. 그런 절망 속에서도 그들의 연구와 임상시험은 계속되었고, 결국 그들은 믿었던 것에 대한 확신을 얻을 수 있었다.

사실 비타민 C가 기적의 치료는 아니었으며 치료 목적에 도달하기 위해서는 아직도 가야 할 길이 멀었다. 하지만 비타민 C는 암 환자의 수명을 유익하게 연장시켰고, 더욱이 남은 생명을 영위하는 동안 편안하고 만족스러운 것은 물론 생산적이라고 할 수 있을 정도로 환자의 상태를 호전시켰다.

비타민 C는 비용이 싸고 특수한 방법이 필요하지 않기 때문에 환자와 가족의 경제적인 부담을 덜어줄 수 있었다. 비타민 C 보충은 모든 암 환자에게 실질적인 도움이 되는 것으로 나타났으며, 일부 환자는 매우 극적인 결과를 얻었다.

베일 오브 레벤 병원의 비타민 C와 암에 대한 처음 보고서에서는 뼈 전이로 인해 극심한 통증에 시달린 환자가 극적으로 통증이 사라졌다는 기록이 있었다. 더욱 놀라운 것은, 다량의 모르핀을 쓰다가 끊은 경우에도 금단 증상이나 통증의 호소가 없었다는 점이다. 이 관찰결과는 모르핀 중독환자에게 고용량의 비타민 C 치료를 사용하는 근거가 되었다.

다음에 할 일은 비타민 C로 치료한 환자들의 생존기간이 연장된 것을 객관적으로 증명하는 것이었다. 일반적으로 이중 맹검 무작위 연구에 의해 이것을 증명하게 되는데, 그들은 이러한 연구 방법을 몇 가지 이유로 인해 실행하지 못했다.

1971년에 비타민 C 치료를 베일 오브 레벤 병원에서 처음 시도했을 때, 그들은 권장량의 200배에 달하는 비타민 C가 오히려 암에 해롭게 작용할 가능성을 고려하여 소수의 환자에게만 조심스럽게 투여하였으며, 나타날 수 있는 모든 부작용을 감시하기 위해 집중적으로 관찰했다. 그 결과 아무런 해로운 작용도 나타나지 않았지만, 의학계에서 이 사실을 받아들이려면 꼭 필요한 것이 바로 이중 맹검 무작위 연구였다. 1973년, 폴링은 카메론 박사에게 정식으로 이중 맹검 무작위 연구를 해주기를 제안했다. 하지만 비타민 C 치료로 죽음의 고통에 시달리던 환자들이 평온을 되찾는 것을 눈앞에서 지켜본 유안 카메론은 자신의 환자들에게 가짜 약을 투여한다는 사실을 차마 받아들일 수가 없었다. 이러한 윤리적 이유로 인해 그들은 결국 '과학적' 연구를 시행하지 못하게 된다. 눈앞의 환자를 저버리지 못한 카메론의 이 인간적인 결단은, 기존 의학자들이 카메론과 폴링의 연구 결과를 평가 절하하고 받아들이지 못하게 하는 비타민 C 연구의 아킬레스건으로 두고두고 남게 되었다.

앞으로 일어날 일이 불 보듯 자명하였으나 라이너스 폴링은 카메론의 의지를 꺾을 수 없었다. 그는 결국 다른 곳에서 연구를 시행하려 백방으로 노력했지만, 미국 국립암연구소는 연구 지원을 거부했다. 라이너스 폴링과 유안 카메론은 비록 이중 맹검 무작위 임상 연구는 아니었지만, 차선책으로 대조군 연구를 시도했다.

베일 오브 레벤 병원에는 해마다 500명의 새로운 암 환자가 등록되었고 카메론이 맡고 있는 환자는 이들 중 일부였다. 카메론 외에는 비타민 C 고용량 치료를 시도한 의사는 아무도 없었으며, 수년이 흐른 후에도 베일 오브 레벤 병원의 많은 암 환자들에게 이 치료는 시행되지 않고 있었다.

1976년에 카메론은 살아있는 동안 지속적으로 비타민 C 투여를 받은 100명의 말기 암 환자들의 생존기간을, 같은 병원의 같은 의료진에게 비타민 C 투여를 제외한 나머지 치료를 동등하게 받고 있는 초기 임상 상태가 비슷한 환자들 1천 명과 비교 분석했다. 1천 명의 대조군은 비타민 C로 치료한 환자 한 명에 성별과 연령, 원발암 종류, 그리고 치료 가망성에 따라 열 명씩 짝지어졌다. 비타민 C로 치료한 환자들의 생존기간을 모르는 외부 의사를 고용하여 1천 명의 환자들의 병력을 조사하게 했고, 이들의 생존기간을 기록하게 했다. 여기서 생존기간이란, 모든 종류의 치료를 포기하고 나서부터 사망한 시간까지를 말한다.

그들의 결과는 그들 스스로를 놀라게 할 만큼 대단했다. 1976년 8월 10일에 1천 명의 대조군 환자들 모두가 사망했던 반면, 비타민 C 치료 환자 100명 중 18명이 생존해 있었으며, 당시의 평균 생존기간은 비타민 C 치료군이 대조군보다 4.2배나 더 길었다. 100명의 비타민 C 치료 환자들은 짝지은 대조군보다 평균 100일을 더 살았고, 훨씬 행복한 마지막을 보냈다. 더욱 오래 생존한 5명은 매일 비타민 C를 복용했으며, 일부는 자신들이 완치되었다고 생각할 정도로 암으로부터 자유로운 일상생활을 영위할 수 있었다.

이런 고무적인 결과에 힘입어 그들은 1978년 베일 오브 레벤 병원에서 두 번째 연구를 시도했다. 마찬가지로 100명의 비타민 C 치료 환자와 1천 명의 대조군 환자를 설정했는데, 100명의 치료군과 성별,

연령, 원발암 종류를 짝지은 대조군은 원발암 종류에 따라 다시 9군으로 나누었다. 예를 들면, 대장암이면서 비타민 C로 치료받은 17명과 역시 대장암인 170명을 대조군으로 삼았다. 평균 생존기간은 처음 병원에 입원한 날과 기존의 치료가 효과가 없다고 판정받은 날을 기준으로 했다. 그들은 어떤 기준에 의해서도 비타민 C로 치료받은 환자의 생존기간이 더 길다는 것을 알 수 있었다. 그뿐만 아니라, 암의 종류에 무관하게 비타민 C 치료를 받은 환자의 생존기간이 더 길었다. 처음 입원한 날짜를 기준으로 할 때 치료군 92명은 대조군에 비해 251일을 더 살았으며, 치료군 100명 모두를 포함시켜 대조군과 비교해 보면 321일을 더 살았던 것이다.

1978년, 라이너스 폴링과 유안 카메론은 이러한 모든 결과를 토대로 매일 10g 이상의 고용량 비타민 C로 치료하면 생존기간을 평균 300일 이상 증가시킨다는 결론에 도달했다. 300일 이상이라는 기준은 비타민 C로 치료한 환자들 중 8명이 당시에 계속 생존해 있었기 때문이며, 이 중 5명은 16개월을 더 생존함으로써 평균 생존기간 증가는 330일 이상이 되었다. 비타민 C의 치료 효과는 극적인 치유에서부터 효과를 측정할 방법이 없는 상태에 이르기까지 다양했고 대부분의 환자들은 중간 정도의 유익을 상당 기간 동안 누리다가 원래의 질환이나 동시에 병발한 다른 질환으로 사망하였다. 그들은 고용량 비타민 C가 단순하고 안전한 약물이며, 진행암 환자의 치료에 분명한 효과가 있다는 결론을 내렸다.

이러한 결과를 근거로 폴링은 미국 국립암연구소에 다시 임상시험 지원을 요청하였고, 결국 메이요 클리닉의 모텔 등이 임상시험을 시행

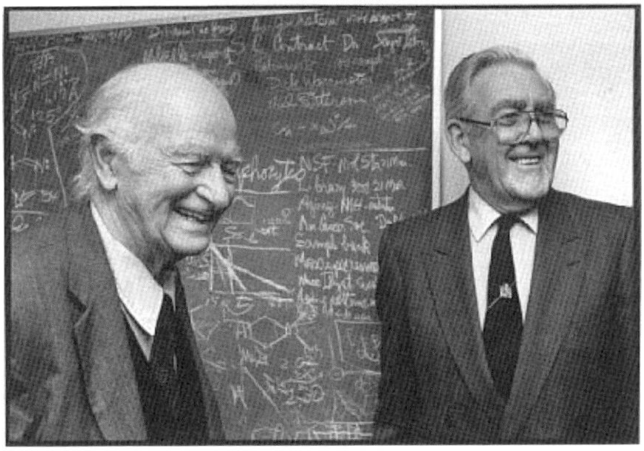

라이너스 폴링과 유안 카메론의 만남

하게 되었다. 1979년 9월 뉴잉글랜드 저널 오브 메디슨NEJM: New England Journal of Medicine에 발표된 이 실험 결과는, 고용량의 비타민 C가 암 치료에 단지 약간의 보호 효과만을 보여줬다는 것이었다. 이 실험은 150명의 말기 암 환자를 대상으로 한, 잘 고안된 이중 맹검 무작위 연구였다. 그러나 결정적으로 카메론의 환자들은 100명 중 단 4명만이 항암제를 투여받은 반면, 메이요 클리닉의 환자들은 60명 중 52명이 이미 수차례의 항암제 투여를 받은 사람들이었다. 따라서 폴링은, 항암제는 비타민 C가 작용해야 할 면역체계를 이미 무력화시킨 뒤이므로 비교의 대상이 될 수 없다는 것을 연구 도중 이미 주장하였으나 모텔은 이를 무시하고 연구를 진행해 버렸다.

결국 메이요 클리닉은 두 번째 임상시험을 시도했다. 1985년 1월, 같은 저널에 발표된 결과는 역시 비타민 C 고용량 복용이 말기 암 환자에게 효과가 없다는 것이었다. 이들은 항암제를 투여받은 적이 없는 환자들이었지만, 이번에는 복용 기간에 너무나 큰 차이가 있었다. 카메론의 환자들은 살아있는 동안 계속 비타민을 투여받은 반면, 이 연구에서는 중간값인 2.5개월 정도밖에 안 되는 짧은 기간 동안만 비타민 C를 투여했던 것이다. 더구나 비타민 복용 중 사망한 사람은 아무도 없었다. 사망자들은 모두 비타민 C 복용 중단 이후에 사망하였고, 중단 직후 사망한 경우도 있었다.

폴링은 이 연구가 오히려 말기 암 환자는 고용량 비타민 C 복용을 중단해서는 안 된다는 결과를 말해주는 것이라며 반박했으나, 주류 의학계는 메이요 클리닉의 주장만을 듣고 이후 비타민 C가 효과가 없다는 결론을 끝으로 논쟁을 묻어버리고 말았다. 카메론과 폴링은 잘못된 결과 해석을 발표해 버린 것에 대해 모텔과 메이요 클리닉, 그리고 국립암연구소에 항의하였지만 받아들이지 않았다.

그럼에도 불구하고 이후 카메론과 폴링에게는 많은 편지가 쏟아졌다. 이 편지들은 비타민 C 복용으로 암의 진행이 멈추어 자유롭게 살고 있는 환자들로부터 온 것으로, 메이요 클리닉의 편협한 결론을 비판하고 카메론과 폴링을 격려하는 내용들이었다. 폴링과 카메론은 계속적으로 말기 암 환자에서 고용량 비타민 C 치료를 추천하였으며, 항암제 치료를 받는 환자라면 부작용 감소를 위해 가능한 초기부터 비타민 C 투여가 필요하다고 설명했다.

이것이 바로 그 유명한 비타민 C 논쟁의 대강의 줄거리이다. 비록 유안 카메론이 이중 맹검법이라는 현대 의학의 연구 방법을 선택하지 않았기 때문에 이 길고 일방적인 논쟁이 시작되었다고도 할 수 있겠지만, 삶의 마지막까지 고통에 짓눌려 있는 한 사람의 환자 앞에서 어려운 결정을 내리기까지의 그의 갈등은 현재의 우리로서도 짐작하고도 남음이 있다. 다만 40년 전에 이미 밝혀진, 또는 40년간 논쟁 속에 놓여 있었던 이 오해가 아직도 끝나지 않고 있다는 것이 안타까울 뿐이다.

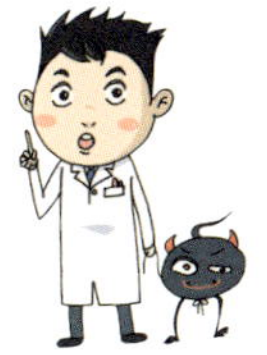

| 4장 |

비타민 C와 암과의 논쟁 2

메이요 클리닉의 모텔 박사가 논문을 낸 이후, 비타민 C 치료는 암 환자에게 전혀 도움이 되지 않는 것으로 세상에 받아들여졌다. 그러나 라이너스 폴링과 모텔 연구의 가장 큰 차이점이라고 한다면 폴링은 정맥으로 비타민 C를 사용하였고 모텔 박사는 경구로만 비타민 C를 사용했다는 점이다. 즉, 라이너스 폴링의 실수 중 하나는 모텔 박사에게 비타민 C의 정맥주사와 경구 투여 사이에 엄격한 차이가 있다는 사실을 지적하지 않았다는 것에 있다. 물론 매우 기본적인 지식이기 때문에 굳이 그것의 필요성을 설명할 필요는 없었을 수도 있지만, 그 하나의 기본적인 상식이 비타민 C 치료의 역사를 오랫동안 후퇴시켰는지도 모른다.

사실 정맥주사는 혈류를 따라 곧바로 체내에 들어가 필요로 하는 곳에서 최대한의 효과를 나타낸다. 약물의 작용과 생물학에 대한 기본적인 이해가 없는 사람들도 정맥주사가 경구용보다 좀 더 직접적인 효과를 나타낸다는 것쯤은 알고 있다. 그러나 비타민 C 치료를 반대하는 사람들은 그것을 인정하지 않고, 오히려 부작용이나 독성에만 관심을 둔다.

많은 양의 비타민 C를 정맥으로 주었을 때의 혈중 농도는 경구로 주었을 때보다 최소한 10배 이상 높다. 2002년 곤잘레스와 그의 동료들은 암 환자에게 정맥으로 비타민 C를 주었을 때 더욱 일관된 결과가 나왔다고 보고했는데, 이는 혈중 농도가 높게 유지되기 때문이다. 이런 지식에 근거하여 경구용 비타민 C를 사용한 모델의 연구 결과는 명백한 오류를 범한 것이라고 할 수 있다.

그것을 증명한 이들이 미국 국립보건원NIH의 마크 레빈 박사팀이다. 2004년 마크 레빈 등은 정맥으로 비타민 C를 투여할 때만 암세포를 죽일 수 있는 혈중 농도에 도달한다고 제시하였고, 경구로 아무리 많은 용량을 투여하여도 암세포를 죽일 수 있는 혈중 농도에 도달하지 못한다고 하였다. 즉, 레빈 박사팀은 암 환자에게서 비타민 C를 정맥으로 투여할 때만 충분한 혈중 농도를 유지할 수 있어 더 효과적이라고 결론지었다. 그들은 이 점이 폴링과 메이요 클리닉 연구 간의 차이를 만든 원인이라고 생각하였다. 놀랍게도 폴링과 카메론이 시행한 효과적인 치료는 우연을 넘어서 운 좋게 발견한 것이다. 이들 연구를 통해서 레빈 박사팀은 암 치료에서 비타민 C의 재평가와 임상적 시도를 할 시기라고 주장하면서, 비타민 C를 보는 관점도 이제는 단순한 비타민제가 아니라 약물로써 인정해야 한다고 생각하였다. 그 이후로 비타민 C에 관한 후속 연구들이 지속해서 진행되고 있다. 다시 말해 이러한 발견은 2000년대 초반 암 치료에서 비타민 C 연구의 새로운 물결을 시작한 계기가 되었다.

마크 레빈이 비타민 C 치료의 이론적 근거를 제시했다면, 병원에서 직접 암 환자를 치료한 이는 바로 **휴 리오단(1932~2005)**이다. 리오단 박사는 정신과 의사임에도 불구하고 암 환자를 가장 많이 치료한 의사 중 한 명 이었다. 그가 의과대학생일 때 심한 감기 때문에 병원에 찾아간 적이 있었다. 당시 의사는 그에게 두 가지 치료 방법을 제시하였다. 하나는 값싼 치료이고 다른 하나는 값비싼 치료였는데, 값싼 치료는 비타민을 복용하는 것이고 값비싼 치료는 항생제를 사용하는 것이었다. 그는 돈이 없는 고학생이라 값싼 치료를 선택하였고, 놀랍게도 빠르게 회복되는 것을 보았다.

1994년에 휴 리오단 박사는 〈Medical hypothesis〉라는 의학 저널에 비타민 C가 항암제로써 충분한 가치가 있다고 제시하였다. 또한, 휴 리오단 박사는 여러 병원 의사들과 함께 1997년부터 RECNAC라는 암 치료 프로젝트를 만들어 연구에 들어가 좋은 결과를 얻고 있다. RECNAC란, CANCER를 거꾸로 사용한 말로써 기존의 치료들이 암세포뿐만 아니라 정상 세포에도 손상을 주는 것에 반발하여 정상 세포에는 손상을 주지 않는 하나의 치료 방법으로 시작된 프로젝트이다. 리오단 박사는 비타민 C가 단순한 생물학적 반응 조절자biological response modifiers 이상의 존재로서, 특히 암세포에 우선하여 작용하여 암을 선택적으로 죽일 수 있는 항암제라고 말하며 사람에게서 암세포를 죽일 수 있는 비타민 C의 혈중 농도를 체계적으로 제시하였다.

그는 30년 동안 리오단 클리닉(과거 이름은 The Center for the Improve ment of Human Functioning International and the Bio-Communications Research Institute)의 책임자로 있으면서 분자교정 의학을 연구하였고, 라이너스 폴링의 메가 비타민 요법을 전수하여 비타민 C가 강력한 항암제임을 실험실과 임상 환자를 통해 입증하였다. 또한, 그는 정맥주사가 경구보다 10~100배 이상 혈액 내 농도를 높인다는 것을 알았고 30g까지는 생물학적 조절 반응자이지만 그 이상에서는 직접 암세포를 죽인는 것을 발견하였다. 국내의 많은 의사가 그의 병원에서 연수하였고, 2002년에는 우리나라에 와서 직접 강의도 하였다. 그는 다음과 같은 말을 하였다.

"비타민 C는 정상 세포에는 손상을 주지 않고 암세포만 선택적으로 죽이는 가장 이상적인 항암제이다."

이 이후로 비타민 C는 단순한 비타민 C가 아니라 약리학적 비타민 CPharmacological Ascorbate라는 단어로 설명하면서 암을 포함한 다양한 질병 치료는 비타민 C 정맥주사 요법만 인정하는 것이다.

최근에는 항암제 개발이 가속화되어 다양한 항암제들이 개발되고 있다. 그중 면역세포를 이용한 치료법이 새로운 전기를 맞이하고 있다. 그것이 바로 T 세포를 이용한 면역치료이다. 그 시작은 T 세포를 2주간 배양하여 환자에게 투여하는 이뮨셀이라는 치료법이다. 이 치료법은 1970년대 로젠버그 박사에 의해 처음 착안하여 사용했지만, 임상 연구를 통해서 세계 최초로 허가받은 면역세포 치료제는 이뮨셀이다. 그다음 주자가 면역관문억제제이다. 이 약물은 T 세포와 같은 면역세포나 혹은 몇몇 암세포가 면역체계의 공격을 피하고자 만들어 내는 면역관문 단백질을 차단하는 것이다. 이 단백질들이 차단되면, 제동이 걸렸던 면역체계가 활성화되어 암세포를 더 잘 죽일 수 있게 된다. T 세포나 암세포에서 발견되는 관문 단백질들로는 PD-1, PD-L1, CTLA-4/B7-1/B7-2 등이 있으며, 면역관문억제제는 암을 치료하는 데 사용된다. 그리고 마지막은 CAR-T 세포 치료법이다. 이것은 암을 치료하기 위해 환자 자신의 면역세포인 T 세포에 유전자 조작을 통해 CAR이라는 수용체를 만들어 준다. CAR은 Chimeric Antigen Receptor의 약자로, 합성된 수용체를 의미한다. CAR은 암세포의 표면에 있는 특정한 단백질을 인식하고, T 세포에 신호를 전달하여 활성화하고 증식하도록 역할을 한다. CAR을 가진 T 세포를 환자의 몸에 다시 주입하면 CAR-T 세포는 암세포를 인식하고 공격하며, 암세포를 죽이고, 면역 기억을 형성하여 제발 방지한다. 비타민 C는 세포독성 T 세포의 기능을 향상하게 시켜 이들 치료 결과를 좋게 하고, 조절 T 세포를 조절하여 이들 치료의 자가면역질환 발생을 감소시킨다. 그래서 이들 치료를 할 때 비타민 C 치료를 병행한다면 더 좋은 결과를 가져올 것으로 생각한다.

코넬대학의 루이스 캔들리Lewis Cantley 박사와 존스 홉킨스의 윤지혜 박사가 작성한 미국 암 연구소National Cancer Institute의 기사를 보면, 메이요 클리닉의 모텔 박사와 라이너스 폴링 연구에서 비타민 C를 투여한 방식의 2가지 중요한 차이점을 확인하였다. 첫 번째는 메이요 클리닉에서는 훨씬 짧은 시간에 비타민 C 치료를 제공한 것이고, 두 번째는 메이요 클리닉은 비타민 C를 경구로만 투여했지만 카메론-폴링은 경구 및 정맥주사 방법을 사용한 것이다. 불행 중 다행으로 현재 메이요 클리닉의 이전 임상시험의 문제점이 인정되어 추가적인 비타민 C 관련 임상시험이 진행되고 있다. 실제 메이요 클리닉을 포함한 많은 대학병원에서 비타민 C와 암에 관련된 임상시험이 1, 2상뿐만 아니라 3상도 진행되고 있으며, 향후 빠르면 5년 늦어도 10년 내에는 암에 관련된 비타민 C의 임상시험 결과가 나와서 항암제로 인정받는 날도 머지않을 것으로 생각하고 있다.

더욱더 대단한 사실 중 하나가, 약리학적 비타민 C 치료를 하기 위해서는 비타민 C 수용체가 많은지와 비타민 C 주사 투여 후 혈중 농도를 재는 것이다. 물론 최근에 진단키트가 허가가 나와서 3월부터는 병의원에서 검사가 가능해진다.

임상 연구

Phase	제목	연구 병원	임상 디자인	암 종류	약물
I	Gemcitabine, ascorbate, radiation therapy for pancreatic cancer	Holden Comprehensive Cancer Center at the University of Iowa (USA)	Single arm	Pancreatic neoplasms	Gemcitabine; radiation + IV ascorbate
I	High dose ascorbatein glioblastoma	Holden Comprehensive Cancer Center at the University of Iowa (USA)	Single arm	Glioblastoma	Radiation + temozolomide+ IV ascorbate
I/II	High dose ascorbate+nanopartide paclitaxel protein bound+ cisplatin+ gemcitabine in patients who have no prior therapy for their metastatic pancreatic cancer	Piedmont Cancer Institute (USA)	Single arm	Metastatic pancreatic cancer	Paclitaxel, cisplatin, gemcitabine + IV ascorbate
I/II	High dose ascorbate+nanopartide paclitaxel protein bound+ cisplatin+ gemcitabine in patients who have no prior therapy for their metastatic pancreatic cancer	HonorHealthResearch Institute, University of California-San Diego MooresCancer Center and Piedmont Cancer Institute (USA)	Single arm	Pancreatic cancer	Paclitaxel protein-bound, cisplatin+ IV ascorbate
II	High dose ascorbatein stage IV non small cell lung cancer	Holden Comprehensive Cancer Center at the University of Iowa (USA)	Single arm	Non-small-cell lung cancer	Paclitaxel; carboplatin + IV ascorbate
II	Therapeuticuse of IV vitamin C in allogenicstem cell trasplantrecipients	Virginia Commonwealth University-Massey Cancer Center (USA)	Single arm	Hodgkin lymphoma, lymphoid leukaemiaand multiple myeloma	IV and oral vitamin C

Phase	제목	연구 병원	임상 디자인	암종류	약물
II	Pharmacological ascorbatecombined with radiation and temozolomidein glioblastomamultiforme : a phase II trial	Holden Comprehensive Cancer Center at the University of Iowa (USA)	Single arm	Glioblasto mamultiforme	Radiation + temozolomide+ IV ascorbate
II	High-dose vitamin C IV infusion in patients with resectableormetastatic solid tumor malignancies	Weill Cornell Medicine (USA)	Single arm	Colorectal, pancreatic and lung cancer with KRAS or BRAF mutation	IV ascorbate
II	Pharmacological ascorbatewith concurrent chemotherapy and radiation therapy for non-small-cell lung cancer	Holden Comprehensive Cancer Center at the University of Iowa (USA)	Single arm	Non-small-cell lung cancer	Radiation, paclitaxel, carboplatin + IV ascorbate
II	Pharmacological ascorbate, gemcitabine, nab-paclitaxelformetastatic pancreatic cancer	Holden Comprehensive Cancer Center at the University of Iowa (USA)	Randomized two-arm	Pancreatic neoplasms	Paclitaxel, gemcitabine + IV ascorbate
II	Ascorbic acid in combination with docetaxelin men with metastatic prostate cancer	Sidney Kimmel Comprehensive Cancer Center at Johns Hopkins (USA)	Randomized two-arm	Hormone-resistant prostate cancer, metastatic prostate carcinoma and stage IV prostate cancer	IV ascorbate+ docetaxel
II	IV ascorbic acid as an adjunct to pazopanibin the first-line setting for metastatic or unresectableclear cell renal cell carcinoma (ccRCC)	Mayo Clinic in Florida and Minnesota, Illinois CancerCarePeoria, Iowa-Wide Oncology Research Coalition NCORP and Sanford Medical Center Fargo (USA)	Randomized two-arm	Clear cell renal cell carcinoma	Pazopanibh ydrochloride + IV ascorbate

Phase	제목	연구 병원	임상 디자인	암 종류	약물
II	Ascorbic acid and combination chemotherapy in treating patients with relapsed or refractory lymphoma	Mayo Clinic in Arizona, Minnesota and Florida and Holden Comprehensive Cancer Center at the University of Iowa (USA)	Randomized two-arm	B cell lymphoma with MYC and BCL2/BCL6 rearrangement, and recurrent Hodgkin lymphoma	Carboplatin, cisplatin+ IV ascorbate
III	IV ascorbic acid in advanced gastric cancer	Sun Yat-sen University Cancer Center, Guangzhou, P.R. (China)	Randomized two-arm	gastric cancer	mFOLFOX6 + IV ascorbate
III	IV ascorbic acid in combination with FOLFOX+/− bevacizumabversus treatment with FOLFOX+/− bevacizumabalone as first-line therapy for advanced colorectal cancer	Sun Yat-sen University Cancer Center, Guangzhou, P.R. (China)	Randomized two-arm	colorectal cancer	mFOLFOX6, bevacizuman+ IV ascorbate

CHAPTER

4

비타민 C, 암과의 전쟁 II

비타민 C 암과의 전쟁 Two

1. 비타민 C의 항암 효과
2. 비타민 C의 투여 방법과 부작용
3. 암 줄기세포
4. 나의 비타민 연구 20년
5. 새로운 연구: 비타민 C와 면역관문억제제

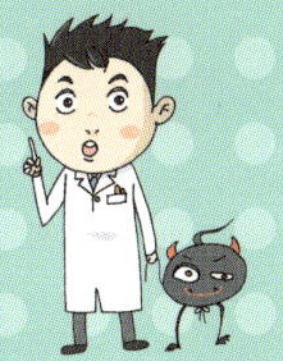

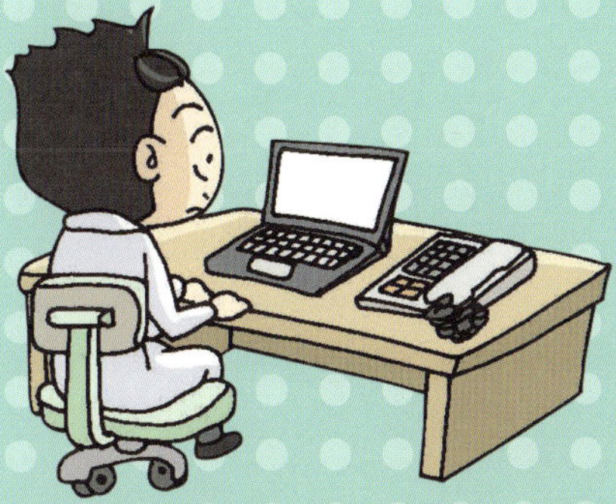

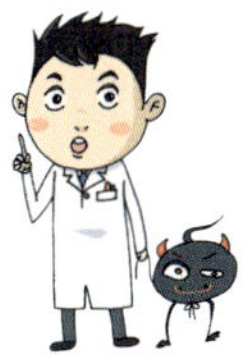

비타민 C 암과의 전쟁 TWO

비타민 C가 효과적인 암 치료가 될 수 있다는 확신은 바로 비타민 C가 암세포의 성장을 막을 수 있다는 점에 있다. 우리 몸이 이웃 세포들로부터 어떠한 신호를 받으면 정상 세포들은 성장을 멈춘다. 이 신호는 과산화수소에 의해 유도된다. 반면 암세포는 멈추지 않고 계속 퍼지는데, 이는 정상 세포와 다르게 성장을 억제하는 신호에 반응하지 않기 때문이다. Lee 등이 발표한 자료에 의하면 비타민 C는 암세포에 도달하는 억제 신호를 증가시키고, 성장을 멈추기 위한 메시지로 작용한다고 하였다.

사람들은 비타민 치료를 하는 의사들에게 호기심 반, 의심 반으로 접근을 한다. 그리고 일부 사람들은 다음과 같이 따진다.

"만약 비타민이 그렇게 좋다면, 또한 자연 치유 능력이 그렇게 뛰어나다면 TV에 나오는 의사들이나 우수 대학병원 교수들은 왜 그렇게 말하지 않습니까?"

나는 다음과 같이 대답한다.

"그것은 우리들의 건강에 대한 철학과 사고가 그분들과 다르기 때문입니다."

백혈구는 외부의 적으로부터 우리 몸을 보호하는 대표적인 면역세포들이다. 암에 걸리거나 항암제, 방사선 치료를 받을수록 우리 몸에서는 백혈구 내 비타민 C의 농도가 감소하므로 면역력의 약화를 가져오게 된다. 따라서 암 환자가 비타민 C를 복용하거나 정맥주사를 맞는 것은 면역력을 올리고 암을 치료하는 데에 큰 도움이 된다.

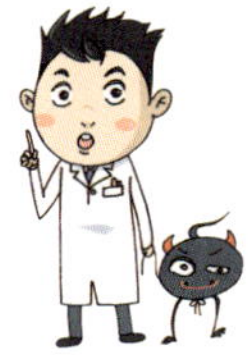

| 1장 |

비타민 C의 항암 효과

과거의 연구에는 비타민 C가 직접 암세포를 죽인다고 하였다. 그러나 최근에는 암세포를 직접 죽이는 것보다 면역세포, 특히 T 세포 활성화를 통해서 암세포를 죽이는 기전이 더 설득력 있게 설명되고 있다. 결론적으로 말하면 비타민 C는 이 두 가지 기전에 모두 관여하여 암세포를 공격하는 것이다.[1]

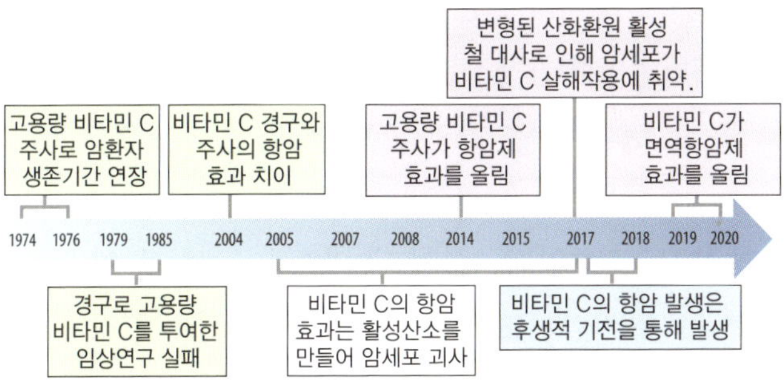

비타민 C 치료의 타임라인

1 Kouakanou L, et al. Vitamin C, From Supplement to Treatment: A Re-Emerging Adjunct for Cancer Immunotherapy? Front Immunol. 2021 Nov 12:12:765906.

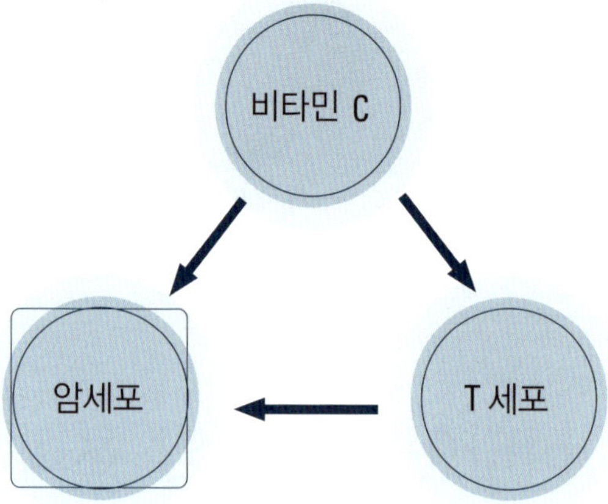

1) 비타민 C의 직접적인 항암 작용

비타민 C가 암세포에 작용하는 기전은 크게 네 가지로 나눈다. **첫째는 항산화 작용이다**. 비타민 C는 강력한 환원 효소이며, 활성산소 포착제 중 하나이다. 비타민 C는 불안정한 산소·질소·설파 활성산소를 감소시키는데, 이것이 혈중에 있는 활성산소에 대한 1차적인 방어로 작용한다. 그래서 혈중 지방이 과산화되는 것을 막아 세포막을 보호하며, 비타민 E를 재생하는 기능도 가지고 있어 비타민 E와 더불어 세포막을 보호하는 이중 효과를 가진다.

둘째는 H_2O_2 생성이다. 혈액 내 아스코르빈산은 여과 과정을 통해 수동적 이동으로 암세포로 직접 들어가고, 산화된 디하이드로-아스코르빈산은 글루코오스 이동 통로를 통해 능동적 방법으로 암세포로 들어간다. 암세포로 들어간 디하이드로-아스코르빈산은 GSH에 의해 다시 아스코르빈산이 되며, 그 과정에서 과산화수소가 생성된다. 이렇게 생성된 과산화수소가 암세포의 괴사를 유발하는데, 과산화수소의 작용을 막는 것이 카탈라제라는 효소이다. 이것은 암세포에 비해 정상세포에서 10~100배 이상 많다. 또한, 정상세포보다 암세포에서 비타민 C 농도가 3배 이상 높으며, 비타민 C는 카탈라제의 형성을 억제한다. 리오단 박사는 순차적으로 고용량의 비타민 C 정맥주사요법을 하는 환자의 혈액을 채취하여 이 농도가 시험관 내에서 암세포를 죽일 수 있는 농도에 도달하는지를 보았다. 혈중 농도가 400mg/dl이면 대부분 종류의 암세포를 죽일 수 있음을 발견하였다. 사실상 400mg/dl 농도가 적당하다고 보고하였다.

셋째는 콜라겐 합성이다. 암세포는 주위 조직을 직접 침범하는 능력을 가지고 있다. 만약 암세포가 주위 조직을 침범하지 못하면 자체 괴사가 일어나 파괴될 수도 있다. 암세포가 주위 조직을 침범할 때는 콜라겐 분해 효소를 분비한다. 이것은 세포와 세포 사이에 붙어 있는 결합력을 파괴하여 세포들이 정상적으로 유지되는 것을 막는다. 그러나 이때 비타민 C를 투여한다면 암세포 주위에서 콜라겐 생성이 활발해져 세포와 세포가 해리되는 것을 막아주므로, 암세포가 주위 조직으로 침범되지 못하게 된다.

넷째는 면역 기능 증강 작용이다. 면역체계가 효과적으로 일하기 위해서는 비타민 C가 반드시 필요하다. 면역 기전은 다양한 방법으로 관여하는 체액성과 세포성 매개 반응의 조합이다. 비타민 C가 이 두 가지 반응에 모두 관여하는데, 체액성 면역에는 비타민 C가 면역 글로불린 합성에 관여하고 세포성 면역에는 림프구에 관계하기 때문이다. 추가적으로 비타민 C는 탐식 작용과 인터페론 생산에도 관여하고 있다.

비타민 C는 암세포의 성장을 막고 파괴하는 기능을 가졌다. 이미 많은 연구에서 비타민 C가 항암 효과를 갖는 객관적이고 과학적인 기전이 증명되었다. 이들을 종합할 때 암 환자는 정맥주사를 통해 고용량의 비타민 C를 투여받아야 한다. 즉, 비타민 C는 암의 예방과 치료, 두 가지에 모두 효과를 가지고 있다는 뜻이다.

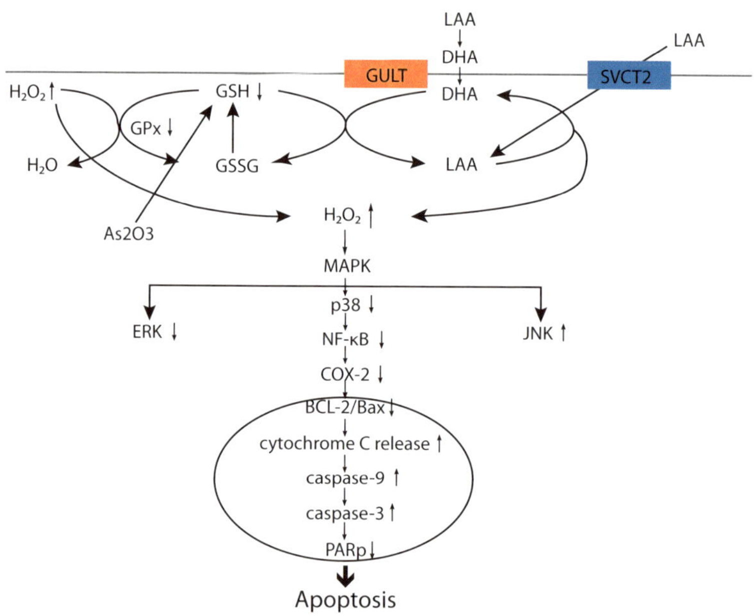

2) 비타민 C가 면역세포 활성화를 통한 항암 작용

비타민 C는 암 치료와 상관없이 예전부터 면역력을 올려주는 대표적인 물질 중 하나였다. 최근 연구에 의하면, 비타민 C는 T 세포를 포함한 다양한 면역세포를 활성화시켜서 암세포를 죽인다. 암과의 싸움은 면역과의 싸움인 만큼 면역력이 그 무엇보다 중요하다. 따라서 비타민 C 치료는 암 환자에게 꼭 필요한 치료이다.[1]

대식세포와 단핵구. 대식세포는 선천성 면역 방어에 필수적인 식세포 조직으로 분화된 단핵구다. 대식세포의 주요 기능에는 식세포작용, 사이토카인 분비 및 적응 면역체계에 대한 전문적인 항원 제시가 포함된다. 종양 미세환경에서 대식세포의 역할은 효과 기능을 결정하는 분극 상태에 의해 크게 영향을 받는다. 종양 관련 대식세포(TAM)는 극성에 따라 크게 M1 및 M2 대식세포로 분류된다. M1 대식세포는 염증을 유발하고 IL-1β, TNF, IL-12 및 IL-18을 분비하여 항종양 효과를 발휘하는 반면, M2 대식세포의 여러 아형은 항염증성이 있으며 IL-4, IL-10, IL-13 및 TGF-β을 분비하여 종양 진행을 촉진한다. 단핵구와 대식세포는 아스코르베이트 수송체인 SVCT2를 상향조절하여 높은 아스코르베이트 농도(4~6mM)를 축적한다. 이들 세포에서 아스코르베이트는 저산소증 유도 인자HIF 계열을 조절하는 역할을 하는 수산화효소의 보조인자이다. 이 효소의 활성화는 항종양 면역 및 관련 T 세포의 세포독성을 억제하는 M2 표현형을 향한 종양 관련 대식세포(TAM)의 분극화에 영향을 준다.

---

1 Zaher, et al. Pharmacological ascorbate as a novel therapeutic strategy to enhance cancer immunotherapy. Front Immunol. 2022; 13: 989000.

일반적으로 비타민 C는 단핵구 생존을 촉진하고, 활성산소reactive oxygen species, ROS로부터 보호하며, 식균작용을 강화하는 역할을 한다. Oberritter와 동료들의 연구에 따르면 대식세포의 비타민 C 농도는 식균작용 후 기준치보다 감소하며, 이는 식균작용 중에 생성된 활성산소ROS로부터 대식세포를 보호하기 때문이다. 또한 비타민 C는 염증성 사이토카인(TNF 및 IL-6)의 분비를 감소시켜 대식세포의 항염증 작용을 돕는다.

호중구. 호중구는 전체 백혈구의 최대 70%를 차지하며, 하루에 약 10개의 세포를 생산하는 순환계에서 가장 풍부한 면역세포이다. 호중구는 선천성 면역체계의 첫 번째 반응자이다. 이들은 활성산소ROS 및 반응성 질소종RNS 생성(초산화물, 과산화수소 및 산화질소)을 통해 병원균의 식세포작용 또는 분해를 수행하거나 세포독성 과립을 방출할 수 있다. 호중구의 기능은 선천면역 기능과 항균활성에 있어 잘 정립되어 있으며, 최근에는 종양 미세환경의 조절인자로서 호중구에 대한 관심이 높아지고 있다. 호중구는 과산화수소 및 산화질소 생성을 통한 종양 억제 및 전이 촉진(활성산소 매개 DNA 손상, IL-1 분비 및 기타 메커니즘을 유도하여)과 연관되어 있다.

호중구에는 비타민 C(최대 14mM)가 높은 농도로 존재할 수 있다. 호중구는 병원체나 손상된 조직을 제거하기 위해 감염의 주요 부위로 이동해야 하며 활성산소에 노출되면 운동성이 크게 떨어지는데, 운동성은 호중구에게 매우 중요하다. 비타민 C의 항산화 작용이 활성산소로부터 호중구를 보호하고, peroxidase-H_2O_2-halide 시스템을 억제하여 호중구의 이동을 자극한다. 비타민 C 농도가 높을수록 호중구를 활성화시켜 감염 부위에서 식세포와 살해 기능을 수행한다.

특이하게도 호중구는 세포 밖에다 DNA로 만들어진 그물로 덫을 만들어 병원균을 죽이는 작용을 하는것으로 밝혀졌다. 이를 호중구 세포 외 덫neutrophil extracellular cell traps, NETs이라고 부르며, 이 NETs를 통해 유도되는 조절된 세포의 죽음을 NETosis라고 한다. NET는 종양 증식, 암 전이를 촉진하고 면역억제 T 조절 림프구의 종양 미세환경으로의 침윤을 증가시킬 수 있다. 최근 연구에 따르면, 비타민 C는 용량 의존적으로 패혈증으로 인한 NETosis를 감소시키는 것으로 나타났다. 1mM에서는 NETosis의 감소를 유도한 반면, 10mM 이상의 농도에서는 NETosis가 증가했다. 이러한 발견은 비타민 C가 암 치료에 유익한 영향을 미칠 수 있는 NETosis의 잠재적 조절자임을 시사한다.

자연살해세포. 자연 살해(NK) 세포는 세포독성 작용을 통해 병원체에 감염된 세포와 종양 세포를 죽이고 IFN-γ와 같은 사이토카인을 생성하는 선천성 면역 과립형 림프구다. NK 세포 고갈은 암 발생 및 예후가 나쁜 것과 관련이 있다. NK 세포는 T 림프구를 회피하는 암세포를 인식하는 독특한 능력을 가지고 있다. 사람에서 40~90%의 암세포는 면역 반응에 필요한 CD8+ T 림프구의 항원 인식에 사용되는 주요 조직적합성 복합체 1(MHC-I) 분자를 하향 조절한다. 그러나 NK 세포는 종양 세포의 다른 표면 마커를 인식할 수 있기 때문에 MHC-I 상태와 관계없이 암세포를 인식할 수 있으며, 항종양 면역 및 면역요법의 표적으로 중요성이 강조된다. 특히 실험연구에서 NK 세포에다가 비타민 C를 투여한 경우, NK 세포의 활성도를 증가시키고 활성산소로 인한 NK 세포 손상을 예방해 준다.

B 림프구. B 림프구는 체액성 면역 반응을 수행하며, 항체를 분비하는 형질 세포와 장기간의 면역 반응에 역할을 하는 기억 B 세포로 분화된다. B 림프구에서 비타민 C 축적은 체액성 면역의 능력을 증가시킨다. 최근 연구 결과, B-림프구를 0.002-0.01mM 아스코르브산염으로 처리하면 TET2/3 매개 DNA 탈메틸화를 강화하여 혈장 세포 분화를 촉진한다는 사실이 입증되었다. 체중당 4mg/g의 비타민 C를 투여한 동물에서도 유사한 반응이 재현되었다. Vallance, Prinz 등의 연구에서 비타민 C 1g을 매일 경구 복용한 경우, 혈중 IgG와 IgM 농도를 증가시켜 비타민 C와 B 세포 분화 및 기능 사이의 연관성을 암시한다는 것을 입증했다.[2,3]

T 림프구. T-림프구는 도움 T 세포Th와 세포독성 T 세포Tc의 작용을 통해 세포 면역 반응을 담당한다. 도움 T 세포는 Th1, Th2, Th17 및 T 조절 세포Treg와 같은 다양한 하위 집합으로 분화된다. Th1 세포는 감마 인터페론IFN-γ, IL-2, TNF를 분비하여 전염증성 세포 매개 면역 반응을 유도하고, Th2 세포는 사이토카인 IL4, IL-5, IL-6, IL-10, IL-10, IL-13에 의해 매개되는 염증성 면역 반응을 수행한다. Th17 세포는 IL-17 및 IL-22를 생성하는 염증 유발 세포이며, 일부 연구에서는 이들이 종양 형성에 역할을 할 수 있음을 나타낸다. Treg 세포는 IL-10 및 TGF-β와 같은 억제성 사이토카인을 분비하거나, 세포사멸을 유도하거나, 사이토카인 결핍을 사용하여 다른 도

2 Vallance S. Relationships between ascorbic acid and serum proteins of the immune system. Br Med J. 1977; 2(6084):437-8.

3 Prinz W, et al. The effect of ascorbic acid supplementation on some parameters of the human immunological defence system. Int J Vitam Nutr Res. 1977; 47(3):248-57.

움 T 세포와 세포독성 T 세포를 직접 억제하여 세포 매개 면역 반응을 하향 조절하는 등 다양한 메커니즘을 통해 면역세포를 조절한다. 세포독성 T 세포는 종양 세포에 세포독성 효과를 갖는 전염증성 사이토카인 TNF 및 IFN-γ를 분비한다. 또한, 세포독성 T 세포는 원형질막에 구멍을 생성하고, 세포 카스파제를 활성화하는 퍼포린 및 그랜자임 B의 분비를 통해 세포를 직접 죽일 수 있다. 모든 T 세포 하위 집합과 각각의 사이토카인은 종양 면역에서 필수적인 역할을 하며, T 림프구의 주요 암 살상 역할로 인해 CAR-T(키메라 항원 수용체) 세포 치료와 T 세포에서 PD-1 및 CTLA-4를 표적으로 하는 면역관문억제 치료법 등이 있다.

대식세포, 호중구 및 B 세포와 마찬가지로 T 세포는 높은 mM 수준의 비타민 C를 축적한다. 비타민 C는 T 세포의 발달과 성숙, 증식과 분화부터 활성화와 조절에 이르기까지 모든 과정에 중요한 역할을 한다. 또한, Maeng 박사 등은 T 세포에 비타민 C를 투여한 결과, 흉선에서 T 세포 성숙 증가와 T 세포 수용체 선택 강화 및 세포독성 T 세포 수용체 상향 조절을 관찰했다.[4] 유사한 예로 비타민 C가 결핍된 마우스는 비타민 C를 축적하는 마우스에 비해 T 세포 성숙이 손상된 것으로 나타났다.

인간의 항종양 면역 조절제로써 약리학적 비타민 C에 대한 첫 번째 증거는 비소세포폐암NSCLC 환자가 카보플라틴 및 파클리탁셀과 함께 약리학적 비타민 C를 투여받은 임상시험에서 보고되었다. 무진행

---

4 Maeng HG, et al. Effect of vitamin c on the activation of T cell in gulo(−/−) mice. J Immunol. 2009; 182

생존기간이 6개월 이상인 환자는 4.2배 향상된 세포독성 T 세포 활성화를 나타낸 반면, 무진행 생존 기간이 6개월 미만인 환자는 1.6배인 것과 비교된다. T 세포 성숙, 분화 및 활성화를 조절하는 역할을 통해 비타민 C는 면역 조절제일 뿐만 아니라 매우 중요한 T 세포 매개 항종양 면역 조절제이기도 하다. 결론적으로 T 세포 활성화를 위해서는 비타민 C가 필요하다. 그리고 비타민 C가 T 세포로 많이 들어갈 때 효과가 좋다. 즉, 비타민 C 수용체가 많으냐 적으냐가 주요한 열쇠가 된다.

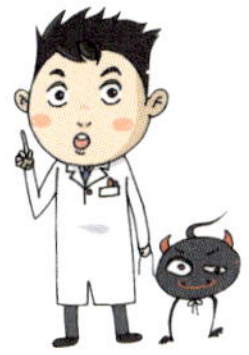

ㅣ 2장 ㅣ

비타민 C의 투여 방법과 부작용

메가 비타민 치료는 모든 암 환자에게 직접적인 암 치료뿐만 아니라 항암치료의 부작용을 감소시키고 면역력을 올리기 위해 사용할 수 있다. 단, 신장 기능이 좋지 않거나 흉수나 복수가 찬 경우에는 피하도록 한다.

비타민 C 주사는 주 2~3회 정도 시행하며, 환자의 상태에 따라 치료 방법과 용량에 차이가 있다. 가장 중요한 것은 환자의 비타민 C 수용체 정도에 따라 암을 죽일 정도의 용량으로 사용할지, 아니면 증상 조절 용량으로 사용할지를 결정한다. 비타민 C의 최대 용량은 몸무게(kg) 당 1.5g이다. 예를 들면 체중이 60kg인 경우 최대 비타민 C는 90g이다. 주입 시 부작용이 있는지를 세심하게 관찰하며, 분당 0.5~1g 속도로 투여한다.[1]

---

1 대한비타민연구회편. 비타민치료. 4판. 한솔의학. 2016

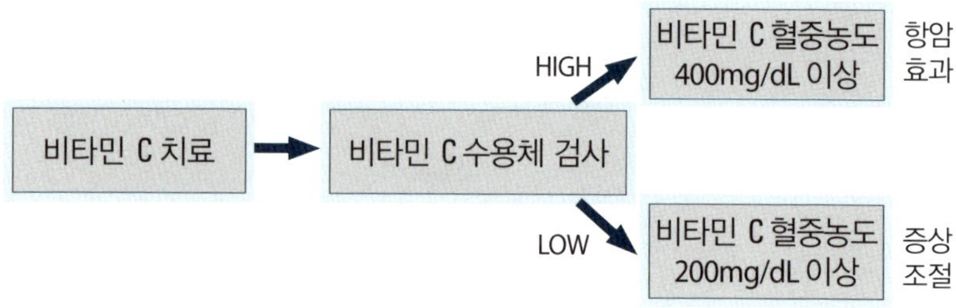

1) 비타민 C 투여 방법

비타민 C 치료는 주로 주사 요법을 말한다. 주사 용량은 환자의 체중에 따라 다르며, 궁극적으로는 혈중 농도에 따라 결정한다. 비타민 C 혈중농도는 최소 200mg/dL이상을 유지하고, 최고의 효과를 얻기 위해서는 400mg/dL을 넘어가는 것이 좋다.[2]

비타민 C 주사는 비타민 C, 염화마그네슘, 수액으로 구성된다. 수액은 비타민 C 50g 이하일 때는 0.45~0.9% 생리식염수와 하트만 수액을 사용하고, 비타민 C 60g 이상일 때는 증류수를 사용한다.

메가 비타민 10그람 주사	비타민 C 10g + 염화마그네슘 0.5g + 수액 100cc
메가 비타민 20그람 주사	비타민 C 20g + 염화마그네슘 0.5g + 수액 200cc
메가 비타민 30그람 주사	비타민 C 30g + 염화마그네슘 0.5g + 수액 300cc
메가 비타민 40그람 주사	비타민 C 40g + 염화마그네슘 0.5g + 수액 400cc
메가 비타민 50그람 주사	비타민 C 50g + 염화마그네슘 0.5g + 수액 500cc

2 L. John Hoffer, et al. High-Dose Intravenous Vitamin C Combined with Cytotoxic Chemotherapy in Patients with Advanced Cancer: A Phase I-II Clinical Trial. PLoSOne. 2015; 10(4): e0120228

메가 비타민 60그람 주사	비타민 C 60g + 염화마그네슘 1.0g + 증류수 600cc
메가 비타민 70그람 주사	비타민 C 70g + 염화마그네슘 1.0g + 증류수 700cc
메가 비타민 80그람 주사	비타민 C 80g + 염화마그네슘 1.0g + 증류수 800cc
메가 비타민 90그람 주사	비타민 C 90g + 염화마그네슘 1.0g + 증류수 900cc
메가 비타민 100그람 주사	비타민 C 100g + 염화마그네슘 1.0g + 증류수 1000cc

표 1. 아스코르빈산과 링거액(Ringer's lactate)이나 증류수를 섞었을 때 나타나는 삼투압

아스코르빈산(g)	증류수 용량(ml)				링거액 용량(ml)			
	250	500	750	1000	250	500	750	1000
1	39	19	13	10	336	318	312	309
15	579	290	193	145	843	572	481	436
30	1158	579	386	290	1386	843	662	572
60	2316	1158	772	579	2472	1386	1024	843
75	2895	1448	965	724	3015	1658	1205	979
100	3860	1930	1287	965	3920	2110	1507	1205

비타민 C는 일부 항암제의 효과를 높여주는데 특히 시클로포스파미드, 빈블라스틴, 독소루비신, 5-FU, 프로카바진, 아스파라기나아제, 시스플라틴, 탁솔의 효과를 증가시킨다. 또한 방사선 치료를 받는 환자의 경우 비타민 C를 사용하면 방사선으로부터 정상 조직을 보호할 뿐만 아니라 방사선의 효과를 증가시킨다고 한다. 실제로 세포실험과 동물실험을 통해서 비타민 C가 탁솔의 부작용을 감소시키고 효과를 증가시키는 것을 확인했다.[3] (다음 페이지 그림)

3 Park JH, et al. Ascorbic acid alleviates toxicity of paclitaxel without interfering with the anticancer efficacy in mice. Nutr Res. 2012 Nov;32(11):873-83.

그림 1

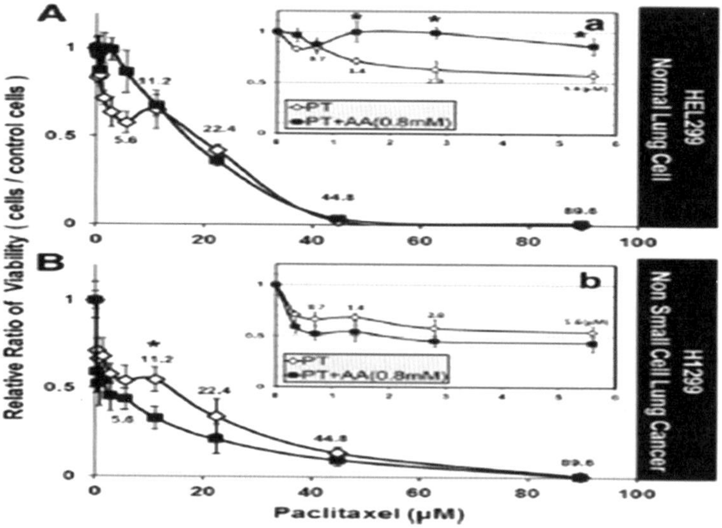

항암제와 비타민 C 병행 투여 여부에 따른 정상세포와 암세포의 변화.

A. 정상세포에서는 비타민 C와 항암제를 함께 사용할 때, 항암제만 사용할 때보다 더 잘 유지

B. 암세포에서는 비타민 C와 항암제를 함께 사용할 때, 항암제만 사용할 때보다 더 잘 죽임

HEL 299: 정상 폐세포, H1299: 비소세포 암세포, PT: 파클리탁솔/ AA: 비타민 C

2) 메가 비타민 치료의 부작용

비타민 C는 가장 독성이 없는 무해한 물질로 알려져 있다. 1934년 데몰은 기니피그를 대상으로 한 실험에서 5g/kg을 주사했으나 특별한 부작용은 없었다. 이것을 인간에게 적용하면 350g에 해당하는 양이다. 그 후 쥐, 토끼, 고양이, 개 등 다양한 동물로 실험을 했으나 앞서 실험과 유사하게 특별한 문제가 없었다. 인간에게는 경구로 200g, 정맥주사로 100g을 준 결과 부작용은 없었고 오히려 상태가 좋아졌다고 한다. 수년 동안 많은 사람이 10~20g을 매일 복용했지만, 특별히 부작용을 호소하는 사람은 없었다. 사실상 동물들은 그만큼의 비타민 C를 스스로 만들고 있다.

비타민 C를 고용량 사용할 경우, 부작용이 생길지도 모른다고 많은 사람이 의구심을 갖는다. 모든 물질이 일정량 이상 사용하게 되면 그에 따른 부작용이 생기기 때문이다. 그러나 이 또한 사용하는 물질, 개인차, 나이, 식이, 과거 병력에 따라 달라진다. 부작용은 치료 효과와 사용에 대한 균형을 가진다. 비타민과 다른 물질들은 이 양상에 적합하다. 하나, 비타민 C는 다르다. 그런데도 계속 논쟁이 되는 것을 보면 일부 과학자들이 비타민 C의 나쁜 점을 강조하기 위해 펼치는 논리인지도 모른다.

경구용. 비타민 C는 고용량을 아무리 많이 복용하여도 특별한 부작용이 없는 매우 안전한 물질이다. 다만, 생리학적으로 부작용이 없는 약물은 거의 존재하지 않기 때문에 메가 비타민 C 치료의 부작용이나 주의할 점에 대해서는 명확히 할 필요가 있다.

첫째는 신장 결석이다. 사람들이 가장 많이 알고 있고, 언론에서 가장 많이 이야기하고 있는 사실이다. 실제로 비타민 C의 대사물 중 하나가 결석을 유발할 수 있다. 그러나 일반적으로 결석 환자들은 소변이 염기성이고, 배뇨 기능이 떨어지며, 자주 염증이 생기는 특성이 있다. 그런데 비타민 C는 소변을 산성으로 만들고 이뇨 작용을 하며, 항생제 효과가 있어 이론적으로는 오히려 결석을 예방한다. 단, 환자가 가족력을 갖고 있거나 과거에 결석이 생겼던 경우에는 결석 발생의 가능성이 크다. 그런 환자의 경우 산화마그네슘 (300mg/d)이나 비타민 B6(10mg/d)를 경구로 주게 되면 이것이 옥살레이트 결석 형성을 억제하기 때문에 신장 결석 발생을 줄일 수 있다.

둘째는 통풍이다. 비타민 C를 투여하면 요산이 증가하여 통풍이 생기지 않을까를 고민한다. 실제로 배출되는 소변에는 요산이 증가하지만, 혈중의 요산량이 정상이기 때문에 결과적으로 통풍이 생기지는 않는다.

셋째는 설사와 복부 불편감이다. 고용량의 비타민 C를 복용하게 되면 가스가 차고 산통을 유발하며, 때에 따라서는 설사가 생기기도 한다. 그러나 이런 작용들은 일종의 해독 효과로써, 대체의학에서 많이 행하는 커피 관장의 효과를 가진다.

넷째는 비타민 B12의 파괴이다. 음식에 포함된 비타민 B12는 수산화 코발라민으로 비타민 C에 의해 파괴되지만, 정제된 비타민 B12는 시안노코발라민으로 비타민 C에 의해 파괴되지 않는다. 또한, 비타민 C와 별도로 복용할 경우 비타민 B12는 위장관에서 내적 인자와 결합하기 때문에 비타민 C에 의해 파괴되지 않는다.

다섯째는 철분의 과다 흡수이다. 비타민 C가 철분 흡수를 증가시키긴 하나, 일정량 이상이 되면 더 이상의 흡수를 촉진하지는 못한다. 단, 일부 질환자(헤모크로마토혈증, 중증성 지중해 빈혈, 철적모구성 빈혈)의 경우에는 이런 현상이 문제를 유발할 수 있으므로 될 수 있으면 피하는 것이 좋다.

여섯째는 반사 현상(rebound phenomenon)이다. 비타민 C는 여러 효소에 관여하기 때문에 고용량으로 쓰게 되면 이 효소들이 활발하게 활동하여 비타민 C의 소모량이 증가하게 된다. 이때 갑자기 비타민 C의 섭취를 중단하게 되면 활성화된 효소들에 의해 남아있는 비타민 C가 모두 고갈될 것이다. 또한, 이것이 며칠 지속하면 비타민 C의 공급 단절로 인해 활성화된 효소들의 파괴가 일어난다. 따라서 비타민 C의 사용을 갑자기 중단해서는 안 된다. 만약 꼭 중단해야 한다면 가능한 범위 내에서 천천히 비타민 C의 양을 줄여나가는 것이 바람직하다.

정맥주사. 비타민 C 정맥주사 요법은 과거보다 많이 보편화되었고, 그동안 특별한 부작용이 보고된 예는 없다. 다만, 사용하지 말아야 할 경우가 몇 가지 있다.

첫째는 글루코오스-6-인산 탈수소효소(glucose-6- phosphate dehydrogenase; G6PD) 결핍이다. G6PD가 결핍된 환자에서 비타민 C를 사용하게 되면 용혈 빈혈에 의한 사망에 이를 수 있다. 우리나라의 경우 0.9%에서 G6PD 결핍 환자가 발생한다고 한다. 그러므로 치료 전에 반드시 G6PD를 검사하고 치료를 시작하는 것이 좋다.

둘째는 종양 괴사로 인한 사망이다. 암 환자에서 고용량의 비타민 C 정맥주사 요법을 한 후 종양 괴사, 출혈로 인한 사망으로 지금까지 1례에서 보고되었다. 이것은 가장 심각한 부작용이므로 항상 작은 용량에서 점진적으로 증가시켜야 한다.

셋째는 급성 옥살레이트 신병증(acute oxalate nephropathy)이다. 이것은 가역적인 반응으로 초기에 발견하면 큰 문제는 없다. 그렇지만 늦게 발견되는 경우는 신부전으로 진행될 수 있다. 그러므로 치료 전에 반드시 환자의 신장 기능과 배뇨 기능을 확인하여야 한다.

넷째는 국소 통증이다. 고용량의 비타민 C가 혈관으로 들어가면 삼투압이 높아 통증을 유발하는 경우가 있다. 그런 경우는 속도를 천천히 하거나 수액을 더 희석하여 주면 된다. 주입 속도는 최소한 분당 1g을 넘어서는 안 된다.

다섯째는 칼슘 저하다. 비타민 C는 킬레이션 약물이므로 소변으로 칼슘 옥살레이트가 많이 생긴다. 일부 환자에서는 혈중 칼슘 농도가 떨어져 강축증tetany이 올 수 있다. 이런 경우 칼슘제를 주면 되는데 심한 경우 칼슘제calcium gluconate 주사 10cc를 천천히 주입하면 해결된다.

여섯째는 부종 유발이다. pH를 유지하기 위해 나트륨과 수액을 많이 주게 되면 부종이 생길 수 있는데 특히 심부전, 복수가 찬 환자에서는 상대적으로 금기가 될 수 있다.

참고로 나 역시 과거에 암 환자들에게 비타민 C 60~100g을 4주 동안 사용하고 혈액검사를 했지만, 문제가 된 경우는 없었다. 이 결과는 우리 병원 자료와 리오단 박사가 보고한 자료에 크게 차이가 없었다. 고로 매우 안전하다고 생각하면 된다.

표 2. 4주간 비타민 C 60g~100g 투여 후 혈액검사

	투여 전	투여 후	P-value
백혈구	5504.0±2174.8	5608.0±2734.3	0.77
림프구	27.0±12.2	35.0±19.2	0.01
Hgb	11.0±2.0	10.6±2.0	0.13
혈소판	226.1±99.2	242.2±146.0	0.48
나트륨	138.8±5.5	138.2±4.2	0.55
칼륨	4.4±0.7	4.1±0.7	0.11
칼슘	9.2±0.4	9.1±0.6	0.22
혈당	117.6±46.9	27.4±63.8	0.56
신장기능(Cr)	1.3±1.4	0.9±0.3	0.2
SGOT	25.2±10.2	25.4±9.6	0.91
SGPT	21.8±13.4	23.8±14.7	0.28
빌리루빈	0.5±0.3	0.6±1.0	0.72
알부민	3.9±0.3	3.7±0.5	0.15
HbA1c	7.0±3.7	6.7±3.1	0.44

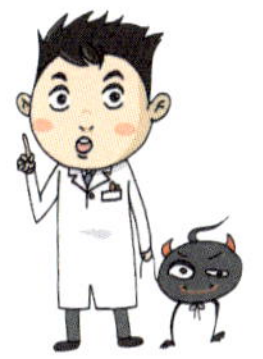

ㅣ3장ㅣ

암 줄기세포

암 줄기세포Cancer Stem CELL는 1990년대 후반 급성 골수성 백혈병에서 존 딕John Dick에 의해 처음 정의되었다. 이 세포Cancer Stem CELL는 암세포들로 종양을 생성할 수 있는 능력이 있는 세포를 말한다. 암 줄기세포는 정상적인 줄기세포와 같은 특징을 갖는데, 구체적으로 특정한 암 샘플에서 발견되는 모든 세포형을 생기게 하는 능력을 지닌다. 즉, 암 줄기세포는 종양을 형성하지 않은 암세포와 다르게 종양을 형성한다. 암 줄기세포는 다양한 세포형에서 줄기세포의 특성인 자기재생과 분화 능력을 통해 종양을 발생시킨다. 또한, 종양에서 다른 집단과 구별되어 새로운 종양을 발생시킴으로써 재발과 전이의 원인이 된다. 그러므로 암 줄기세포를 타깃으로 하여 특이적 치료 방법의 발달은 암 환자의 생존율 증가와 삶의 질 개선, 특히 4기 환자나 재발한 환자들에게 희망이 될 수 있다. 물론 아직 암 줄기세포를 타깃으로 개발된 약은

없으나 비타민 C야말로 가장 근접한 약물인지도 모른다.[1]

아래 사진은 백혈병 세포에서 비타민 C 농도에 따라 암세포가 사멸되는 것을 보여준다.

그림 백혈병 세포에서 비타민 C 농도에 따라 암세포 사멸

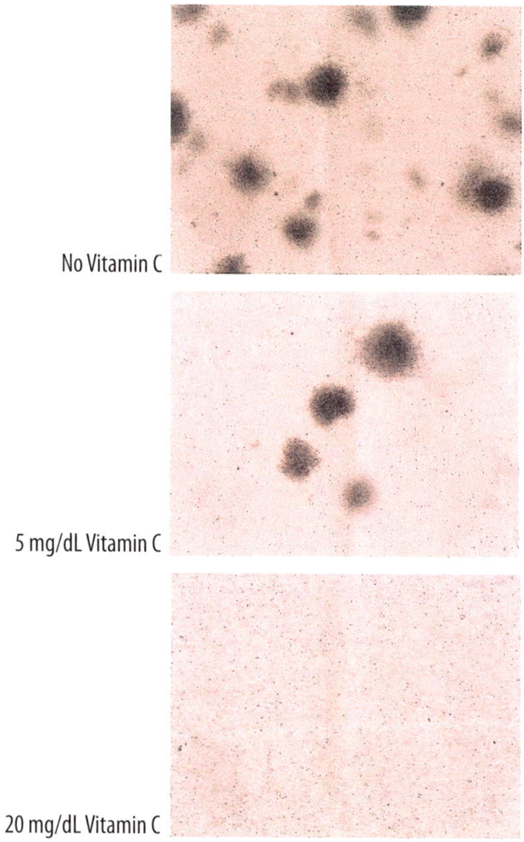

1 Lee Y. Role of Vitamin C in Targeting Cancer Stem Cells and Cellular Plasticity. Cancers (Basel). 2023; 15(23): 5657.

백혈병은 암 줄기세포를 설명할 때 가장 많이 언급된다. 백혈병에서 비타민 C의 효과는 다음과 같다. **첫째, 비타민 C 결핍에 대한 보충이다**. 혈액암 환자는 정상인보다 비타민 C 상태가 낮으며 결핍률이 최대 58%나 된다고 한다. 결핍 환자에게 비타민 C를 투여하면 정상적인 조혈모세포 기능과 분화를 회복하는 데 도움이 된다. 또한, 항암제 및 조혈모 이식 후에 비타민 C가 추가로 고갈된다. **둘째, 비타민 C는 고농도에서 활성산소를 생성하여 암세포만 선택적으로 죽인다**. 반면에 정상 세포에는 항산화 작용을 일으켜 보호한다. **셋째, 비타민 C는 손상된 TET2 유전자를 회복시킨다**. TET2에 대한 비타민 C의 작용이 매우 중요하다. TET2Tet methylcytosinedioxygenase2라는 효소는 줄기세포(아직 특정 정체성과 기능을 얻지 못한 미분화 세포)를 성숙하고 정상적인 혈액 세포로 분화시켜 다른 세포와 비슷하게 죽게 만든다. 그런데 TET2의 유전적 이상이 생기면 세포가 죽지 않고 계속 존재하게 된다. 실제로 급성 골수성 백혈병은 10%, 만성 골수성 백혈병은 50%, 골수 이형성 증후군은 30%에서 나타난다고 한다. 최근 연구에서 고용량 비타민 C가 SVCT2 수용체를 통해 세포 내로 들어가서 TET2 기능을 회복시키는 유전적 기전을 촉진한다는 것이 발견되었다. 이 기전이 DNA 탈메틸화를 유발하는 것이다. 이는 줄기세포가 정상적으로 성숙하고 죽음을 향해 진화하도록 "말하는" 유전자를 활성화하는 과정이다. 즉, TET2 유전자 이상이 있는 경우 이 과정이 작동하지 않는다. 그래서 만약 백혈병이 항암제와 조혈모세포 치료로 완치가 되었다고 하더라도 추가적으로 비타민 C 치료를 해야 하는 이유다. 이는 꼭 백혈병에만 국한되는 것이 아니라 모든 암 줄기세포에 비타민 C 치료가 도움이 될 수 있다는 것을 시사한다.

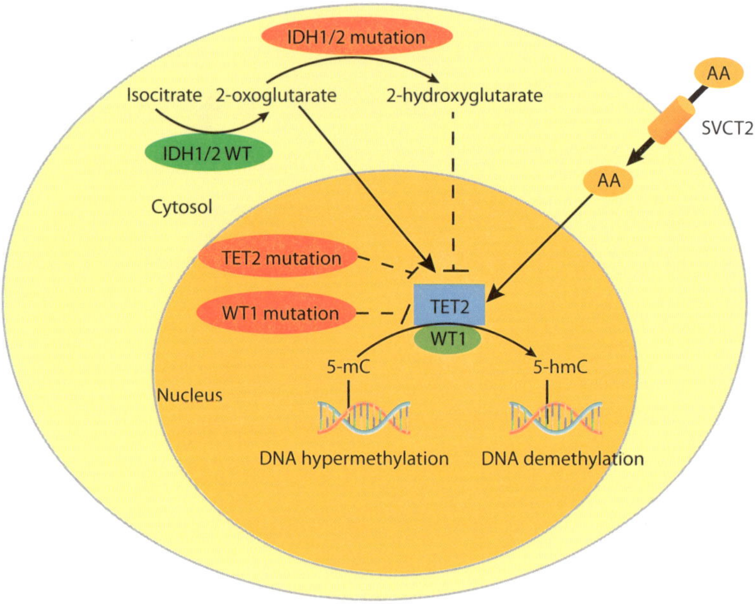
IDH1/2 mutation
Isocitrate
2-oxoglutarate
2-hydroxyglutarate
AA
SVCT2
IDH1/2 WT
AA
Cytosol
TET2 mutation
WT1 mutation
TET2
WT1
5-mC
5-hmC
Nucleus
DNA hypermethylation
DNA demethylation

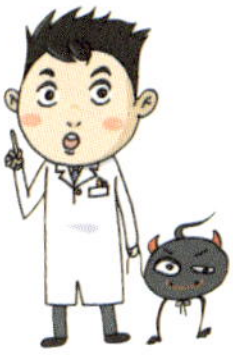

| 4장 |

나의 비타민 C 연구 20년

그동안 비타민 C는 많은 연구를 통해서 항암 효과가 있다는 것이 밝혀졌다. 그렇지만 그 연구에 대한 확실성을 갖추기 위해서 추가적으로 연구를 계속하였다. 이 연구는 물론 나 혼자서 한 것이 아니라 성균관대 유전공학과 이석찬 교수님과 동덕여대 응용화학과 박세연 교수님이 함께해 주셨다. 그분들이 없었으면 할 수 없는 연구이지 않았을까 생각한다.

첫 번째 연구는 비타민 C의 항암 효과에 대한 연구이다. 비타민 C에 의해 생기는 활성산소가 백혈병 세포를 죽이는 것이 확인되어, 2006년도에 국제 세포 생화학 저널에 발표했다.[1]

1 1 Park S, et al. A proteomic approach to the identification of early molecular targets changed by L-ascorbic acid in NB4 human leukemia cells. J Cell Biochem. 2006 ;99(6):1628-41.

두 번째 연구는 비타민 C가 암 발생을 억제하는지에 대한 연구였다. 이 논문은 내 박사학위 논문이기도 하다. 비타민 C의 발암 억제 효과를 테스트하기 위해 우리는 육종 S-180 세포를 복강 내 투여한 후 고용량 비타민 C를 복강 내 투여하였다. 총 7개군으로 나누어 마우스 실험을 한 결과, 고농도 비타민 C 투여군은 대조군에 비해 생존율이 20% 이상 증가했다. 암세포 유도 직후가 아닌 암세포 유도 전후에 고용량 비타민 C를 지속적으로 투여한 군에서 가장 높은 생존율이 관찰되었다. 또한 3가지 혈관신생 관련 유전자의 발현은 생존율이 높은 군에서 bFGF에서 0.3배, VEGF에서 7배, MMP2에서 4배 각각 억제되었다. 조직검사 결과 유전자 발현 연구, 생체 내 및 시험관 내 상처 치유 분석을 통해 고용량 비타민 C 투여가 신생혈관 억제를 통해서 암이 억제됨이 확인되었다. 결론적으로 비타민 C가 암을 예방하는 데 도움이 되는 것을 확인하였다. 다만 비타민 C는 주사만 효과가 있고, 경구는 효과가 없음을 확인할 수 있었다.[2]

세 번째 연구는 암세포 발현과 관련된 단백질을 찾는 연구였다. 비타민 C가 어떤 기전을 통해서 암을 억제하는지를 알아보는 것이었다. 암세포는 암 환자의 주요 사망 원인인 침습성 및 전이성 표현형을 가지고 있다. 암 생성과 침투는 유전자 발현의 여러 변화를 포함하는 일련의 복잡한 과정으로 구성된다. 이 연구에서 고농도의 비타민 C를 복강 내 투여하면 암 형성이 억제되고 S-180 육종 암세포가 이식된 BALB/C 마우스의 생존율이 증가했다. 비타민 C 매개 종양 진행 억

---

2 Yeom CH. High dose concentration administration of ascorbic acid inhibits tumor growth in BALB/C mice implanted with sarcoma 180 cancer cells via the restriction of angiogenesis. J Transl Med. 2009: 7: 70.

제에 관여하는 단백질을 확인하기 위해 S-180을 이식한 BALB/C 마우스의 비타민 C 처리와 관련된 간 프로테옴의 변화를 2차원 겔 전기영동 및 질량 분석법을 사용하여 조사했다. 그 결과, 대조군과 비타민 C 처리군 간에 발현이 다른 11개의 단백질 반점이 확인되었다. 특히, Raf 키나제 억제 단백질RKIP: Raf kinase inhibitory protein과 아넥신 A5annexin A5 발현은 정량적으로 상향 조절되었다. RKIP 단백질 수준의 증가는 암 조직에서 검출되었으며 mRNA 수준의 증가도 동반되었다. 우리의 결과는 이들 단백질이 비타민 C 매개 종양 형성 억제와 관련이 있을 가능성을 시사했다.[3]

네 번째 연구는 비타민 C의 다른 기전이 있는지를 추가적으로 조사한 것이다. 암 전이는 유전자 발현과 단백질 변형의 다양한 변화를 포함하는 일련의 복잡한 과정으로 구성된다. CT-26 암세포가 이식된 BALB/C 마우스에 고농도의 비타민 C를 복강 내 투여한 후 종양 조직의 단백질체 변화를 2차원 겔 전기영동 및 질량 분석법을 사용하여 조사했다. 대조군과 비타민 C 투여군 간에 발현이 다른 18개의 단백질 반점이 확인되었다. 특히, eukaryotic translation initiation factor 3 subunit 1, nucleophosmin, latexin, actin-related protein 2/3 complex subunit 5, M2-type pyruvate kinase, vimentin, tumor protein translationally-controlled 1, RAS oncogene family Ran, plastin 3 precursor, ATPase, Rho GDT dissociation inhibitor β, proteasome activator subunit 2 expression은 정량적으로 상향 조절

3 Park S, et al. J Cell Biochem. Proteomic analysis reveals upregulation of RKIP in S-180 implanted BALB/C mouse after treatment with ascorbic acid. 2009; 106(6): 1136-45.

되었다. 이들 단백질 수준의 증가는 mRNA 수준의 증가를 동반했다. Cytoskeleton protein actin, vimentin, tumor protein translationally-controlled 1은 정량적 발현 프로파일 차이를 보여주었다. 프로테옴 결과와 기능적으로 관련된 액틴 세포골격 분포의 변화가 비타민 C 처리 후에 관찰되었다. 이러한 결과는 종양 조직의 세포골격 재형성 조절에서 이전에 정의되지 않은 비타민 C의 역할을 암시한다.[4]

다섯 번째 연구는 비타민 C와 항암제와의 관계이다. 일부 의사들은 비타민 C가 항암제의 효과를 방해할 수 있기 때문에 사용을 금기시한다. 우리는 이것이 사실인지 알아보고 싶어서 동물실험을 하게 되었다. 파클리탁셀은 다양한 종양에 사용하는 대표적인 세포독성 항암제로써, 부작용으로 인해 환자가 치료를 중단하는 경우도 생긴다. 본 연구에서는 비타민 C가 파클리탁셀의 항암 효과를 방해하지 않으면서 독성 부작용을 감소시킬 수 있다는 가설을 세웠다. 이를 입증하기 위해 H1299(비소세포폐암 세포주)와 육종 180 암세포를 이식하거나 이식하지 않은 BALB/c 마우스를 사용하여 비타민 C와 파클리탁셀의 병용 치료 효과를 조사했다. H1299 세포에서 파클리탁셀과 비타민 C 병용요법의 항암 효과는 파클리탁셀 단일 제제 투여에 비해 최대 1.7배 높았다. 또한, 파클리탁셀 단독 투여에 비해 병용 투여 시 HEL299 정상세포의 생존율이 최대 1.6배 더 높은 것으로 나타났다. 생체 내 마우스 실험에서도 파클리탁셀과 비타민 C를 병용 투여한 마우스는 백혈구 및 적혈구 수 감소, 헤모글로빈 수치 감소 등 파클리탁

4 Lee J, et al. Proteomic analysis of tumor tissue in CT-26 implanted BALB/C mouse after treatment with ascorbic acid. Cell Mol Biol Lett. 2012; 17(1): 62-76.)

셀에 의해 유발된 일반적인 부작용을 나타내지 않은 것으로 나타났다 (P 〈 0.05). 정량적 실시간 중합효소연쇄반응과 면역조직화학을 통해 암 관련 유전자 발현을 분석한 결과, 병용요법이 암세포 증식을 억제하는 것으로 나타났다. 결론적으로 말하자면, 비타민 C와 파클리탁셀의 병용요법이 파클리탁셀 단독요법보다 치료 효과가 좋고 부작용도 감소시켰다. 즉 항암제 투여 시 비타민 C 병행요법은 도움이 되는 것이다.[5]

여섯 번째 연구는 비타민 C가 어떤 환자에게 효과가 좋을지에 대한 것이다. 비타민 C 치료는 모든 환자에게 효과가 있는 것이 아니기 때문에 효과가 있는 사람이 따로 있다. 그게 바로 바이오마커이다. 그래서 그 바이오마커를 찾기 위한 연구를 진행했다. 고용량 비타민 C는 활성산소종ROS 생성과 암세포에 대한 선택적인 손상을 통해 항암 효과를 나타낸다. 비타민 C의 항암 효과는 비타민 C의 수송체인 나트륨 의존성 비타민 C 수송체 2(SVCT-2)에 의해 결정된다. 이 연구에서 우리는 비타민 C 처리가 10μM~2mM의 비타민 C 농도 구배에 대해 SVCT-2의 발현 수준이 높은 세포주에서 효율적인 항암 활성을 나타냄을 입증했다. 그러나 낮은 SVCT-2 발현 세포주에서는 고용량 L-아스코르브산(〉1mM)이 항암 효과를 나타냈지만, 저용량(〈10μM) 처리는 세포 증식을 유도했다. 농도에 따라 상반되는 결과를 호르메틱 용량 반응hormetic dose response이라고 한다. 저용량 비타민 C에 대한 호르메틱 용량 반응은 SVCT 계열 억제제가 있는 경우 높은

5 Park JH, et al. Ascorbic acid alleviates toxicity of paclitaxel without interfering with the anticancer efficacy in mice. Nutr Res. 2012 Nov;32(11):873-83.

SVCT-2 발현 세포주에서도 관찰되었다. 낮은 SVCT-2 발현 암 세포주에서 비타민 C의 불충분한 흡수는 암세포를 죽이기에 충분한 활성산소를 생성할 수 없어 호르메틱 반응hormetic response을 초래한다. 분자 분석을 통해 호르메틱 용량 반응에서 암 증식 마커의 발현 증가가 확인되었다. 이러한 결과는 비타민 C가 SVCT-2 발현에 따라 암세포에서 이상성 효과를 나타냄을 시사한다.[6]

그림 2008년 미국 캔터키주 미첼 암센터 연구소에서 실험하는 모습

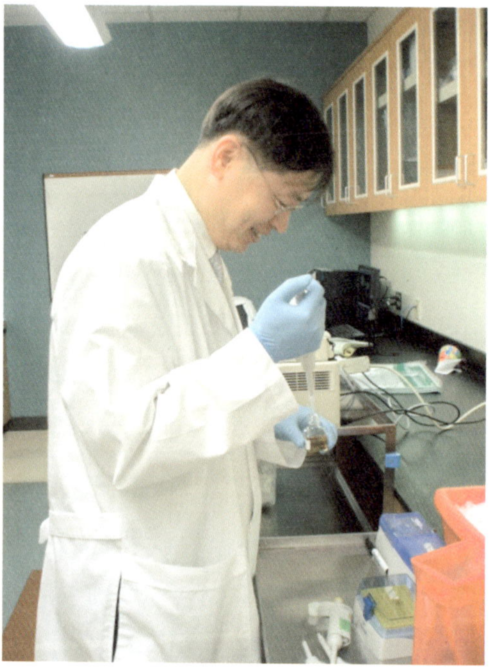

미국 켄터키주 미첼암센터에서 연수할 때, 실험하는 모습

6 Cho S, et al. Hormetic dose response to L-ascorbic acid as an anti-cancer drug in colorectal cancer cell lines according to SVCT-2 expression. Sci Rep. 2018; 8(1): 11372.

일곱 번째 연구는 앞선 여섯 번째 연구의 보완이었다. 여섯 번째 연구의 치명적인 문제점 중 하나는 바로 SVCT2 수용체 발현이 낮은 경우 저용량의 비타민 C 투여가 암세포를 키울 수 있다는 것이다. 그것에 대한 해결방안을 찾기 위해 이 일곱 번째 연구가 진행되었다. 비타민 C는 항산화제로 알려져 있지만, 고농도에서는 비타민 C가 활성산소를 생성하여 암세포를 죽일 수 있다. 나트륨 의존성 비타민 C 수송체 계열-2는 비타민 C의 세포 흡수를 결정하며, SVCT-2의 활성은 비타민 C의 항암 활성과 직접적인 관련이 있다. 높은 SVCT-2 발현 수준을 보인 암세포는 낮은 SVCT-2 발현 수준을 보인 암세포보다 비타민 C 치료에 더 효과적이었다. SVCT-2 발현이 낮은 세포는 낮은 용량의 비타민 C에 대해 호르메틱 반응을 보였다. SVCT-2를 활성화하는 것으로 알려진 마그네슘 이온은 SVCT-2의 Vmax 값을 증가시킬 수 있으므로, 비타민 C에 호르메틱 반응을 보인 낮은 SVCT-2 발현 암세포에 마그네슘 보충제를 제공하면 Vmax가 상승하는지 조사했다. SVCT-2의 값을 높여 더 많은 비타민 C를 축적할 수 있다. 암세포에 대한 마그네슘의 영향을 평가하기 위해 MgSO4 및 MgCl2를 2가지 마그네슘 보충제를 사용하였다. 두 형태 모두 비타민 C와 상승적인 항암 효과를 나타냈다. 결론적으로, 이 연구의 결과는 마그네슘 보충이 저용량에서 호르메틱 반응을 억제함으로써 비타민 C의 항암 효과를 향상시켰다는 것을 시사한다. 또한 이 연구는 마그네슘 보충을 통한 비타민 C 치료가 비타민 C 단독 치료보다 더 효과적인 항암 치료를 제공한다는 것을 입증했다.[7]

---

7 Cho S, et al. Enhanced Anticancer Effect of Adding Magnesium to Vitamin C Therapy: Inhibition of Hormetic Response by SVCT-2 Activation. Transl Oncol. 2020 Feb;13(2):401-409.

그 외에도 비타민 C와 관련된 많은 연구를 진행하였다. 그리고 비타민 C 치료에 꼭 필요한 진단 방법인 비타민 C 주사 후 혈중농도와 비타민 C 수용체인 SVCT2 진단 방법도 개발하여 2024년, 드디어 환자 치료에 사용할 수 있게 되었다.

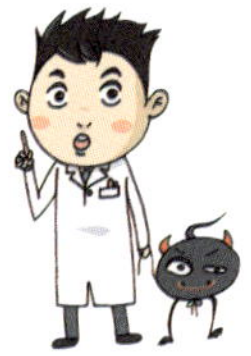

| 5장 |

새로운 연구: 비타민 C와 면역관문억제제

암의 특징 중 하나가 면역 회피다. 이는 암세포가 면역 반응을 억제하거나 면역 탐지 및 파괴로부터 자신을 가리는 메커니즘으로 정의된다. 항암 면역은 암의 시작, 진행, 전이 과정에서 매우 중요하다. 암은 이를 "차가운" 또는 "뜨거운" 것으로 정의하는 종양 미세환경의 면역 침투 수준에 따라 항암 면역을 회피하기 위한 여러 기전이 존재한다.

차가운 종양은 낮은 면역세포 침투를 특징으로 하는 "면역 사막"으로 간주된다. 차가운 종양의 면역원성이 감소하면 종양 항원 수준을 감소시키고 수지상 세포의 성숙을 억제하며, T 세포 활성화와 침투 및 이동을 억제하여 면역 파괴를 피할 수 있다. 반면에 뜨거운 종양은 면역세포가 침투될 수 있지만, T 세포 종양 인식 장애, 면역억제 세포 활성화 증가, 프로그래밍된 사멸 리간드 1PD-L1과 같은 억제성 면역 체크포인트 분자의 발현 증가를 통해 항종양 면역을 회피한다.[1]

1990년대와 2000년대 초 제임스 P 엘리슨(James P. Allison)과 다수쿠 혼죠(Tasuku Honjo) 교수의 연구를 통해 면역관문억제제ICI가 발견되었다. 면역관문억제제는 면역관문 단백질과 결합해 면역억제 기능의 활성화를 막아 결과적으로 면역 활동을 증가시키는 약물이나 항체이다. 이 두 교수들은 면역기반 암 치료의 혁신적인 발전을 인정받아 2018년 노벨 생리의학상을 수상하였다. 2011년에 이필리무맙Ipilimumab(항세포독성 T-림프구 항원 4 또는 항 CTLA-4)은 흑색종 환자에서 긍정적인 임상 결과를 입증한 후 FDA 승인을 받은 최초의 면역관문억제제이다. 상품명은 여보이다. 2014년에는 항 PD-1 제제인 니볼루맙Nivolumab(상품명 옵티보)과 펨브로리주맙Pembrolizumab(상품명 키트루다)이 전이성 흑색종에 대한 성공적인 임상시험을 거쳐 FDA 승인을 받았다.

면역관문억제제는 일명 면역항암제라고도 불린다. 이것은 지미 카터 대통령이 투여받고, 암이 완치되어 유명해졌다. 2015년 91세의 지미 카터 전 미국 대통령이 뇌로 전이된 악성 흑색종 때문에 죽음을 앞둔 상황에서 면역관문억제제 '키트루다'(성분명 펨브롤리주맙)를 투여받고 완치됐다는 소식은 암 환자뿐만 아니라 일반인들 사이에서도 폭발적인 관심을 불러일으켰다. 비록 카터 전 미국 대통령은 얼마 전 암세포가 간과 뇌로 다시 전이되어 연명 치료를 중단한다고 했지만, 첫

1 Bedhiafi T, et al. The potential role of vitamin C in empowering cancer immunotherapy. Biomed Pharmacother. 2022 Feb:146:112553.

진단 후 8년 넘게 생존하며 일상을 누릴 수 있었던 데는 면역항암제의 역할이 컸다고 볼 수 있다. 면역관문억제제의 성공적인 개발에 따라 이후 항암치료 전략에서 면역치료라는 새로운 패러다임의 전환을 맞이하게 됐다.

암 환자의 면역세포들은 정상인들과는 달리 암세포를 효과적으로 인식하고 파괴하는 능력이 저하돼 있다는 것이 오래전부터 관찰되어 왔는데, 이들 암 환자에서 기능이 억제된 면역세포들을 다시 활성화시켜 암을 공격하게 하려는 것이 면역항암 치료의 목적이다.

면역항암 치료는 수동적 또는 능동적으로 분류될 수 있다. 수동 면역 요법은 종양 세포를 직접적으로 겨냥하지 않고 암세포를 공격하는 면역체계의 능력을 강화하는 것으로, 대표적인 예는 면역관문억제제이다.

이 시스템은 다양한 세포로 구성돼 있지만 핵심은 T 세포다. T 세포는 종종 면역체계의 '군인'으로 불리며 이러한 유해 요소를 식별하고 죽이는 역할을 한다.

하지만 이러한 면역체계가 과도하게 활성화돼 있다면 면역 균형이 깨지고 자신의 세포를 공격해 다양한 자가면역질환으로 이어질 수도 있다. 이를 제어하기 위해 우리의 면역체계에는 면역 반응을 시작하기 위해 켜거나 꺼야 하는 면역세포의 단백질인 '면역관문'immune checkpoint이 있어 '제동기' 역할을 한다.

정상적인 상황에서는 T 세포의 특정 단백질(PD-1 또는 CTLA-4와 같은)이 다른 세포의 각각의 리간드(PD-L1 또는 B7 계열 단백질과 같은)에 결합할 때 억제 신호를 촉발함으로써 이를 달성한다. 그러나 많은 암세포는 PD-L1과 같은 리간드를 표면에 과발현하도록 학습해 '자기'self인식 신호를 모방하게 하며 종종 자신을 정상세포로 위장하게 한다.

T 세포는 이렇게 위장한 암세포를 '남'non.self이 아닌 '자기'로 취급하게 되어 암세포는 면역체계의 공격을 피하여 성장하고 증식하게 된다. 면역관문억제제는 이러한 면역관문을 '차단' 또는 '억제'하여 T 세포가 암세포를 식별하고 공격할 수 있게 한다.

이들 중 가장 흔하게 사용되는 것은 PD-1/PD-L1 억제제[예: 펨브롤리주맙Pembrolizumab(상품명 키트루다), 니볼루맙Nivolumab(상품명 옵디보), 아테졸리주맙Atezolizumab(상품명 티쎈트릭), 아벨루맙Avelumab(상품명 바벤시오), 더발루맙Durvalumab(상품명 임핀지)]와 CTLA-4 억제제[예: 이필리무맙Ipilimumab(상품명 여보이)]이다. 이런 억제제의 사용은 흑색종, 비소세포폐암, 신세포암 등 여러 암에서 의미 있는 치료 성공을 보여주었다.

이와 대조적으로 능동 면역 요법은 특히 면역체계를 통해 암세포를 목표로 하며, 대표적인 예는 키메라 항원 수용체 T 세포CAR-T: Chimeric antigen receptor-T 치료이다. 일명 CAR-T 치료라고 부른다. 이것은 면역항암 치료의 맞춤치료 형태다. 이 접근법은 암세포의 특정 항원을 인식할 수 있는 키메라 항원 수용체CAR로 알려진 합성 수용체를 발현하도록 환자의 자가 T 세포를 재설계하는 것을 포함한다. 이 과정은 환자의 말초 혈액에서 T 세포를 수집하는 백혈구 성분채집술로 시작되며, 그런 다음 이 세포는 암세포 표면에 있는 종양 관련 항원에 결합하는 CAR을 발현하도록 생체 외에서 유전적으로 변형된다. 이렇게 변형된 CAR-T 세포는 환자에게 다시 주입되기 전에 시험관 내에서 배양되며, 이 프로세스는 몇 주가 소요될 수 있다. 재주입 시 CAR-T 세포는 표적 항원을 발현하는 암세포를 특이적으로 인식하고 세포독성을 유도할 수 있어 암 박멸에 대한 표적 접근법을 제공할 수 있다.

CAR-T 치료가 유명해진 것은 바로 에밀리 화이트헤드 때문이다. 2017년 8월 30일 세계 최초의 CAR-T 치료제 「킴리아」가 미국 FDA 허가를 받았을 때 국내 언론방송을 통해 「킴리아」 치료로 완치된 '에밀리 화이트헤드' 사례가 소개되었다. 5살이던 2010년 5월, 에밀리는 급성 림프구 백혈병 진단을 받았다. 2012년 2월 골수 이식술을 앞두고 있었지만, 2011년 말 의료진은 에밀리의 상태가 너무 악화돼 선택의 여지가 없다고 판단하고 호스피스나 집으로 보낼 것을 권했다. 그러나 에밀리의 부모는 당시 미국 필라델피아 아동 병원CHOP에서 진행하는 CAR-T 치료 임상 1상 소식을 듣고 2012년 4월 에밀리를 피험자로 등록시켰다. 유전자를 삽입한 T 세포를 에밀리의 혈액으로 주입하는 것은 당시로선 모험에 가까운 일이었지만, 에밀리에겐 마지막 기회였다. 에밀리는 6주 동안 격리상태로 이 과정을 거쳤다. 고통이 크다 보니 의료진은 에밀리에게 인공호흡기를 착용시킨 채 14일간 혼수상태를 유도하기도 했다. '킴리아'가 마침내 효과를 보였다. 그해 5월 10일, 에밀리의 몸에서 암세포가 사라진 것이 확인되었다. 5년 후인 2017년 5월 10일에도 암세포가 사라졌음을 확인하였고, 10년이 지난 지금까지도 '에밀리 화이트헤드'는 건강하게 살아가고 있다.

그러나 면역관문억제제나 CAR-T 세포 치료 모두 우리가 원하는 만큼의 치료 결과를 얻지 못하는 경우가 생겼다. 그래서 그 치료를 증가시키고 부작용을 감소시키기 위한 다른 병행요법이 꾸준히 제시되고 있다. 그중 하나가 바로 비타민 C 요법이다. 고용량 비타민 C 주사를 통해서 약리학적 아스코베이트(비타민 C의 정맥 내 주입으로 혈장 내 농도가 ~20mM이 됨)까지 용량을 올려주면, T 세포를 활성화시키고, 조절 T 세포를 안정화시켜 부작용을 감소시킬 수 있다.

비타민 C(L-아스코르브산, $C_6H_8O_6$-)는 1930년대에 스젠트-교르기(Szent-Györgyi)와 동료들이 발견한 2개의 이온화 가능한 수산기 및 176.13 daltons의 분자 질량을 가진 6개의 탄소로 구성된 소분자 항산화제다. 일반적으로 비타민 C로 알려진 아스코르베이트는 과일과 야채 섭취를 통해 일일 섭취량 100~200mg을 충족해야 하는 인간에게 필수적인 미량 영양소다. 인간은 L-글루코락톤이 L-아스코르브산으로 전환되는 것을 막는 돌연변이로 인해 아스코르베이트 생합성이 불가능하다. 적절한 아스코르베이트 섭취가 없으면 여러 생리학적 기능의 항상성이 방해받는다. 아스코르베이트는 두 번의 단일 전자 산화를 겪을 수 있는 공여 항산화제다. 이 기능은 콜라겐 생합성 및 탄력성, 산화환원 조절, 효소 기능(보조인자로서), 호르몬 조절 및 생합성, 아미노산 대사에서 중심적인 역할을 한다. 보조인자로서 아스코르베이트는 TET(Ten-eleven 전위) 단백질 및 JHDM(Jumonji C 도메인 함유 히스톤 데메틸라제)와 같은 효소에 대한 후생적 조절자로서 기능한다. Fe^{3+}를 Fe^{2+}로 환원함으로써 아스코르베이트는 DNA 탈메틸화를 촉진하여 암세포와 면역세포를 포함한 여러 세포 집단에서 유전자 발현을 후생적으로 변형시킨다.

식이를 통한 비타민 C 섭취 시 혈중 비타민 C의 농도는 0.08mM 이하다. 정맥 투여 시 비타민 C는 최종 혈장 농도와 소변 배설에 영향을 미치는 독특한 약동학을 가지고 있다. 비타민 C를 하루에 6g을 복용하는 경우, 남는 비타민 C는 소변으로 배출되도록 하는 엄격한 생리학적 조절로 인해 혈중 비타민 C농도는 0.22mM을 넘지 못한다. 흥미롭게도, 비타민 C를 정맥 내 투여하면 엄격한 비타민 C 수송체 조절 혈중 농도를 일시적으로 우회하여 15-20mM이상의 혈중 농도를 얻을 수 있다. 이러한 독특한 비타민 C 약동학의 놀라운 결과는 선택적으로 암세포를 고농도 죽이는 것이며, 이를 통해 수많은 임상 적용이 가능한 새로운 잠재적 항암 치료법이 된다.[2]

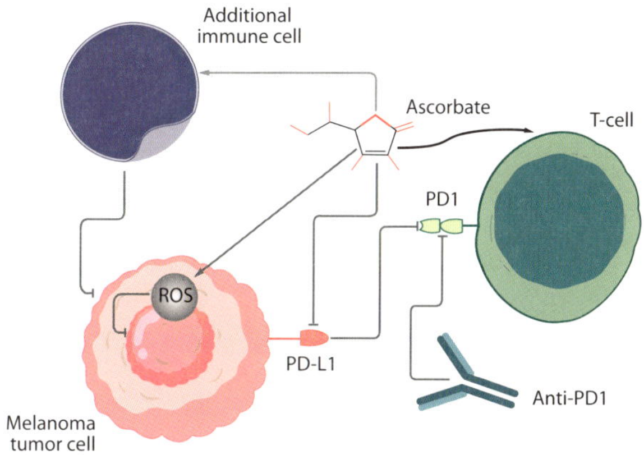

2 Burkard, et al. High-Dose Ascorbate in Combination with Anti-PD1 Checkpoint Inhibition as Treatment Option for Malignant Melanoma. Cells. 2023; 12(2): 254

CHAPTER

5

비타민 C, 암과의 전쟁 II

비타민 C 암과의 전쟁 Three

1. 암 환자와 활성산소, 염증
2. 비타민 C와 암 환자의 삶의 질
3. 비타민 C와 통증, 수술 회복

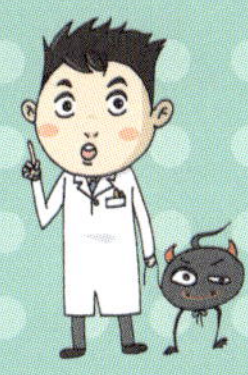

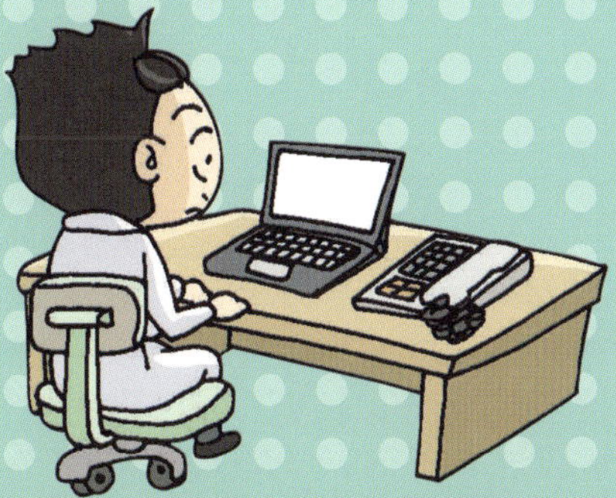

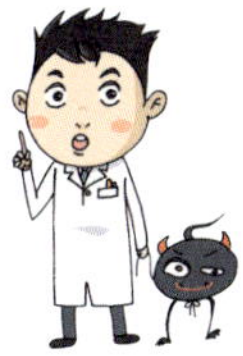

비타민 C 암과의 전쟁 THREE

이번 장에는 그동안 비타민 C 치료를 통해 효과를 본 임상 사례를 소개하겠다. 비타민 C 치료는 1950년대부터 문헌상 암 환자 치료에 사용했지만, 본격적으로 불을 지핀 것은 라이너스 폴링과 유안 카메론 박사가 시작한 1970년대부터라고 생각하면 된다.

암 치료도 과거에는 암세포를 직접 죽이자는 세포독성 항암제부터 시작하여 암세포가 성장하는 데 관여하는 표적항암제, 그리고 최근에는 면역 회피를 통해 암세포가 면역세포로부터 피해 가는 것을 역으로 이용하여 치료하는 면역관문억제제나 CAR-T 치료법까지 개발되었다. 이 모든 과정에 꼭 필요한 치료가 있다면 그건 바로 비타민 C 치료이다. 따라서 비타민 C 치료는 모든 암 환자가 반드시 해야 한다.

> "침상의 결과가 과학의 결과보다 중요하다."
>
> -쿠스마울의 법칙-

1. 라이너스 폴링과 유안 카메론

1976년과 1978년에 비타민 C가 말기 암환자의 삶의 질을 상승과 생존기간을 연장시킨다는 논문 발표

→

2. 찰스모텔박사 (메이요크리닉)

1985년 무작위 이중맹검 연구에서 비타민 C가 암환자 치료에 전혀 도움이 안 된다는 논문 발표

→

3. 의료계 반응

비타민 C는 암환자에서 효과가 없음

↓

4. 마크 레빈 박사 (미국, NIH)

암치료에서 비타민 C 주사요법만 항암 효과가 있다고 발표하며, 메이요 클리닉 연구의 문제점 제시

→

5. 휴 리오단 박사

비타민 C는 항암제라고 제시하며, 본격적인 환자 치료 시작

→

6. 새로운 개념

Pharmacological Ascorbate

↓

7. 임상연구

대학병원 중심으로 임상연구 진행

→

8. 대한비타민연구회

비타민 검사(비타민 C 수용체/ 혈중 농도)를 통해 비타민 C의 암 치료

→

9. 미래

비타민 C가 항암제로 인정

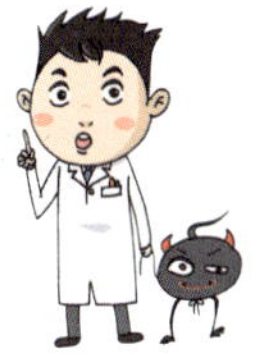

| 1장 |

암 환자와 활성산소, 염증

활성산소는 염증을 유발하고 암세포를 성장시키는 데에 중요한 요인이다. 그래서 효과적으로 활성산소를 억제하는 것이 암세포를 막는 데 매우 중요하다. 실제로 암 환자분들의 활성산소 수치가 높다는 사실에 미루어 볼 때, 만약 암이 완치된 사람도 암이 없는 사람보다 활성산소가 높을까 하는 고민을 해본다.

그래서 암 환자, 암이 완치된 사람, 암이 없는 사람 이렇게 3군으로 나누어서 혈중 활성산소를 검사하였다. 그 결과 암 환자가 활성산소가 가장 높고, 그다음이 암이 완치된 사람이며, 암이 없는 사람이 가장 낮았다. 이는 암이 완치되었다고 하더라도 지속적으로 항산화 치료를 통해서 활성산소 수치를 떨어뜨리는 것이 암 발생을 막고, 암 치료로 인한 부작용을 감소시키는 데 도움이 된다는 것을 뜻한다.

표 1 인구통계학적 자료(1군: 암 환자/ 2군: 암이 완치된 사람/ 3군: 암이 없는 사람)

	1군	2군	3군	전체	p값
성별					0.16
남	31(38.8%)	12(29.3%)	66(45.2%)	109(44.9%)	
여	50(61.2%)	29(70.7%)	80(54.8%)	159(55.1%)	
전체	81(100.0%)	41(100.0%)	146(100.0%)	268(100.0%)	
나이	56.0±1.2	52.2±1.5	56.8±0.9	55.8±0.7	0.06

표 2 암의 종류(1군: 암 환자/ 2군: 암이 완치된 사람)

	1군	2군	전체
위암	13(16.0%)	2(4.9%)	15(12.3%)
폐암	11(13.6%)	3(7.3%)	14(11.5%)
간암	7(8.6%)	2(4.9%)	9(7.4%)
유방암	16(19.8%)	13(31.7%)	29(23.8%)
자궁암	3(3.7%)	5(12.2%)	8(6.6%)
대장암	11(13.6%)	8(19.5%)	19(15.6%)
췌담도암	3(3.7%)	1(2.4%)	4(3.3%)
기타	17(21.0%)	7(17.1%)	24(19.5%)
전체	81(100.0%)	41(100.0%)	122(100.0%)

표 3 암과 활성산소 관계(1군: 암 환자/ 2군: 암이 완치된 사람/ 3군: 암이 없는 사람)

	1군	2군	3군
남	389.25±13.07	275.57±17.14	238±23+10.84
여	425.92±11.42	312.25±14.91	274.91±12.60
p값	〈0.0001	0.0376	

그림 1 암과 활성산소 관계(1군: 암 환자/ 2군: 암이 완치된 사람/ 3군: 암이 없는 사람)

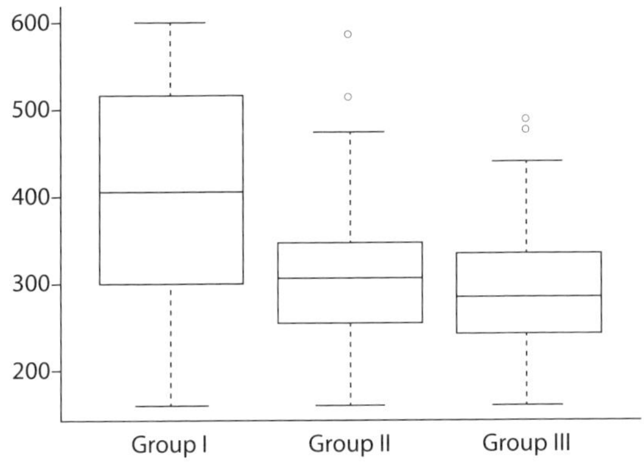

활성산소는 염증을 유발한다. 어떻게 보면 암세포의 시작은 염증부터라는 말이 있다. 따라서 염증을 예방하는 것이 암 치료의 시작인 셈이다. 대부분 암 조직의 미세환경에는 염증성 성분이 존재한다. 병원에서 쉽게 하는 염증 검사 중 하나가 바로 C-반응 단백질(CRP)이다. 이것은 염증의 심한 정도를 나타내는데 CRP가 높으면 암 환자의 예후가 나쁘고, 생존율이 감소하는 것과 관련이 있다. 고용량 비타민

C로 투여할 경우 여러 병리 현상에서 예방 및 치료 역할을 한다. 리오단 박사팀은 실제로 고용량 비타민 C가 암 환자의 염증을 억제하는지를 조사하였다.

리오단 클리닉에서 고용량 비타민 C 주사를 맞은 45명의 암 환자를 대상으로 혈액검사를 주사 전후로 조사하였다. 비타민 C 용량은 7.5g~50g이었고 암의 종류는 전립선암, 유방암, 방광암, 췌장암, 폐암, 갑상선암, 피부암, B세포 림프종이며 혈액검사는 CRP, 종양표지자, 사이토카인 등이다.

검사 결과 75%는 염증의 호전을 보였고, 25%는 반대로 악화되었다. 종양표지자(PSA, CEA, CA27.29 및 CA15-3)와 CRP 변화 사이에는 상관관계가 있었다. 또한 비타민 C 투여 후 염증 사이토카인 IL-1α, IL-2, IL-8, TNF-α, 케모카인 에오탁신 및 CRP가 크게 감소하였다. 결론적으로 고용량 비타민 C는 암 환자의 CRP, 종양표지자, 염증 사이토카인에 영향을 미쳐 암 환자의 염증을 감소시킨다.[1]

리오단 박사의 연구에 따르면 비타민 C는 염증을 억제하는 것으로 나타났다. 이는 암의 시작점부터 차단할 수 있다는 뜻이므로, 암 환자에게 꼭 필요한 치료가 아닐까 한다.

1 Mikirova N, et al. Effect of high-dose intravenous vitamin C on inflammation in cancer patients. J Transl Med. 2012 Sep 11:10:189.

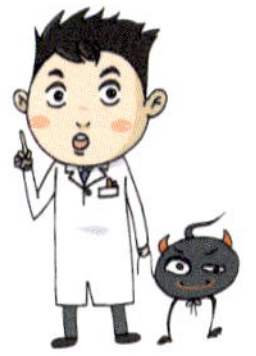

| 2장 |

비타민 C와 암 환자의 삶의 질

암 환자에서 삶의 질은 암 치료만큼 중요하다. 더 이상 항암제 치료조차 할 수 없는 환자의 경우라도 아무것도 안 하는 것보다 무엇이라도 하고 싶은 절박한 심정일 것이다. 그중 안전하면서도 효과적으로 치료할 수 있는 것이 바로 비타민 C 치료이다.

우리는 말기 암 환자를 대상으로 비타민 C 주사 요법이 삶의 질에 어떠한 영향을 미치는지를 알아보았다. 39명의 환자에게 주 2회 비타민 C 10g을 정맥으로 투여하고, 매일같이 경구로 4g을 복용하도록 했다. 그런 다음 인구통계학적 데이터를 조사하고 비타민 C 투여 후 환자의 삶의 질 변화를 평가했다. 삶의 질은 EORTC QLQ-C30을 사용하여 평가했다. 전반적 건강/삶의 질 척도에서 비타민 C 투여 후 건강 점수는 36±18에서 55±16으로 개선되었다(p=0.001). 기능적 척도에서 환자들은 비타민 C 투여 후 신체적, 역할, 정서적, 인지적 기능에 대해 유의하게 더 높은 점수를 보고했다(p〈0.05). 증상 척도에서는 비타민 C 투여 후 피로, 오심/구토, 통증, 식욕 감퇴 점수가 유의하게 낮았다(p〈0.005). 그 외 기능 및 증상 척도는 비타민 C 투여 후에도 큰 변화가 없었다. 다시 말하는데 말기 암 환자에서는 치료만큼 삶의 질이 중요하다. 비타민 C의 항암 효과에 대해서는 여전히 논란이 있지만, 비타민 C의 사용은 말기 암 환자의 삶의 질을 향상시키는 안전하고 효과적인 치료법으로 여겨진다.[1]

비타민 C 주사는 더 이상 치료 옵션이 없는 환자에게 해를 끼치지 않는 한 영양 주사와 함께 사용하면 효과적일 수 있다. 그러나 환자의 상태가 너무 나빠서 득보다 실이 많을 것 같으면 시도하지 않는 것이 좋다.

---

1 Yeom CH, et al. Changes of terminal cancer patients' health-related quality of life after high dose vitamin C administration. J Korean Med Sci. 2007;22(1):7-11.

표 4 말기 암 환자에서 비타민 C 투여 후 삶의 질 변화

항목	투여 전	투여 후	통계값(p 값)
전반적인 건강 상태			
건강 점수	36±18	55±16	0.001
기능 상태			
신체 점수	66±20	72±15	0.037
역할 점수	59±31	73±22	0.002
감정 점수	68±24	78±19	0.001
인지 점수	69±23	80±16	0.002
사회 점수	62±34	71±24	0.049
증상 상태			
피로 점수	52±24	40±19	0.001
오심/구토 점수	24±25	11±15	0.001
통증 점수	30±32	21±25	0.013
호흡곤란 점수	23±28	15±20	0.051
수면장애 점수	32±35	26±25	0.029
식욕부진 점수	50±43	31±29	0.005
변비 점수	19±26	16±25	0.39
설사 점수	16±24	11±18	0.218
경제 점수	25±27	23±24	0.914

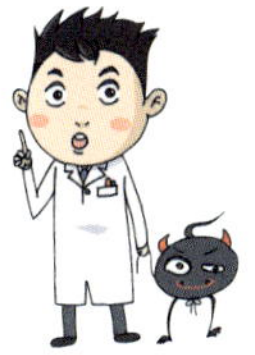

| 3장 |

비타민 C와 통증, 수술 회복

비타민 C는 상처 회복을 돕는 능력이 있다. 따라서 수술을 앞둔 환자에서 비타민 C를 수술 전부터 정맥 투여하는 것은 도움이 된다. 또한, 수술 시 통증 감소 효과도 있어 진통제 사용을 줄일 수 있는 이점 때문에 수술 전부터 암 환자한테 고용량 비타민 C 주사를 투여하고 있다. 물론 체중감소가 심한 환자는 영양제 주사부터 투여하는 것이 원칙이다.

과거부터 암성통증이 있는 환자분들에게 비타민 C 고용량 요법은 통증 감소와 진통제 사용량을 줄였다고 보고되었다.[1, 2]

---

1 Cameron E, Campbell A. The orthomolecular treatment of cancer. II. Clinical trial of high-dose ascorbic acid supplements in advanced human cancer. Chem Biol Interact. 1974;9(4):285-315
2 Murata A, Morishige F, Yamaguchi H. Prolongation of survival times of terminal cancer patients by administration of large doses of ascorbate. Int J VitamNutrRes Suppl. 1982;23:103-13

비타민 C가 암 환자에서 통증을 감소시키는 기전은 다음과 같다. 첫째는 항산화 항염증 작용이다. 둘째는 비타민 C가 카테콜라민 신경 전달 물질의 합성을 위한 보조인자로 작용하여 신경 통증을 조절한다. 셋째, 비타민 C는 펩티딜글리신α-아미드화모노옥시게나제(PAM) 효소의 보조인자로 작용하여 아미드화된 오피오이드 펩타이드 합성에 관여하여 진통 효과를 나타낸다. 넷째, 비타민 C는 콜라겐 합성을 통해 조직을 강화시켜 통증 감소 효과를 보이기도 한다.

비타민 C 정맥주사가 수술 후 통증 감소에 도움이 된다는 연구 결과가 있어서 소개한다. 비타민 C는 항산화, 신경보호, 신경조절 효과가 있으며 통증을 감소시키는 효과도 보인다. 연구자들은 복강경 결장 절제술을 받는 환자의 모르핀 투여와 통증에 대한 비타민 C의 효과를 평가하였다. 총 100명의 암 환자를 대상으로 치료군은 마취 후 바로 비타민 C(50mg/kg)를, 대조군은 투여하지 않았다. 그리고 수술 후 2시간, 6시간, 24시간 후 모르핀 소모량과 통증 점수를 평가하였다. 그 결과, 치료군은 수술 종료 시 비타민 C의 혈중농도가 더 높았고, 수술 종료 후 2시간에 모르핀 소모량이 현저히 감소하였으며, 수술 후 24시간 동안 휴식 시 통증 점수가 유의하게 낮았다. 단, 부작용, 피로 점수, 기침 시 통증 점수는 두 군 간 유의한 차이가 없었다. 결론적으로, 고용량 비타민 C 주사가 처음 24시간 동안 수술 후 통증 감소와 모르핀 소모량을 줄여준다.[3]

3 Jeon Y, et al. Effect of intravenous high dose vitamin C on postoperative pain and morphine use after laparoscopic colectomy: a randomized controlled trial. Pain Res Manag. 2016:2016:9147279.

수술을 앞둔 환자에서 비타민 C 치료의 효과는 다음과 같다. 첫째는 상처 치유와 수술 후 합병증을 예방한다. 둘째는 HIF를 억제하여 암유전자의 발현을 감소시킨다. 그로 인해 수술 시 암이 다른 부위로 전이되는 것을 막을 수 있다. 실제로 수술 전후로 비타민 C 주사를 맞는 환자가 회복이 빠르고, 합병증도 적으며, 상처 부위도 빠르게 아문다.

과거에 내 환자 중 한 명의 사례가 있다. 그는 40대 남자로 위암 진단하에 수술을 받았지만, 2주가 지나도록 상처 치유가 되지 않아 환부가 벌어진 상태로 매일 소독만 하고 있었다. 당시 알고 지내던 수녀님께서 나에게 방문 치료를 부탁했고, 나는 가정간호사 선생님과 함께 직접 환자를 방문하여 상처 부위를 본 뒤 비타민 C 10g을 2주 동안 매일 정맥주사로 투여하였다. 그 결과, 상처가 말끔히 좋아지는 것을 볼 수 있었다. 이 사례처럼, 수술을 하신 분들은 가급적 비타민 C 주사를 맞는 것을 추천한다.

CHAPTER

6

비타민 C, 암과의 전쟁 II

나의 환자 이야기

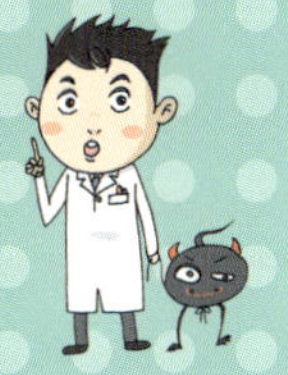

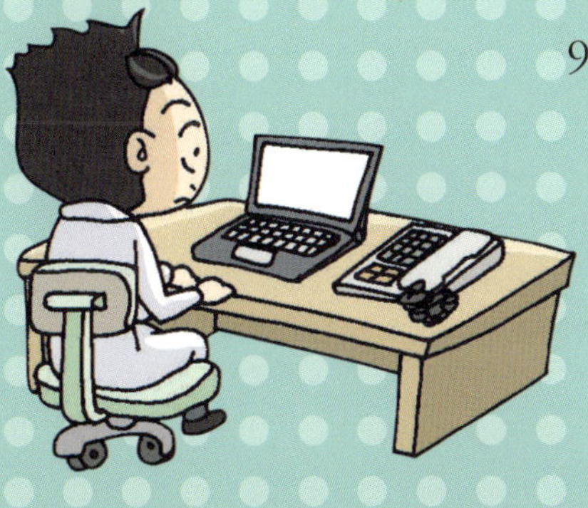

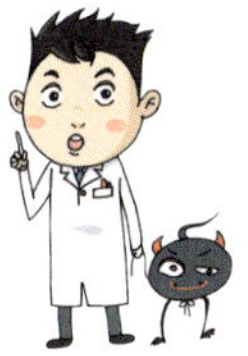

나의 환자 이야기

이번 장은 지난 20년 동안 제가 비타민 C 요법으로 치료한 환자들의 이야기다. 이 환자분들의 투병 과정을 통해서 여러분도 용기를 얻기를 바란다.

처음 비타민 C 치료를 시작 할 때만 하더라도 지금처럼 항암제가 많지 않았기 때문에 항암제 치료에 실패한 환자들을 대상으로 고용량 비타민 C 치료를 자주 사용했다. 실제로 약 10%의 환자들은 암이 억제되고 심지어 완치되기도 했다. 하지만 10%의 환자 결과만 보고 비타민 C 치료만 고집할 수는 없다.

암 치료에 변화가 나타나기 시작했다. 항암제는 세포독성에서 표적항암제를 거쳐, 면역관문억제제, 카티 치료제로 눈부시게 발전하였다. 즉, 암 치료는 기존의 암세포를 무조건 죽이겠다는 생각에서 암과 더불어 살아간다는 개념으로 바뀌었고, 면역 회피 암세포를 찾아서 우리 몸의 면역세포들이 면역 반응을 할 수 있는 상황으로 만들었다. 어쩌면 사고의 전환에서 오는 놀라운 변화인지도 모른다.

비타민 C 치료 역시 시대의 상황에 발맞추어 변화되었다. 과거에는 암세포를 직접 죽이는 것이 목적이었다면, 이제는 항암제의 부작용을 막고 면역세포를 활성화시켜 항암제 효과를 올리고 재발을 방지하는 목적으로 사용하게 되었다. 사실 내가 경험한 환자분들도 초기에는 암을 직접 치료해서 효과를 보았다면 나중에는 항암제 효과 증가와 재발 방지로 효과를 보게 되었다.

암과의 싸움은 어떤 전략과 전술을 사용하느냐에 따라서 엄청난 결과를 가져온다. 바로 이 시점에 우리가 환자를 위해서 가장 좋은 방법을 찾고, 그 방법으로 환자를 치료했을 때 비로소 암과의 싸움에서 이기는 것이라고 생각한다.

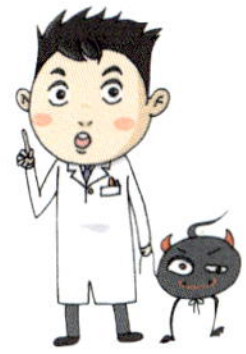

| 1장 |

비타민 C를 알려준 환자 이야기

자기를 좋아하는 사람도
필요로 하는 사람도 없다고 느낄 때 오는 고독감은 가난 중의 가난이다.
-마더 테레사-

감사란 고마움의 표시이다. 우리는 세상을 살아가면서 크든 작든 감사할 일들을 참 많이 겪게 된다. 본의 아니게 행한 일이 누군가에게 도움이 되었을 때, 나의 사소함이란 나에게 있어 자연스럽고 당연한 일로 간주하지만, 그것을 받는 사람에게는 커다란 감동으로 남아 감사할 일이 되는 것이다. 서로가 서로에게 주는 선물과도 같은 이 감사는 주는 쪽과 받는 쪽 모두 으레 좋은 일로 기억된다. 그렇게 생각하면 의사란 직업은 참으로 매력적인 일이 아닐 수 없다. 치료에 대한 정당한 보수를 받음에도 불구하고 잘 치료해 주셔서 감사하다는 뿌듯한 말까지 덤으로 들을 수 있으니 말이다.

지금으로부터 25년 전의 일이다. 내가 군의관으로 근무할 당시 알고 지내던 수녀님으로부터 한 통의 전화가 걸려 왔다. 의아함보다는 반가움이 앞서 나도 모르게 목소리 톤이 살짝 높아졌다.

"수녀님! 안녕하셨어요?"

염 선생님, 별일 없으시죠?

"네, 저야 뭐 군 생활 착실히 잘하고 있죠. 그런데 무슨 일로?"

그게 저, 혹시 가정방문을 해줄 수 있을까 싶어서요.

"가정방문이요? 무슨 환자인데요?"

난소암 환자인데 복수가 심해서요. 가정에 가서 복수를 뽑아주었으면 하는데, 괜찮을까요?

"그럼요, 도와드려야죠. 언제 가면 되나요?"

나는 흔쾌히 수녀님과 약속하고 정해진 날짜에 맞춰 환자의 집을 방문하였다. 의료기구들을 챙겨 환자에게로 향하는 동안 머릿속으로 환자의 상태와 모습을 그려보던 나는 수녀님의 안내를 받고서 적잖이 놀랐다. 일반적으로 가정방문을 하는 집들은 상황이 좋지 않은 초라한 행색의 집들인 경우가 대부분이었는데, 이번에 방문한 집은 무려 아파트인 데다가 그 평수 또한 아주 컸다. 흔치 않은 경우라 놀란 마음을 애써 감추고 초인종을 누르니 머지않아 환자분이 직접 문을 열어주었다.

"어서 오세요, 수녀님."

"자매님, 안녕하세요."

"의사 선생님도 이렇게 먼 길을 다 와 주시고 정말 감사드립니다. 들어오세요."

오랜 시간 기약 없던 친구를 만나기라도 한 듯 눈을 마주치고 감사하다고 웃는 환자는 너무나 밝게 응대해 주는 모습으로 또 한 번 나를 놀라게 했다. 환자는 복수로 인해 배가 남산만큼 불러있는 상황으로 금방이라도 터질 것만 같았음에도 불구하고 뒤뚱뒤뚱하면서 잘 걸어 다녔고, 말도 더디지 않게 또박또박 잘하였다. 나는 수녀님과 함께 소파에 앉아서 일단 환자의 상태에 대해서 듣기로 했다. 환자의 어머니께서 준비한 차를 내오시고는 함께 자리했다.

"자, 이제 환자의 상태에 관해서 이야기해 주세요."

"네, 선생님. 제 애는 말이죠."

환자 대신 어머니가 이야기를 시작했다. 환자는 2년 전에 난소암 진단을 받고 병원으로부터 수술을 권유받았으나 아이를 낳고 싶다는 생각에 수술을 포기하고 항암제 치료만 받아왔다. 그러나 항암제 치료의 부작용이 너무 심한 탓에 결국 중도 포기하고 대체의학 치료를 시작했다고 한다. 그러는 동안에도 병은 계속해서 진행되었고, 특히 복수가 심해 하루하루 생활하기도 어려울 지경이 되었다. 환자는 복수 때문에 응급실에 자주 내원하였는데 안타깝게도 그녀의 복수는 젤리 모양으로되어있어 일반적으로 복수를 뽑는 방법으로는 배출이 어려운 상태였다. 즉, 일반적인 복수 천자는 우측 아랫배에 주삿바늘을 꽂으면 복수 액이 바늘을 통해 관으로 빠져나오지만, 그녀의 경우는 복수가 뮤신이라 젤리 양상으로 바늘을 꽂아도 잘 배출이 되지 않는 것이었다. 그래서 의사가 2시간 동안 주사기를 꽂고 뽑아주어야 하는데 이는 현실적으로 불가능한 일이다. 하루가 다르게 복수가 차올라 배가 터질 듯 부풀어 오르는 고통 속에 환자는 매일 같이 응급실에 내원하였지만, 단 한 번도 속 시원하게 복수를 뺀 적이 없었다고 한다. 게다가 응급실 의사한테 심한 말을 들은 적도 여러 번 있는 까닭에 배가 불러 괴로울지언정 다시는 응급실에 가지 않겠노라고 어머니께 호소하기도 했단다.

나는 환자 보호자로부터 환자의 이야기를 듣고 나서 곧바로 복수를 뽑아주기 시작하였다. 18게이지 주삿바늘을 배에 꽂은 후 50cc 주사기로 뽑아주는 형태로, 한 번에 50cc씩 최소 100번을 뽑아주어야 5ℓ 정도의 복수 액이 빠져나올 수 있으며 그래야 그녀의 배가 다소 편안해진다. 모든 과정을 마치는 데에는 대략 2시간 정도의 시간이 걸렸고, 어느덧 내 이마에는 땀방울이 맺혔다. 환자는 앉은 자세에서 2시간가량을 바른 자세로 있었음에도 전혀 힘들어하는 기색이 없었다.

"자, 다 끝났습니다. 힘드셨죠?"

"아니요, 선생님. 너무나 감사합니다.
이제껏 이렇게 쉽게 복수를 뽑은 적이 없었어요."

"그래요? 하하, 좀 편안하신가요?"

"네. 정말 너무너무 편하고 좋아요. 감사드립니다."

몹시도 신기한 듯 눈을 동그랗게 뜨고서 감사하다고 몇 번이고 고개를 조아리는 그녀에게 나는 그저 웃어주었다. 그동안 여러 차례 복수를 뽑았지만 이렇게까지 희열과 행복을 느낀 적은 없었던 모양이었다. 그녀는 쏙 들어간 자신의 배가 믿기지 않는지 한결 가벼워진 몸으로 이리저리 움직이면서 어머니와 함께 저녁 식사 준비를 하였다. 시간은 이미 저녁 9시를 지나고 있어서 사실 배가 무척 고팠다. 바닥에 널려있던 기구들을 챙기고서 수녀님과 잠시 얘기를 나누고 있자니 부엌에서 부르는 소리가 들렸다. 천천히 걸음을 옮긴 나는 곧 눈앞의 광경에 입이 떡 벌어지고 말았다.

"식사하세요. 많이들 시장하시죠."

"와, 이렇게나 준비를 많이 하시다니. 언제 이런 걸 다 하셨어요."

"뭘요, 별로 준비한 것도 없는데. 어서 드시죠."

수녀님이 해주신 식사 전 기도를 신호로 나는 곧 정신없이 젓가락을 움직였다. 식탁 위의 음식들은 밥, 국, 김치, 불고기, 계란말이 등 하나하나가 매우 정성스럽게 준비되어 있었다. 어느 것 하나 맛있지 않은 것이 없을 정도로 환자와 그 어머니의 정성이 그야말로 알차게 담겨 있었다. 한동안 이리저리 식탁 위를 오가던 젓가락질을 멈추고 고개를 들자, 곁에서 흐뭇한 얼굴로 바라보는 환자와 어머니가 보였다. 마치 자식에게 밥을 먹이듯 한없이 뿌듯한 눈길로 보는 그들이었다.

"두 분도 같이 식사하시죠."

"아니요. 저희는 미리 먹었습니다. 많이 드세요."

"근데 반찬이 정말 많고 다 맛있네요. 이렇게 준비하시느라 힘들지 않으셨어요?"

"무슨 말씀을, 저녁 식사라도 대접을 할 수 있어서 얼마나 행복한지 몰라요. 오히려 저희가 감사할 따름입니다. 감사합니다, 선생님. 수녀님도요. 정말 감사해요."

입버릇처럼 진심을 담아 감사를 전하는 모녀에게서 식사 후 차까지 한잔 얻어 마신 후에야 수녀님과 함께 그 집을 떠났다. 그리고 다음번부터는 나 혼자서 가게 되었는데, 나는 사실 그렇게 시작한 인연이 길어야 3개월쯤 될 거로 생각했다. 그러나 내 예상과는 다르게 어느새 5년이란 세월이 흘렀고, 그 5년이란 시간 동안 2주에 한 번씩은 반드시 그녀의 집에 방문하여 복수 천자를 해주었다. 눈이 오나 비가 오나 그녀와 약속한 시각은 꼭 지켰고, 또 지키려고 노력했다. 그렇지 않으면 그녀가 차오른 복수로 인해 혼자 끙끙 앓으며 너무나도 힘든 시간을 보낼 것이 불 보듯 뻔했기 때문이다.

하루는 비가 몹시도 많이 왔다. 그날은 홍수주의보까지 발령된 기상악화로 인해 바로 앞의 사물조차 잘 보이지 않을 정도였다. 이런 상태에서 운전하려니 도저히 엄두가 나질 않아 고민 끝에 나는 하는 수 없이 환자에게 전화를 걸었다. 신호가 채 몇 번 가기도 전에 그녀가 전화를 받았다.

"여보세요. 자매님?"

네, 선생님. 어디쯤이세요?

"그게, 오늘은 비가 너무 많이 와서 못 갈 것 같아요. 아무래도 내일 방문해야겠어요."

아, 그래요? 그렇군요. 네, 알겠습니다.

무던히도 기다리던 중이었는지 곧바로 전화를 받은 그녀는 처음 들떠있던 목소리가 금세 다 죽어가는 기색으로 바뀌었다. 사실 오늘쯤이면 복수가 꽤 심한 상태일 터였다. 한 발자국 떼기도 힘들 만큼 차오른 복수로 인해 배가 불러있을 그녀였지만 역시나 이 세찬 비를 뚫고 운전해서 온다는 것이 현실적으로 힘들다고 판단을 한 건지 구태여 조르지 않고 수긍해 주었다. 내일은 꼭 갈게요, 미안해요. 덧붙인 내 사과에 알았다고 작게 내뱉는 그녀의 말을 듣고서 이내 통화를 마쳤다.

궂은 날씨에 운전하지 않아도 된다는 생각은 그러나 좀처럼 날 안심시켜 주지 않았다. 마지못해 알겠다고 말하던 기운 빠진 환자의 목소리는 환청이라도 되듯 계속해서 귓가에 맴돌고 있었다. 시간이 흐르고 흘러 저녁 9시를 넘길 무렵, 마음 한구석이 몹시도 불편하여 하릴없이 방안을 서성이던 나는 급기야 겉옷을 챙겨 입고 있었다. 얼마나 오늘을 기다렸을까. 오늘이 온다는 사실에 하루하루 얼마나 많은 고통과 싸우며 견뎌낸 그녀였는가. 내내 기다렸던 나의 방문이 허사가 되어 그만큼의 시간을 더 아파할 환자를 생각하니 그냥 이대로 가만히 있는다는 것이 무척이나 미안해져 견딜 수가 없었다. 그래서 결국 다시 환자에게 전화를 걸었다.

"접니다. 지금 갈게요."

네? 정말요? 감사합니다, 선생님. 정말 감사합니다.

그녀도 너무나 힘든 순간이었는지, 차마 오지 말라는 말을 못 하고 단번에 감사의 인사를 건넸다. 나는 전화를 끊고 서둘러 차 키를 집어 들고서 집을 나섰다. 엘리베이터를 기다릴 시간조차 아까워져 정신없이 계단을 뛰어 내려가 차에 올랐다. 비는 더욱 거세어져 있었지만 어떻게든 환자에게 도착해야 한다는 일념으로 시야를 확보하려 노력하며 핸들을 꺾었다. 심한 폭풍우에 굵은 빗줄기를 뚫고 최대한 조심히 운전한 끝에 평상시보다 2시간이나 더 걸려 그녀의 집에 도착했다. 밤

12시가 넘어버린 시각. 아니나 다를까, 그녀는 너무나 힘들어 지친 표정이 역력하였다. 나는 바로 복수를 뽑아주었다.

"힘드셨죠."

"아니요. 너무너무 감사합니다. 이 비를 뚫고 와 주셔서 정말 감사하고 죄송해요."

많은 양의 복수를 뽑아낸 만큼 그녀의 안색은 무척 밝아졌고, 언제 힘들었나 싶게 금세 표정 또한 편안해졌다. 상태를 좀 더 살펴준 후 그 길로 집으로 돌아왔는데 여전히 세차게 퍼붓는 비로 운전이 쉽지 않았음에도 불구하고 마음은 무척이나 편해져 있었다.

나는 그 환자와 5년이란 시간을 보냈다. 나와 다른 선생님이 2주 간격으로 교대로 다니면서 그녀의 복수를 뽑아주었다. 그러면서 참 많은 이야기를 나누었는데 그녀를 통해서 주류의학이 아닌 비주류의학인 대체의학에 대해서 알게 되었다. 그리고 그녀는 나에게 2가지 숙제를 내주었다.

"염 선생님, 암 환자가 가장 원하는 것이 무엇인지 아세요?"

나는 암 환자가 가장 원하는 것은 치료라고 생각했다. 그러나 그녀의 답은 전혀 달랐다.

"암 환자가 가장 원하는 것은 함께해 주는 의사예요. 염 선생님은 지금처럼 암 환자와 함께해 주는 의사로서 남아주세요."

정말 몰랐다. 그동안 암 환자를 진료하면서 모든 의사가 암 환자와 함께해 준다고 생각했지만, 환자들 마음속에는 함께해 주는 의사는 거의 없었다. 그도 그럴 것이 진료 시간이 너무 짧다 보니 환자하고 함께해 줄 수가 없었고, 그로 인해 환자들은 오해 아닌 오해를 하고 상처를 계속 받는 것이었다.

이렇듯 그녀가 내준 첫 번째 숙제는 함께해 주는 의사가 되는 것이었다. 그럼 두 번째 숙제는 뭘까 고민했다. 그것은 바로 비타민 C였다. 그녀가 그동안 많은 대체의학을 공부하고 실험했는데, 비타민 C가 가장 효과적이었다고 했다. 그러면서 나에게 비타민 C를 공부해 달라고 부탁했다. 주류의학을 공부한 의사가 대체의학인 비타민 C를 인정하고 공부한다는 것은 솔직히 어려운 일이다. 그러나 임종을 앞둔 말기 암 환자는 거짓말을 하지 않는다는 사실을 자각한 나는 그때부터 비타민 C를 공부했고, 생각보다 비타민 C 치료의 연구자료가 많고 임상 사례 또한 많다는 것에 깊은 감명을 받았다. 그러다 우연히 미국 캔자스주에 있는 리오단 병원을 알게 되었다.

나는 바로 리오단 박사에게 편지를 썼고, 그에게서 와서 배워도 좋다는 연락을 받았다. 당시 나는 일산병원에 근무했는데, 그곳 과장님이신 조경희 선생님이 허락해 주어 한 달간 단기 연수를 다녀올 수 있었다. 그리고 그곳에서 삼성서울병원 종양내과 박찬형 교수님을 만났다. 리오단 박사와 박찬형 교수님을 통해서 비타민 C 치료의 항암 작용에 대해 확신하게 되었다. 한 달의 시간은 정말 빨리 지나갔지만, 그 한 달은 내가 비타민 C 치료를 본격적으로 할 수 있는 계기가 되었다. 당시 한국에는 비타민 C 10g 이상 되는 고용량 주사 바이알이 없고, 500mg 앰플만 있었다. 그래서 환자분들에게 많은 용량을 사용하려면 전공의 간호사 선생님이 함께 앰플을 까서 믹스하여 환자에게 투여하여야 했다.

다시 이야기로 돌아가, 환자는 한동안 잘 지내다가 어느 날 갑작스럽게 패혈증에 빠졌다. 서둘러 응급실을 통해 입원하였는데 항생제를 처방해 사용했지만, 그녀의 증상은 호전될 기미를 보이지 않았다. 그래서 마지막으로 비타민 C 고용량 요법을 처음으로 환자에게 사용했고, 그녀도 기쁘게 주사를 맞았다. 며칠간 매일 50g의 주사를 맞고 상태가 좋아졌다. 그러나 1주가 지나고 2주가 지나면서 점점 환자의 상태는 악화하였다. 짧지 않은 시간 동안 참아내고 버텨왔다는 사실이 믿기지 않을 만큼 환자는 빠르게 악화하여 버렸다.

"선생님. 감사합니다. 이제는 떠날 때가 된 것 같아요. 지난 5년이란 세월 동안 즐거운 순간도 힘든 순간도 많았지만 제 가슴속에는 선생님과 수녀님이 주신 사랑을 간직하고 있어요. 그리고 처음으로 다른 사람에게 이토록 감사할 수 있다는 것을 느꼈어요. 정말 진심으로 감사해요."

마지막을 덤덤히 받아들이려 애쓰며 그녀는 다시금 웃었다. 고르지 못한 숨소리를 내며 힘겹게 말을 잇는 그녀를 보자 되레 내가 왈칵 눈물이 날 것 같았다. 복받치는 감정을 억누르고서 조심스레 환자를 응시했다. 그녀는 으레 그래왔듯 나와 눈을 맞추고서 한없이 밝게 웃어줄 뿐이었다.

"자매님, 약한 소리 하지 마세요. 이 고비만 넘기면 또 전처럼 될 수 있어요. 그러니까…"

"지금 11월이에요. 위령 성월의 달이죠. 사실 5년 전에는 딱 5년만 더 살면 좋겠다고 엄마하고 약속했었어요. 그 약속이 지켜졌고 또 위령 성월에 죽을 수 있으니 얼마나 행복해요. 게다가 선생님이 이렇게 마지막까지 저를 지켜주시니 저는 참 복이 많은 사람인 것 같아요. 감사합니다."

"맞아. 고생 많았지, 우리 딸. 그동안 너무너무 고마웠다. 고마워, 딸아."

"내가 고맙지. 고마워요, 엄마. 감사해요."

그녀의 어머니는 옆에서 딸의 손을 잡으며 딸에게 마지막 인사를 하였다. 그동안 버텨주어 고맙다고, 충분히 잘 해냈음에 대견스럽다고 말하는 어머니를 향해 그녀 역시 감사를 표했다. 이제껏 곁을 지켜주어서, 힘들 때 버틸 수 있게 도와줘서, 그리고 무엇보다도 자신의 어머니로 살아줘서 고맙다고 말하며 그녀는 이내 눈을 감았다. 생의 마지막 순간에까지 감사라는 선물을 건네준 그녀였다. 죽음은 인간이라면 그 누구에게나 두려움과 불안을 주는 피할 수 없는 존재이지만, 이 죽음이라는 것은 단순히 모든 것이 끝난다는 의미가 아니라 또 다른 새로운 삶으로 옮아간다는 고귀한 의미를 지니고 있다. 그녀는 우리에게 감사라는 의미를 알려주었고, 나 또한 살아오며 감사한다는 말을 참 많이 사용했지만, 그녀처럼 매 순간 마음속에서 우러나오는 진심으로 감사를 했는지 돌이켜 볼 수 있는 소중한 시간이었다.

비록 환자는 숨을 거두었지만, 그녀의 죽음을 통해서 나는 환자와 함께 해 주는 의사와 비타민 C를 연구하는 의사로서 남게 되었다. 그리고 그 길을 나의 숙명이라고 생각하면서 하루하루를 보내고 있다. 어쩌면 이 책도 그녀와의 숙제를 풀기 위한 과정인지도 모른다.

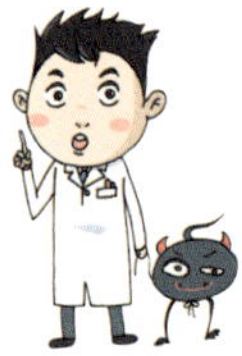

| 2장 |

위암 환자 이야기

지금으로부터 20년 전의 일이다. 그녀는 고용량 비타민 C 주사를 맞은 최초의 환자 중 한 명이었으며, 암이 완치된 지금도 한 달에 두 번 이상 꼭 비타민 C 주사를 맞고 있다. 그런 그녀에 관한 이야기를 시작하겠다.

40대 여성으로 1년 전부터 속쓰림과 소화불량을 겪었지만, 단순히 체한 증세로 생각해 병원을 찾지 않았다. 그러다가 6개월 전에 가슴이 답답하고 현기증 증세가 있어서 병원을 찾아갔다. 담당 의사는 혈액검사와 내시경 검사를 했고, 그 결과 위암 진단을 받았다. 종양 부위에서 출혈이 발생해 속이 쓰리고 현기증 증세가 나타난 것이었다. CT 등 추가 검사를 한 결과 이미 림프절과 복막 내 전이 소견이 보여서 어려울 것 같다는 이야기를 들었다고 한다. 하지만 빈혈이 심하고, 위의 종양 부위에서 출혈이 너무 많아 증상 조절을 위한 수술이 불가피하다는 말에 달리 선택의 여지가 없던 그녀는 수술받기로 하였다. 수술 전날, 그녀는 하느님께 기도를 드렸다.

"주님, 제가 내일 수술을 받습니다. 그 결과가 어떻게 나올지 모르지만 다 받아들일 것입니다. 아이들도 다 커서 걱정이 없고, 남편도 사회적으로 성공하여 제가 없어도 큰 문제는 없습니다. 다만 주님을 영접하고 주님 뜻대로 살겠다고 정말 예전에 맹세하였는데, 그동안 사느라고 그것을 하지 못했습니다. 그 점 죄송하게 생각합니다. 만약 혹시라도 주님의 뜻이 있어 제가 이 고비를 넘겨서 기적적으로 살 수만 있다면 살아있는 동안 주님을 위해서 살아가겠습니다. 그리고 항상 저와 함께해 주셔서 진심으로 감사드립니다. 내일도 제가 마취에서 깰 때까지 주님이 함께해 주실 것이라 믿습니다. 성부와 성자와 성령의 이름으로 아멘."

다음 날 아침 8시에 수술방으로 들어간 환자는 오후 4시가 되어서야 수술방에서 나왔다. 수술 시간은 총 8시간. 임파선 절제까지 해야 했기 때문에 아주 힘들고 어려운 수술이었다. 다행히 수술은 성공적으로 끝났고, 한고비는 넘겼다.

다음 고비는 항암제 치료였다. 종양내과 교수는 항암치료를 잘해도 1년 정도밖에 살 수 없다고 말했다. 이미 주님께 맡긴 몸이라며 항암제 치료도 적극적으로 받기로 한 환자는 병원에 3일간 입원해서 정맥주사를 맞고 퇴원했다. 처음 주사는 견딜 만했으나 2주 후부터가 문제였다. 듣던 것처럼 머리가 다 빠지고, 약이 얼마나 독한지 두 번째 주사를 맞고부터는 입 안이 헐기 시작해서 아무것도 먹을 수가 없었다. 이제 죽으면 죽었지, 항암치료를 그만두고 싶은 생각뿐이었다.

하지만 겨우 참고 세 번째 치료를 받았는데 이때는 그로기 상태가 되어 눈도 떠지지 않았다. 다시 응급실로 실려 갔을 때는 이대로 죽을 터이니 항암치료를 그만두자고 사정했다. 그러나 의사는 일단 병원에 입원한 후 경과를 좀 지켜보자고 하여 피 주사를 맞으면서 치료를 받았는데, 물도 마시지 못할 정도로 헐었던 입안이 거짓말같이 가라앉았다.

몸 상태가 어느 정도 호전되자, 종양내과 교수는 지난번보다 부작용이 약간 적은 먹는 약(젤로다)으로 바꾸어 항암치료를 해보자고 권하였다. 그녀는 정말 하고 싶지 않았지만, 지난번보다 부작용이 덜하다는 말에 다시 한번 해보기로 했다. 그녀는 세 차례의 항암치료를 더 받았지만 부작용이 적은 약을 먹었음에도 불구하고 부작용은 지난번보다 더 심해졌다. 이번에는 손뿐만 아니라 발바닥과 입 안쪽이 헐고 벗겨지고 피가 났으며, 손톱과 발톱까지 빠지기 시작했다. 설상가상으로 설사가 너무 심해져 가족이나 의사도 항암치료를 계속할 것을 설득할 수 없었다.

사실 그녀의 동생이 의사였고, 나하고도 잘 할고 있었기 때문에 고용량 비타민 C 요법을 위해 저를 찾아왔다. 아무것도 하지 않고 시간이 지나면 기적이 일어나지 않는 한 재발은 자명한 사실이다. 아무것도 하지 않으려는 환자를 설득하는 것은 매우 어려운 일이지만, 완치와 재발 방지를 위해 고용량 비타민C 주사를 맞도록 적극적으로 설득했다.

처음에는 매일 비타민 C 주사를 맞고 이틀에 한 번씩 용량을 늘렸고, 100g으로 용량을 늘려 투여 한 후에는 2 주 동안 입원하여 매일 투여하였다. 그리고 그다음부터는 100g을 주 2회 투여하였다. 그 후로 5년이란 시간이 지났고, 그녀는 암 재발 없이 잘 지내고 있다. 그리고 현재는 병원에 오지 않지만, 메일을 통해서 종종 그녀의 소식을 듣는다.

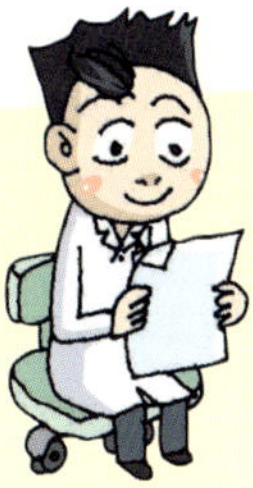

교수님

잘 지내시죠.

저도 이제는 건강하게 잘 지내고 있습니다.

교수님의 도움으로 비타민 치료를 받은 후 몸이 많이 좋아졌습니다.

식사도 예전처럼 한 공기씩 잘 먹고 있습니다.

작년에는 친구들과 함께 1주일간 외국 여행을 다녀왔는데도 전혀 문제가 없습니다.

사람들이 모두 저보고 너 위암 수술한 애 맞아? 하면서 놀리기까지 했습니다.

어느 날 갑자기 나도 모르게 찾아온 암.

그러나 하느님께서 다시 주신 나의 소중한 삶을 위해 나는 하루하루 나의 생활에 감사하며 긍정적으로 살아가기를 노력하고 있습니다.

그리고 올해 초부터 성당에서 봉사활동을 하고 있습니다.

크거나 거창한 봉사활동은 아니고요.

독거노인들에 1주일에 한 번씩 반찬 해드리는 것입니다.

거동이 불편하고 생활이 어려운 그분들에게 반찬을 가져다주니 너무나 감사하는 것입니다.

얼마 전에 방문한 할머니가 한 분 계세요.

나이가 80세이며, 관절염으로 인해 거동이 불편해요.

할머니는 가족에게 버림받고 혼자서 추운 방에 누워서 하루하루를 보내시는 것입니다.

제가 할머니에게 가져온 반찬과 함께 식사해 드리니

할머니가 너무나 고마워하면서 눈물을 흘리시는 것입니다.

전에는 몰랐지만, 주님의 뜻대로 주님의 일을 하면서 살아가는 것이 얼마나 행복하고 기쁜 일인지 이제야 알게 되었습니다.

주님이 저에게 주신 이 시간이 얼마나 될지 모르지만, 있는 시간만큼 열심히 살아보려고 합니다.

교수님 제가 가장 어려운 순간에 함께해 주셔서 항상 감사드립니다.

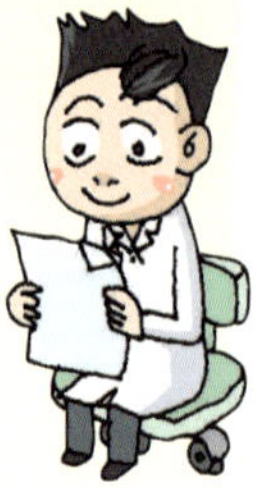

자기 인생의 주인공은 자기 자신이며, 그 주인공이 누구의 눈치에 상관없이 살아갈 수 있으면 얼마나 좋은 일일까 생각을 해본다. 테레사 수녀님의 글 중 '그래도'라는 글이 있다. 자신과의 약속은 다른 누구와의 약속보다 소중하며, 자신과의 약속은 자신이 살아갈 이유이기도 하다. 가끔은 환자분을 생각하며, 다른 환자분들에게 희망을 주고 있다. 4기 암이 말기 암은 아니다. 그러니 포기하지 않고 치료하다 보면 언젠가는 좋은 결과가 나오게 된다.

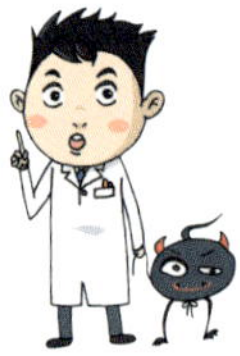

ㅣ 3장 ㅣ

난소암 환자 이야기

관동의대 명지병원에서 교수로 일하던 시절이 내 인생의 황금기이자 가장 힘든 시기이기도 했다. 당시 명지병원은 대학병원이기는 하나 2차 병원이라 대부분의 환자는 일단 다른 병원에서 수술이나 항암제 치료를 받고, 그에 따른 부작용 관리와 재발 방지를 위한 비타민 C 치료를 목적으로 내원하였다. 입원 치료를 받기도 하고, 외래 주사실에서 비타민 C 주사를 맞기도 했다. 오늘 이야기할 환자는 그중 한 분이다.

46세 여성이 남편과 함께 첫 외래 진료를 받기 위해 내원하였다. 그녀는 3년 전에 난소암 3기 진단을 받고 수술과 항암제 치료를 받았지만 1년 만에 재발이 되었다. 그래서 재수술과 함께 항암제 치료를 다시 6회 받았다. 1년 후 CA125 수치가 다시 높아져 복부 CT 검사를 받은 결과, 암이 재발하여 다시 수술과 항암제 치료를 해야 할 상황이었다. 그러던 중 그녀는 비타민 C 치료에 대해 알게 되어 저를 찾아왔다.

"어떻게 오셨나요?"

"비타민 C 치료를 받으러 왔습니다. 벌써 2번이나 재발해서 지금 치료 방법으로는 실패할 것 같아서요."

"네, 잘 오셨습니다. 그렇지만, 비타민 C 단독요법만 하는 것보다는 기존의 치료와 함께하는 것이 좋습니다."

"무슨 뜻인지요?"

"지금 치료하고 계신 병원에서 원래대로 수술하고 항암제 치료를 받으세요. 그리고 비타민 C 치료도 함께하는 것이죠."

그러면서 나는 당시 내가 읽었던 캔자스의대 Drisko 교수가 2003년에 발표한 난소암 3기 환자에게 수술 후 항암제 치료와 더불어 비타민 C 60g을 정맥주사하여 재발을 막았다는 논문을 보여주었다. 이 설명을 듣고 그녀는 용기를 가지게 되었고, 한번 해보겠다는 자신감도 생겼다.

"그럼 제가 어떻게 하면 되나요?"

"일단 항암제 치료를 3주마다 할 것입니다. 항암제 치료 후 1주일간은 입원해서 매일 비타민 C 60g을 정맥주사하고, 나머지 2주간은 외래 주사실에서 주 2회 비타민 C 60g을 주사하겠습니다."

그녀는 항암제 치료를 받는 동안 부작용이 생각보다 심했다. 그도 그럴 것이 여태 수술과 항암제 치료를 너무 많이 받아 체력이 고갈된 탓이었다. 그래도 항암제 치료 후 입원해서 비타민 주사와 더불어 TPN이라는 영양제 주사를 꾸준히 맞았다. 또한, 구내염이나 오심 구토가 생기면 그것에 맞는 주사 치료도 받았다. 그래서 그런지 환자는 잘 극복하였다.

항암제 치료가 끝난 후에는 주 2회 외래 주사실에서 비타민 C 60g을 꾸준히 맞았다. 그렇게 2년이란 세월이 지나갔다. 나머지 3년 동안에도 주 1회씩 비타민 C 60g을 정맥주사로 맞으며 5년이란 시간을 무사히 흘려보냈다.

"교수님, 감사합니다. 교수님을 안 만났으면 정말 완치는 꿈도 꾸지 못했을 겁니다."

"아닙니다. 다 환자분이 살 운명이라 그런 것입니다. 이제는 한 달에 1번 정도라도 맞으면 좋습니다."

"암이 한 번도 아니고, 두 번이나 재발했을 때는 이제 모든 게 다 끝났다고 생각했습니다. 그때마다 교수님이 저를 잡아주셔서 제가 잘 이겨낸 것 같습니다."

"제가 잡아주기보다는 아이가 잡아준 것입니다. 엄마에게 아이는 살아야 할 이유이기도 하니까요."

맞다. 엄마라는 이름은 살아야 할 이유이기도 하다. 어린아이가 성장할 때까지는 살아서 아이를 돌봐야 한다. 그래서 엄마라는 환자는 정말 힘든 순간순간을 잘 이겨내는 것 같다.

그렇게 환자와의 인연은 끝이 났다. 만약 재발이 또 되었으면 나를 찾아왔을 것이지만, 아직 연락이 없는 것을 보면 다행히 그렇지는 않은 것 같다. 사람의 운명은 정말 알 수 없는 일이다. 만약 환자가 비타민 C를 몰랐다면, Drisko 교수가 임상 사례 논문을 발표하지 않았다면, 또 내가 비타민 C를 몰랐다면 그녀의 운명은 바뀌지 않았을까 하는 생각을 해본다. 확실한 건, 이 환자를 통해서 내게 비타민 C 치료에 대한 자신감이 생겼다는 사실이다.

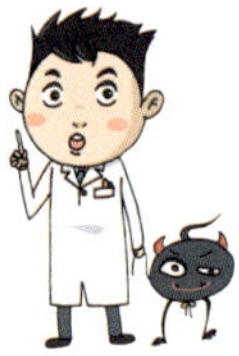

ı 4장 ı

폐암 환자 이야기

엄마와 딸은 참 좋은 조합인 것 같다. 서로 사랑하고 이해하며 서로 간에 나눌 이야기도 많을 테니까 말이다. 과거에 만났던 한 모녀가 있었다. 엄마가 환자고, 딸이 보호자였다.

70세의 이 여성은 6개월 동안 기침과 가래 증상을 주소로 내원하여 검사한 결과 비소세포폐암으로 진단을 받았다. 6개월간 항암치료를 받았으나 부작용이 심해 중단하고 비타민 C 치료를 위해 우리 병원에 내원했다.

폐암을 진단받기 1년 전에 종합검진을 받았는데, 당시 폐에서 암을 의심할 만한 소견이 있었음에도 검진한 병원에서 이를 놓치고 말았다. 1년 후, 암은 수술이 불가능할 정도로 커져 수술조차 불가능한 상황이 되었다. 정말 안타까운 상황이 아닐 수 없다. 요즘 같으면 소송

감이겠으나 20년 전에는 그런 일이 발생해도 그냥 넘어가고는 했다.

이미 낙담한 상태였고, 항암제 치료 역시 실패했기 때문에 더는 희망이 없는 환자였다. 그런 환자와 보호자에게 나는 용기와 희망을 주었다. 그리고 본격적으로 비타민 C 치료를 시작하였다. 다른 환자와 동일하게 비타민 C 10g부터 시작해 2일 간격으로 용량을 올렸고, 100g이 되었을 때는 2주 동안 매일 같이 비타민 C 투여를 하였다. 9개월 후 흉부 CT 촬영 결과, 암은 9개월 전과 차이가 없었다. 오히려 크기가 줄어든 것으로 보였다.

그림

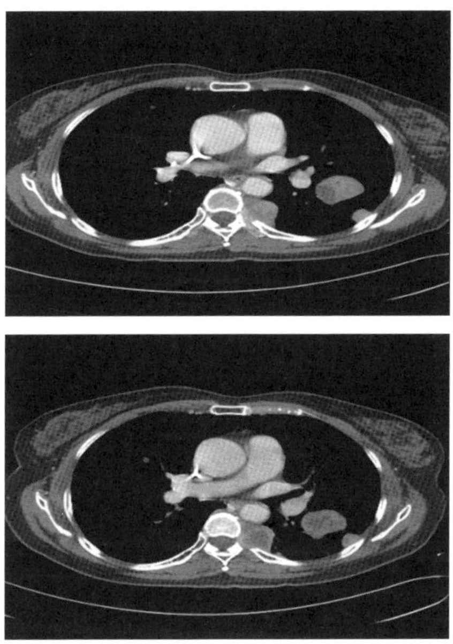

2005-4-26

2005-12-1

그러나 암이 언제 어떻게 성장할지는 아무도 모르는 일이다. 하루는 따님이 면담을 요청했고, 나는 회진이 끝난 진료실에서 이런저런 이야기를 나누었다.

"교수님, 앞으로 엄마는 어떻게 되실 것 같은가요?"

"사실 그것에 대해서는 아무도 모릅니다. 지금은 좋을지 모르지만, 갑자기 나빠질 수도 있고요."

"그럼, 제가 어떻게 해야 하나요?"

"나중에 결과가 어떻게 되더라도 지금은 일단 어머니와 즐거운 시간을 보내며 추억 쌓기를 해주는 것이 좋습니다."

"그동안 저는 엄마가 암에 걸렸고, 그것을 완치시켜야겠다는 생각만 했던 것 같습니다. 그러나 요사이 들어 가끔 그런 생각이 듭니다. 비타민 C 치료가 효과가 없어서 엄마가 죽을 수도 있겠구나."

"네, 맞습니다. 암이란 놈은 언제 어떻게 변할지 모르죠. 그래서 그런 일이 생기기 전에 어머니하고 좋은 시간을 보내는 것만큼 소중한 것은 없는 것 같습니다."

내 이야기를 한참 듣고 난 딸은 엄마하고 여행을 다녀오겠다고 이야기했다. 곧장 여행 계획을 짠 그녀는 머지않아 엄마와 단둘이 여행을 떠났다. 물론 긴 여행은 아니었으나 단둘이 보낸 그 시간은 정말 의미 있을 거란 생각을 해본다. 그리고 여행 중에 나한테 메일을 한 통 보내주었다.

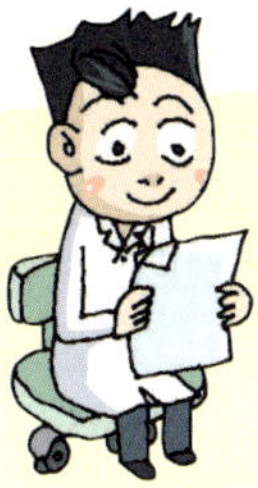

교수님

엄마를 모시고 시골 여행 왔어요.

엄마는 비타민 치료를 받은 후 정신적으로나 육체적으로 많이 좋아졌어요.

어제는 비가 많이 내렸어요.

비가 오니까 엄마가 부침개가 먹고 싶다고 했어요.

그래서 제가 부침개를 해드렸어요.

사실 비 오는 날이면 엄마가 부침개를 해 주셨어요.

그때는 몰랐는데, 비 오는 날 부침개는 정말 맛이 있어요.

그리고 옛날에 엄마가 해준 부침개가 그렇게 그리웠어요.

이제는 저에게 해주기가 어렵겠죠.

이제는 가슴 깊은 곳에 추억이 되어버렸네요.

엄마 손 꼭 잡고 엄마 옆에서 잤어요.

엄마 역시 제 손만은 놓지 않으셨어요.

언젠가는 이 순간이 마지막일지 모르지만

비록 엄마의 손이 잡히지 않을지라도

그 이상의 것이 제 가슴속에 늘 함께하리라 생각합니다.

다음번 치료받으러 갈 때까지 몸 건강히 잘 계세요.

그러나 우리의 바람과는 달리 암은 1년 만에 커지기 시작했다. 지금 같으면 표적항암제부터 다양한 치료법이 있지만 20년 전에는 그런 약들이 없었기 때문에 환자와 보호자는 순순히 치료 결과를 받아들이고, 죽음을 맞이하였다. 비타민 C 치료가 암을 완전히 제거하지는 못했지만, 1년 동안 진행을 중지시키고 좋은 상태를 유지해 준 것만은 사실이다. 그리고 그 1년 동안 환자와 보호자는 정말 좋은 시간을 보낸 것이리라 생각한다. 암과의 싸움은 각각의 사연에 맞게 슬기롭게 풀다 보면 졌다 하더라도 진정으로 진 것은 절대 아니다.

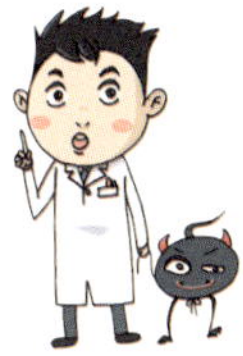

| 5장 |

간암 환자 이야기

52세 여자는 평소 간경화증으로 고생하다가 복부 통증이 있어 동네병원에서 초음파 검사를 받은 결과 큰 종양이 발견되어 부산에 있는 대학병원으로 전원 되었다. 참고로 환자의 집은 부산이었다. 복부 CT 촬영 결과 간에서 13cm 크기의 큰종양이 발견되었다. 2004년 2월에 간암 진단을 받고 간 색전술을 받았지만 암이 너무 커서 실패하였다. 병원에서는 환자에게 6개월에서 1년이라는 시한부 삶을 선고했는데, 우연히 비타민 C 치료에 관한 이야기를 듣고, 무작정 서울로 나를 찾아온 것이었다.

그렇게 비타민 C 주사 치료가 시작되었다. 10g부터 시작한 주사는 100g까지 용량을 늘려 2주간 투여했고, 그 후에도 주 2회 주사를 계속하였다. 치료 결과는 매우 좋았다. 암의 크기도 줄었들었고, 암 수치인 AFP도 정상으로 떨어졌다.

그림

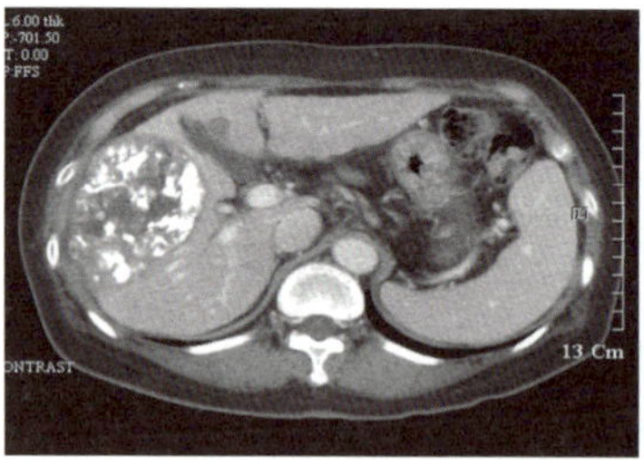

2004-6-5

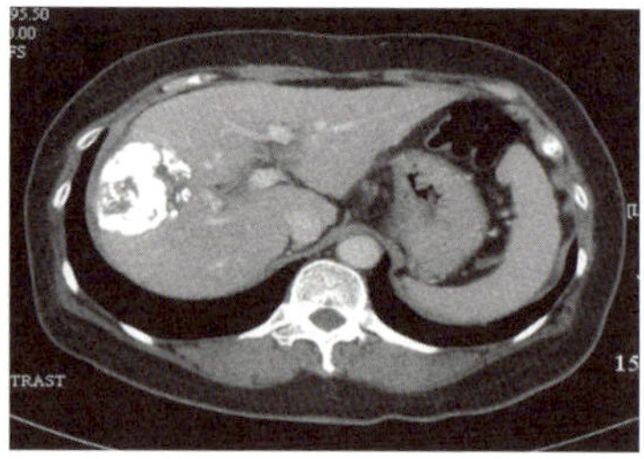

2005-1-28

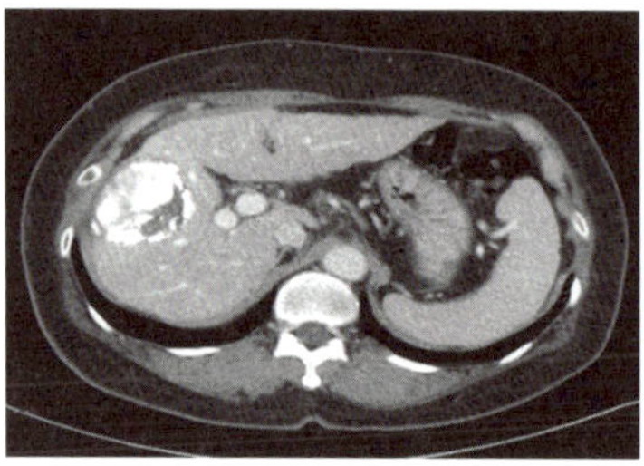

2005-7-7

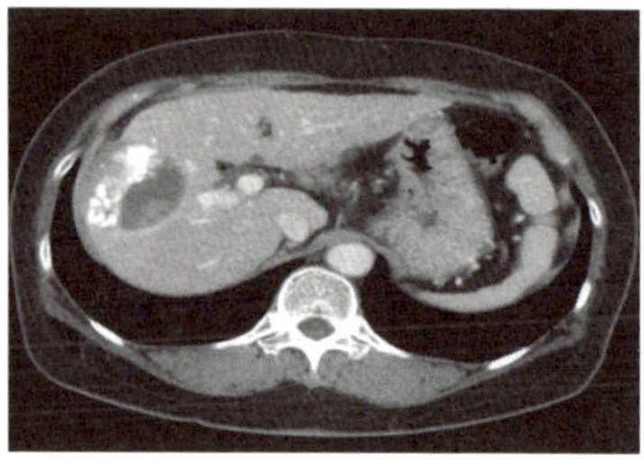

2007-2-22

2004년 4월부터 시작한 치료는 2007년 6월까지 지속되었다. 암이 줄어든 상태로 안정되자 그녀는 부산으로 다시 내려갔고, 그 후 그녀에게 무슨 일이 일어났는지는 알 수 없다. 다만 한 가지 사실은 이 환자가 비타민 C 고용량 요법에 효과를 봤다는 것이다.

그 외 연세의대 가정의학과 심재용 교수님 팀은 74세 간암 환자에게 고용량 비타민 C 주사 요법을 통해 완치시킨 임상 사례를 발표하였다. 환자에게 비타민 C 70g을 주 2회 10개월 동안 사용한 결과 폐에 전이된 소견이 사라졌다는 내용이었다.[1]

1 Seo MS, et al. High-Dose Vitamin C Promotes Regression of Multiple Pulmonary Metastases Originating from Hepatocellular Carcinoma. Yonsei Med J. 2015 Sep 1; 56(5): 1449-1452.

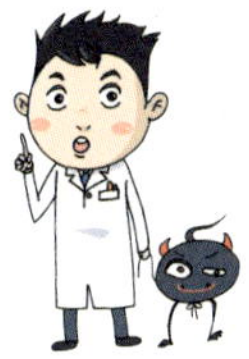

| 6장 |

소장암 환자 이야기

77세 남자는 오심과 구토를 주소로 응급실로 내원하였다. 혈액검사와 복부 CT를 찍은 결과 소장암으로 진단되었다. 이미 간에도 전이가 되어 수술은 불가능하였다. 항암제 치료를 해야 하지만 고령인데다 체력이 뒷받침되질 않아 종양내과에서 우리 과로 전원 되었다.

당시 환자는 장이 막혀있어 콧줄을 꽂아 위액과 공기를 배출시켰다. 또한, 식사를 전혀 못 했기 때문에 TPN 영양제를 매일같이 정맥주사를 통해 공급해주었다. 더불어 환자가 고용량 비타민 C 주사를 맞기를 원하여 매일같이 투여하였다. 비타민 C 용량은 10g에서 시작하여 60g까지 올렸다. 그 결과 1주일 만에 장이 풀려 콧줄을 뺄 수 있었고, 식사도 가능해졌다. 환자는 2주 만에 식사를 잘하게 되었으며 장이 막히는 소견이나 오심, 구토 증상이 없어져 퇴원하였다.

그 후로도 환자는 비타민 C 60g을 정맥주사로 계속 투여받았고, 3개월 후 복부 CT를 다시 촬영한 결과 소장의 암은 상당히 축소되었지만 간암이 진행되어 더 이상의 비타민 C 치료는 하지 않기로 했다.

그림

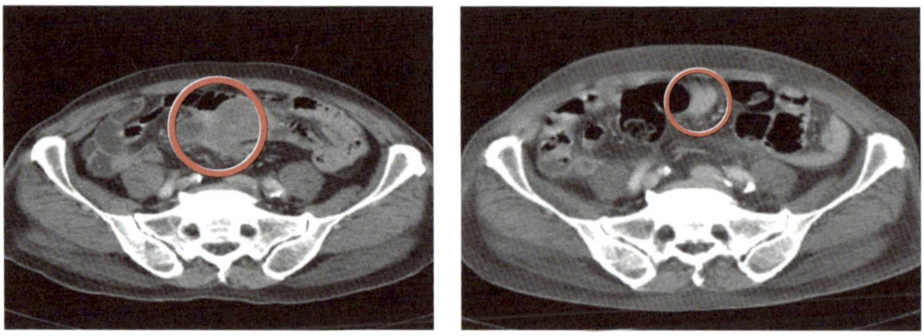

치료 전 / 치료 3개월 후 사진

나는 그 당시 비타민 C 주사가 소장에 있는 원발암은 죽였으면서 왜 간에 있는 전이암은 더 커지는 결과를 가져왔는지 이해하지 못했다. 물론 그 이유를 알아내는 데는 그리 오래 걸리지 않아 풀렸다. 다음으로 본 환자는 흑색종 환자였는데, 비타민 C 60g을 투여했을 때 암이 커졌지만 용량을 100g으로 늘렸을 때 암이 줄었다. 즉, 환자에게 맞는 최적의 비타민 C 용량을 사용해야 한다는 뜻이었다.

앞선 소장암 환자의 경우 더 적극적으로 용량을 올렸으면 어땠을까 하는 아쉬움이 남는다. 그래도 당시 가족들은 환자분이 돌아가실 때까지 식사를 잘하고 돌아가신 점에 대해 나한테 늘 감사하다는 말을 해주셨다. 우리는 환자를 통해서 미처 몰랐던 것을 배우고, 그것을 토대로 해서 다른 환자를 더 나은 방법으로 치료하게 된다. 현재는 비타민 C 혈중농도 진단 기계가 개발되었기 때문에 주사 후 환자한테 맞는 용량인지 아닌지를 바로 알 수 있다. 그러므로 과거와 같은 실수는 두 번 다시 안 할 거라고 자신 있게 말할 수 있다.

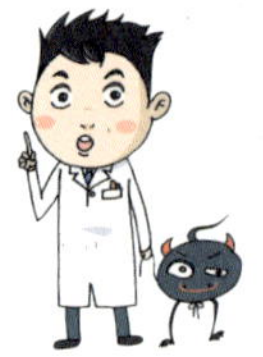

| 7장 |

자궁경부암 환자 이야기

40세 여성으로 자궁경부암 1기 수술 후 1년 만에 복강 내 재발을 하였다. 재발 부위가 좌측 복부 대동맥 옆의 림프절로, 수술이 불가능해 항암제로 치료할 예정이었다. 그러다가 환자는 우연히 '사이버 나이프'라는 방사선 치료기를 알게 되었다.

사이버 나이프Cyber Knife는 비침습적이고 매우 정밀한 정위 방사선 수술과 정위 방사선 치료에 사용되는 최첨단 의료 기기로 신체 여러 부위의 종양과 병변을 치료하기 위해 설계되었으며, 뛰어난 정확도와 주변의 건강한 조직에 대한 최소한의 방사선 노출을 제공한다. 18년 전만 해도 사이버 나이프는 가장 최신 방사선 기기 중 하나였다.

사이버 나이프 치료 때문에 그녀는 병원까지 옮겨서 진료를 받았고, 치료가 가능하다는 이야기를 듣고 망설임 없이 치료를 시작했다. 다행히 사이버 나이프 치료는 매우 효과적이었고 암은 사라졌다. 그렇지만 암이 재발한 것이기에 추가로 항암제 치료를 6회 받아야 했다. 그와 더불어 항암제로 인한 부작용 관리와 재발에 대한 걱정 때문에 우리 병원에 와서 고용량 비타민 C 주사를 주 2회 맞았다. 당시 환자가 맞은 비타민 C 용량은 60g이었다.

사이버 나이프 치료 후 2년 동안은 재발이 없었다. CT와 암 수치 모두 정상이었다. 하지만 호주로 이사를 가면서 비타민 C 주사를 못 맞을 것에 대한 불안감이 엄습해왔다. 그래서 한 가지 방법을 찾은 것이 케모포트를 환자 몸에 심고, 케모포트에 주사를 놓는 방법을 생각해냈다. 환자를 대신해 보호자가 케모포트로 주사 놓은 법을 배웠고 비타민 C 주사액은 한국에 있는 가족들이 6개월에 한 번씩 호주로 들어가면서 가져가는 방법을 택했다.

방법이 없으면 방법을 찾아 벼랑 끝에서도 스스로를 버티게 하는 것 같다. 환자도 그런 상황에서 자신에게 맞는 방법을 찾았고, 결국 불가능을 가능하게 만들었다. 환자는 호주에서 3년을 주 2회 비타민 C 60g을 투여함으로써 재발 없이 완치되었다. 그리고 5년이 되는 시점에 맞추어 PET-CT를 포함한 모든 검사를 통해 완치 판정을 받고, 케모포트도 제거했다.

오래된 기억이지만, 그 당시 환자와 가족들과 함께 식사한 적이 있었다.

"교수님, 감사합니다. 교수님 덕분에 재발 없이 암이 완치된 것 같습니다. 이 은혜는 잊지 않겠습니다."

내가 한 것에 비해 과분한 인사였지만, 그래도 비타민 C를 통해 한 생명을 살렸다는 생각에 기분은 참 좋았다. 지금도 가끔씩 페이스북을 통해 그녀의 소식을 듣고 있다. 페이스북으로 만나본 환자분은 매우 건강하고, 자신의 삶을 무척 즐겁게 보내는 듯해 흡족할 따름이다.

우리의 삶은 순간순간이 전쟁이다. 어떤 선택을 하느냐에 따라 결과는 엄청난 차이가 난다. 만약 그녀가 그때 사이버 나이프를 하지 않고 항암제 치료만 했다면 어땠을까? 아니면 사이버 나이프와 항암제 치료를 받았지만 비타민 C 치료를 하지 않았으면 어땠을까?

'만약'이라는 가정은 무의미하지만, 만약 제가 그 중 하나만을 선택했다면 아마 지금 이 자리에 없었을 것이고, 저는 그녀와 제가 선택한 길이 옳은 길이었다는 것에 진심으로 감사하고 있다.

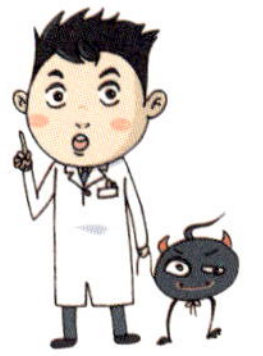

ㅣ 8장 ㅣ

유방암 환자 이야기

70대 여자는 유방암 진단을 받고, 선 항암제 치료를 받았으나 암의 크기에 변화가 없었다. 그녀는 네 차례의 항암제 치료를 받은 후, 수술 및 방사선 치료를 받았다. 그녀는 환자는 삼중음성 유방암 환자라 호르몬 치료나 허셉틴 치료는 받지 않았다. 하지만, 재발에 대한 두려움 때문에 비타민 C 주사를 맞기 위해 내원했다.

처음 2년 동안은 주 2회 비타민 C 60g 정맥주사를 투여받았고, 그 이후로는 주 1회 주사를 맞았는데 5년 동안 재발하지 않았다. 그렇게 암 수술 후 7년이란 세월이 흘렀고, 한 달에 1번은 병원에 내원해서 비타민 C 30g 주사를 꼬박꼬박 맞고 있다.

나는 환자에게 이제는 그만 오셔도 된다고 이야기했지만, 환자는 우리 병원에 와서 비타민 C를 맞는 것이 정신적 육체적 모든 면에서 긍정적인 영향을 준다고 했다. 사실 환자는 몸이 매우 약한 분이었는데 비타민 C 주사를 맞으면서 체력적으로 많은 도움을 받았다고 한다. 이 환자분 이외에도 많은 유방암 환자분들이 암 치료가 끝난 후에도 이따금 비타민 C 주사를 맞으러 온다. 한번은 왜 맞냐고 물어보니, 맞으면 건강해지는 것을 느끼기 때문에 맞는다고 하였다. 나는 개인적으로 그렇게 꾸준히 비타민 C를 맞는 것을 찬성하는 편이다.

삼중음성 유방암은 재발이 잦은 데다 한번 재발하고 나면 예후가 매우 나쁘다. 우리 병원 자료에 의하면 삼중음성 유방암 환자의 33% 정도가 재발하였으며 대부분은 3년 내 재발을 하기 때문에 3년 내 재발을 막는 것이 무엇보다 중요하다. 반면에 호르몬 양성인 환자는 호르몬 약을 복용하기 때문에 5년이 지난 후 호르몬 약을 끊은 후에 재발의 위험성이 높다.

고신대 복음병원에 최종순 교수님이라고 계신다. 우리나라 비타민 C 주사 요법의 대가 중 한 분이신 최 교수님이 2014년에 대한 가정의학회지에 "방사선 치료 시 고용량 비타민 C 정맥 투여가 유방암 재발에 미치는 영향"이라는 논문을 발표하였다. 그 논문의 내용은 다음과 같다. 2006년 1월~2010년 12월까지 고신대 병원에서 수술 후 방사선 치료를 시작한 원격 전이가 없는 유방암 환자 216명을 후향적으로 조사하였다. 치료 군은 방사선 치료와 고용량 비타민 C(1g/kg)를 주 2회 3개월 동안 정맥주사하고, 대조군은 방사선 치료만 시행했다. 그러면서 두 군 간의 3년 내 재발률을 비교 분석하였다. 그 결과, 치료군에서 재발한 환자는 5명(6.94%)이지만, 대조군에서 재발한 환자는 27명(18.75%)으로 통계학적으로 의미 있게 나왔다.(P=0.028). 결론적으로, 방사선 치료를 받는 유방암 여성에게 보조요법으로 재발 예방을 위한 고용량 비타민 C 정맥주사가 도움이 될 수 있다. 이 연구에서 재미있는 결과가 하나 더 있는데 그건 바로 삼중음성 유방암 환자의 재발률이었다. 삼중음성 유방암 환자의 치료 군은 12명이었고, 대조군은 28명이었다. 이 중 재발률은 치료 군은 0명이지만, 대조군은 8명(28.6%)으로 나왔다. 즉, 삼중음성 유방암 환자에서 재발 방지를 위해 비타민 C 주사를 맞을 필요가 더 많이 있다는 것이다.[1]

1 최종순 등. 방사선 치료 시 고용량 비타민 C 정맥 투여가 유방암 재발에 미치는 영향. 대한가정의학회지. Korean J Fam Pract. 2014;4:328-334

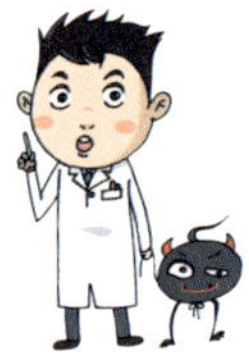

| 9장 |

자궁경부암 환자 이야기 2

60세 여자 환자는 건강검진에서 자궁경부암 진단을 받고 수술을 위해 대학병원으로 이송되었지만 뼈 검사 결과 골반뼈 전이가 발견되었다. 결국, 수술은 불가해 항암제와 방사선 치료를 받기로 했다. 우리 병원에는 추가적인 보조 치료를 받으러 내원하였다.

환자는 4기였기 때문에 초반에 할 수 있는 치료는 다 하는 게 좋다고 설명했다. 특히 항암제와 방사선 치료의 효과를 높일 수 있는고주파 온열치료는 꼭 받아야 한다고 설명했고, 그것도 BSD 2000으로 하였다. 그와 더불어 비타민 C 고용량 요법과 자닥신 주사를 주었으며, 항암과 방사선 치료의 부작용 감소를 위해 글루타치온 주사와 고압산소치료도 병행했다.

그 결과 자궁과 뼈에 생긴 암은 없어졌다. 그러나 4기였기 때문에 언제든지 재발할 수 있어 항암제 치료가 끝난 후에도 온열치료, 비타민 C 치료, 자닥신 주사는 계속하였다. 그러다가 5년이 지난 시점에서 비타민 C 주사만 한 달에 2번 정도 계속 맞고 있다. 물론 용량도 60g에서 30g으로 줄여서 맞고 있다.

"원장님 덕분에 제가 살았습니다."

"아닙니다. 환자분의 의지가 강했고, 대학병원 교수님이 치료를 잘 해주신 덕택입니다."

"대학병원 교수님도 고마운데요, 더 고마운 것은 원장님이십니다. 제가 흔들릴 때 처음부터 바로잡아서 치료를 이끌어주셔서요. 앞으로도 계속 이렇게 비타민 주사는 맞으러 오겠습니다."

환자 한 명 한 명을 치료하며 5년이란 시간 동안 동고동락을 하다 보면 온갖 희로애락을 다 느끼게 된다. 암 치료라는 것은 효과가 좋을 때도 있지만, 반대로 나쁠 때도 있다. 그러나 그 순간을 어떻게 슬기롭게 넘기느냐에 따라서 치료 결과는 엄청난 차이를 보이게 된다. 그리고 그 엄청난 차이는 때에 따라서는 위대한 결과를 가져오지만, 반대로 나쁜 결과를 가져오기도 한다. 그런 실수를 반복하지 않기 위해 우리는 오늘도 매일같이 자료를 보고, 분석하며, 어떤 방법으로 치료할지를 고민하고 있다.

정말 오래된 일이지만 잘못된 판단으로 치료 결과가 좋지 않았던 경우도 있었다. 그 환자는 항암제와 비타민 C 치료를 통해서 암이 줄고 있었는데 누군가 태반 주사가 좋다고 해서 주사를 맞았는데 암이 커져 사망한 경우처럼 잘못된 결정으로 인해 나쁜 결과를 초래한 사례도 있었다. 태반 주사는 어떤 사람에게는 도움이 될 수 있지만 다른 사람에게는 해로울 수 있다. 저는 암 환자에 대한 태반주사를 맞는 것에 반대한다.

이전 이야기로 돌아가서, 이 환자분이 정말 영리하다고 생각하는 이유는 치료를 마친 지 5년이 지났음에도 불구하고 아직도 종종 비타민 C 주사를 맞으러 우리 병원에 오신다는 것이다. 암과 암 치료 모두 우리 몸에 손상을 주고 그 손상으로 인해 우리 몸은 나빠진다. 그런데 비타민 C 같은 항산화 치료를 지속해서 받으면 우리 몸은 다시 좋은 쪽으로 변하게 된다. 내가 매주 비타민 C와 글루타치온 주사를 맞는 이유도 그런 이유에서다. 4기라는 최악의 상황에서, 물론 운도 좋았겠으나 당시 환자가 현명한 판단을 했기 때문에 완치가 된 것이라고 본다.

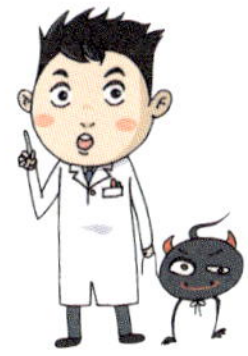

ㅣ10장ㅣ

갑상선암 환자 이야기

나는 2011년에 대학교수직을 그만두고 개업을 하였다. 당시 개원을 한다는 것은 적잖이 힘든 결정이었으나 하늘의 뜻이라 생각하고 받아들이게 되었다. 개업하고 2달쯤 지나서였을까. 젊은 여자 3명이 어느 날 병원에 내원하였다. 그냥 보기에는 누가 환자인지 짐작이 되지 않을 정도로 밝은 인상의 그녀들이었지만 진료실에 들어서자 누구랄 것 없이 근심 어린 얼굴이 되었다. 나는 조심스레 말을 꺼냈다.

"어디가 불편해서 오셨나요?"

"저기, 이 친구가 환자인데요. 그냥 가만히 있으면 안 될 것 같아서 저희가 데리고 왔어요."

예상과 다르게 가장 어리고 예쁜 외모를 가진 분이 환자였다. 그녀는 전혀 환자처럼 보이지 않았지만 몸속에는 이미 무시무시한 암이 자리하고 있었다.

"그렇군요. 그럼 환자분께서 자세하게 이야기해주시겠어요?"

"네, 선생님. 사실 전 갑상선암인데요. 벌써 간하고 뼈에 전이가 되어 있다고 해서요. 앞으로 어떻게 해야 할지 걱정이 됩니다."

그녀는 10년 전에 결혼해서 어린 딸을 한 명 두고 있었다. 남편은 자존심이 강해 본인이 생각하는 것 이외의 의견은 잘 들으려 하지 않았다. 그래서 다른 사람들과의 관계도 좋지 않았으며, 한때 우울증으로 고생을 했다고 한다. 그런 남편을 두었기 때문에 그녀는 가족의 생계를 책임져야 했고, 아픈 몸으로 여러 가지 일을 해야 했다. 그러다가 결혼 10년 만에 남편과 함께 종합검진을 받았는데 애석하게도 갑상선암 진단을 받게 된 것이었다. 상식적으로 갑상선암은 예후가 좋다고 알려져 있지만, 그녀는 예외였다. 갑상선암 중에서도 예후가 가장 나쁜 미분화 갑상선암이었고, 서둘러 수술을 했지만 이미 간과 뼈로 전이된 상태였다.

나는 환자에게 동위원소 치료를 받을 것을 권했다. 이를 받아들여 그녀는 열심히 동위원소 치료를 받았지만 안타깝게도 별로 효과는 없었다. 그래서 나는 그녀에게 비타민 C 치료를 시작하였다. 그녀는 6개월 동안 열심히 치료를 받았고 그 결과 혈색이 상당 부분 돌아와 있었다. 늘 그렇듯 밝은 표정의 그녀에게 나는 안부를 물었다.

"요즘 어떠신가요?"

"잘 지내고 있어요. 친구들이 저를 만나면 환자 아니래요. 자기들보다 얼굴 색깔도 좋다고 하고요."

"다행입니다. 남편분은 잘해주시나요?"

"네, 어느 때보다도 잘 해줘요. 제가 많이 아픈 것을 보고, 돈을 벌겠다며 회사도 다니기 시작했어요. 사실 저희 남편은 차갑게 보여도 순수한 영혼을 가진 사람인데 사람들이 잘 이해를 못 해서 그래요. 얼마나 낭만적인데요."

그러면서 남편과 있었던 연애 시절 이야기를 해주었다. 그녀와 남편은 정말 우연히 만났고, 연애인지 모를 만큼 자연스레 연애가 시작되었다고 한다. 그러다 영국에 함께 갈 일이 생겼는데, 그곳에서 생각보다 너무 빨리 여행 경비를 써버린 탓에 호주머니에는 결국 햄버거 1개를 살 정도의 돈밖에 남지 않게 되었다. 배가 고파 고민 끝에 들어간 햄버거 가게에서 햄버거 1개를 사서 둘이 나눠 먹으며 걷던 그들은 지하도에서 한 명의 거지를 만났다. 거지는 겨울인데도 반팔 옷을 입고 있어 매우 추워 보였다. 도움을 주면 좋겠지만 수중에 가진 돈이 없어 할 수 없이 모르는 체하며 지나쳤고, 그렇게 한참을 걷다가 문득 남편이 그녀를 불러 세우고는 말했다.

"잠깐만 기다려줘."

그러고는 지나온 길로 되돌아갔다가 한참 후에야 돌아왔는데, 돌아온 그의 몸에는 입고 있던 점퍼가 보이질 않았다. 그녀가 이상하다는 눈으로 쳐다보자 그의 대답은 이러했다.

"아무래도 아까 본 거지가 너무 추워 보여서 옷을 벗어주고 왔어."

너무도 태연히 말하며 다시 걷는 그를 보면서 그날 그녀는 '이 남자는 참 순수한 사람이구나. 이 남자하고 한평생 살아도 되겠구나.'라고 생각을 했다고 한다. 예쁜 동화 속처럼 로맨틱하기 그지없는 그녀의 얘기를 듣고 있으려니 어쩐지 현실과는 잘 매치가 되지 않았다.

사람은 힘든 순간에 더 큰 힘이 발휘되는 것이고, 가족은 어려운 순간에 함께하며 진정한 가치와 의미를 새삼 깨우쳐간다. 그녀는 건강했던 과거보다 오히려 지금, 이 순간이 더 행복해 보였다. 그리고 항상 느끼는 거지만 그녀는 확실히 강한 사람이었다. 암의 고통과 두려움 속에서도 하루하루를 정말 즐겁게 보내는 듯했다. 자신, 그리고 가족과 더불어.

"시간 있을 때는 주로 뭘 하시나요?"

"주말에는 아이와 함께 많은 시간을 보내고, 평일에는 공부방에서 아이들 간식을 만들어줘요. 한 주를 정신없이 보내죠."

"정말 잘 보내고 계시네요."

"네, 그런 것 같아요. 많은 사람이 저를 걱정해요. 말기 암이라 이렇게 생활하다가는 곧 죽는 것 아니냐고. 실은 얼마 전에 아는 분이 우울증 때문에 자살했어요. 육체적으로 건강해도 정신적으로 불안한 사람들이 참 많은 것 같아요. 제가 암에 걸리지 않았다면 저도 그런 사람 중 한 명은 아닐까 하는 생각을 해 봐요. 암이 꼭 안 좋은 것만은 아니에요. 자신을 돌아볼 좋은 기회가 되니까요."

시선을 내리깔고 읊조리던 그녀가 문득 고개를 들어 나를 보며 웃었다. "돈을 주고도 사지 못할 큰 가르침을 배웠어요"라고 덧붙이는 그녀를 보니 따뜻하게 데워진 마음이 전해져 덩달아 웃게 되었다.

"그렇게 생각하신다니 다행입니다. 전에 제 환자 중 한 명은 말기 암이라 보는 사람마다 걱정했는데, 실제로 환자 본인은 3년 이상 잘산 반면 걱정하던 주위 사람들이 돌아가신 일이 있었죠. 살고 죽는 것은 정말 하늘의 뜻인 것 같아요."

"맞아요. 정말 그런 것 같아요. 그래서 더 오늘에 감사하고 열심히 살아야겠다고 다짐하게 되고요."

"근데 혹시 뭐 드시고 싶은 것은 없으세요?"

"글쎄요, 딱히 없는데. 왜 물어보세요?"

"제가 사드리려고요. 진짜 없으신가요?"

"음, 저는 제가 먹는 것보다 매주 공부방 아이들을 위해서 간식을 만들어 주는 것이 좋아요. 이번 주에는 피자를 만들어줬는데 아이들이 무척 좋아했답니다. 그곳 아이들 환경이 좋지 않아서 먹고 싶은 건 많지만 말도 못 하고 그동안 잘 먹지도 못했거든요."

"피자요? 와, 피자는 어떻게 만들어요? 만들기 힘들지 않나요? 저는 사 먹기만 했지, 만드는 방법은 모르는데."

그녀는 말을 할 때면 정말 눈이 초롱초롱해지면서 이야기를 한다. 마치 지금 당장 눈앞에 아이들이 있는 것처럼 자신이 가진 모든 사랑을 담아 한껏 행복한 표정을 짓고서 말이다. 아이들을 얼마나 생각하고 위하는지 그 진심이 고스란히 느껴지는 모습이었다. 신기함에 던진 내 질문을 받고서 그녀는 몹시도 뿌듯한 얼굴로 이내 말을 이었다.

"아이들을 위해서 불고기 피자와 하와이안 피자를 만들었어요. 간단하면서도 가장 맛이 있는 피자예요. 아이들이 정말 눈 깜짝할 사이에 먹었어요. 그리고 저한테 아줌마 최고예요, 하면서 칭찬을 해줬어요. 그동안 살아오면서 항상 저하고 가족들만 보다가 이렇게 다른 사람들을 위해서 일을 한 것은 처음이에요. 행복은 멀리 있는 것이 아니라 가까운 데 있는 것 같아요."

그녀는 당시에도 암과의 험난한 싸움을 계속하고 있었다. 6개월 전과 사실 상태의 큰 차이는 없었다. CT를 촬영하지 않아 암의 진행 속도를 구체적으로는 몰라도 그녀의 마음가짐은 옛날과 사뭇 달랐다. 그녀를 볼 때마다 나는 그녀가 언젠가 정말 암을 완벽히 이겨낼 것도 같다고 생각했다. 외부적으로 처한 상황은 어쩔 수 없는 것이라 할지라도 그와 비교조차 안 될 만큼 강한 내부의 힘이 존재하고 있으니까 말이다.

나는 매주 그녀의 방문이 기다려졌다. 그리고 그녀가 해 줄 이야기들이 궁금했다. 그녀와 가족들의 밝은 에너지와 의지와 노력을 보며 나는 한 번 더 나를 다잡고 어떠한 곤경에도 물러서지 않으리라는 각오를 새로이 다졌다. 암 치료에서 정답은 없다. 다만 참아내고 버텨낸 끝에 다다른 결과만이 있을 뿐이다. 투병 중임에도 다른 사람들을 위해서 살아간다는 것은 실로 가치 있는 일이며, 생각만으로 끝나는 것이 아니라 이를 직접 행한다는 것은 참으로 어려운 일이 아닐 수 없다. 나는 그녀의 진심에 박수를 보냈고, 진심으로 응원했다. 반드시 암을 이겨내리라는 간절한 내 희망도 살짝 보태어서.

그렇게 그녀는 우리 병원에서 특별한 일이 없는 한 비타민 C 80g을 매주 2회씩 맞았고 결과는 너무 좋았다. 5년 동안은 암이 작아지고, 아예 없어진 부위도 있었다. 그러나 하늘도 무심하게 6년째부터 갑자기 암이 진행되었고, 그녀는 결국 그 고비를 넘기지 못하고 눈을 감았다. 나는 그녀의 남편을 영안실에서 처음 만났다. 생전에 환자가 이야기한 것처럼 순수하게 보이는 사람이었다.

사람들은 누구나 마음속에는 꿈이 하나쯤은 있다. 나이가 들고 세상을 살아가면서 현실과의 타협이나 피할 수 없는 상황으로 인해 꿈은 희미해지고 흩어지고 결국은 흐릿해지기 마련이다. 좋은 과거든 나쁜 과거든 간에 그것을 되새기며 사는 자세는 바람직하지만, 소중한 것은 바로 지금 이 순간 우리 눈앞에 있기 때문에 과거에 집착하여 현재의 순간을 낭비해서는 안된다. 그리고 불확실한 미래를 생각해서라도 현재를 낭비하듯 보내버리는 건 옳지 않다. 미국의 유명한 교육학자인 버스카글리아는 우리에게 이런 말을 남겼다.

"우리는 절망을 희망으로 바꿀 수 있으며, 이것은 마법과도 같습니다. 우리에게 영향을 주는 힘은 두 가지가 있습니다. 하나는 외부의 힘으로 우리 스스로 통제하기가 어렵습니다. 다른 하나는 내부의 힘으로 우리 스스로 통제가 가능합니다. 그러므로 중요한 것은 내부의 힘입니다. 난관이 닥쳤을 때 어떻게 대응하는가? 여기서 우리의 통제력이 온전하게 작용을 합니다."

나는 종종 이 질문을 스스로에게 던진다. 어려운 순간에 눈물을 닦고 환히 미소 지을 수 있는 힘. 넘어지고 쓰러져도 언제든 다시 일어설 수 있다는 믿음을 향한 용기와 의지와 노력. 그것은 우리 내면에 항시 존재한다고 나는 믿는다. 어떠한 곤경에 처해도 스스로를 다잡으려는 내부의 힘을 발휘한다면 분명 보란 듯이 이겨낼 수 있다고 말이다. 나는 이 환자를 통해서 그것을 느꼈고, 비록 비타민 C 치료로 암을 완치시키지는 못했지만, 비타민 C 치료와 함께한 환자의 삶은 희망과 행복이 넘쳤을 것이다. 그리고 그 6년 동안 아이는 많이 성장했고, 환자의 남편도 환자와의 추억을 생각하면서 앞으로 아이와 함께 즐겁게 지낼 수 있을 거라 믿는다.

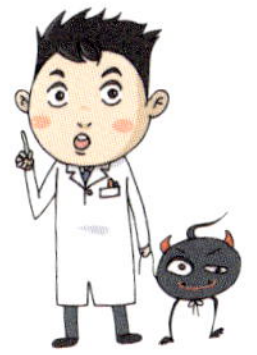

ㅣ11장ㅣ

담도암 환자 이야기

40대 남자는 상복부 통증과 황달을 주소로 응급실을 통해 대학병원에 입원하여 응급으로 피부간경유담관배액술PTBD을 시행하고 조직 검사를 시행하였다. 조직 검사상 담도암(클라스킨 종양)으로 판명되었고, PET-CT 결과 담도에서 간 혈관까지 침범하여 수술은 불가능한 3기 B로 진단되었다. 워낙 나쁜 암이라 항암제와 방사선 치료의 효과가 미비하고, 여명은 6개월~1년 정도 된다고 하였다. 당시 종양내과 교수님은 환자의 컨디션이 괜찮으니 항암치료를 한번 해보자고 하였지만, 항암치료로 완치는 어렵지만 호전될 확률이 30% 정도 된다고 하였다. CT상 간문맥에 3.5cm 크기의 종양이 발견되었다.

항암제는 젬시타빈과 시스플라틴으로 9회를 투여받았고, 암 수치(CA19-9)는 160에서 55로 감소하여 항암제 반응은 있는 것으로 판단되었다. 그러나 CT 촬영 결과 암 크기가 그대로인 데다 부작용이 심해 환자 스스로 항암제 치료를 포기하였다. 대신 방사선 치료를 결심하고 알아보다가 양성자를 알게 되어 삼성서울병원으로 전원하였다. 삼성서울병원 방사선종양학과 류정일 교수님은 이대로 방치하면 1년 이내에 암세포가 간 혈관에서 간세포 내로 침범할 것으로 예상하는 무척 위험한 상황이라고 하며, 마침 양성자 일정이 비어서 즉시 치료를 시작했다. 방사선 치료는 양성자 치료로 5회, 세기조절 방사선 치료로 12회를 했다. 양성자 치료는 담도 원발부위였고, 세기조절 방사선 치료는 간 혈관 침범 소견에 따라 간 전체에 시행했다. 양성자 및 방사선 치료 1개월 후 CT 촬영 및 혈액 검사상 종양 크기는 변화가 없으나, 다른 장기로의 전이 또한 없었다. 암 수치(CA19-9)는 32로 처음으로 정상 범위 내로 하락했다.

그와 더불어 우리 병원에 내원하여 고주파 온열치료, 비타민 C 치료, 이뮨셀 치료를 받았다. 환자는 수술로 제거를 못 했기 때문에 할 수 있는 모든 치료를 다 했다. 고주파 온열치료는 국소 효과다. 이 환자처럼 종양이 국소로 있는 경우 고주파 온열치료가 효과가 있을 가능성이 크다. 국내에 설치된 온열치료 기계 종류는 참 많다. 그중 환자에게 가장 적합한 것은 BSD 2000이다. 여덟 군데에서 한 군데를 타깃으로 치료할 수 있어 다른 기계보다 훨씬 더 효과적이다. 그리고 환자는 연구목적으로 진행한 SVCT2 검사도 했다. SVCT2 검사는 세포 내로 비타민 C가 잘 들어가게 하는 통로이다. 이 수치가 높을 때 비타민 C 치료 효과도 좋을 뿐만 아니라 이뮨셀 치료도 효과가 좋다. 이뮨셀 치료가 효과가 좋은 이유는 T 세포 내 비타민 C가 충분히 들어가면 T 세포가 활성화되어 암세포를 효과적으로 죽일 수 있기 때문이다. 다행히도 환자분은 SVCT2 수용체 수치가 높았다. 이 환자는 모든 게 다 맞아떨어졌다. 그래서 좋은 결과를 보인 것 같다.

6년의 추적 관찰 결과는 다음과 같았다. 복부 CT에서 종양 크기가 3.5cm에서 2.3cm로 줄었고, PET-CT에서 암은 세포분열 등의 활동이 전혀 없는 비활동성으로 나왔다. 활동성 암의 경우 종양 부위가 노란색으로 진하게 보이는데 환자의 현재 종양 부위는 검은색으로, 암이 다 죽었거나 아니면 일부 존재하더라도 면역력으로 억제하고 있는 상황으로 판단되었다. 또한, 종양표지자 등 암 수치도 모두 정상 범위였기 때문에 암이 없는 것이 확실했다.

암에는 뜨거운 암도 있고, 차가운 암도 있다. 뜨거운 암은 항원 반응이 좋아 면역세포 효과가 좋을 수 있지만, 암세포로 인한 면역 회피 반응이 일어나서 암이 악화한다. 반면에 차가운 암은 항원이 적어서 면역세포 효과가 떨어져 암세포로 인한 면역 회피 반응이 적지만, 그로 인해 암이 악화한다. 고주파 온열치료와 고압산소치료는 차가운 암에 효과적이고 이뮨셀, 자닥신, 미슬토 같은 면역치료는 뜨거운 암에 효과적이다. 그에 비해 비타민 C는 차가운 암이나 뜨거운 암 모두에 효과적이다. 다만 SVCT2라는 수용체가 많을 때 더 효과적이다.

결론적으로 말해서 환자는 수술도 못 했고 항암제 치료 또한 실패했지만, 후속 치료인 양성자 치료와 고주파 온열치료, 비타민 C 치료, 이뮨셀 치료 등이 효과를 보여 5년이 지난 시점 완치가 되었다. 이른바 전략과 전술이 성공한 사례였다. 이 환자분을 통해서 또 하나 배울 점이 있다. 암을 이길 수 있다는 정신력과 꾸준히 공부하고 연구해 자신한테 맞는 의사를 찾아가는 것, 거기서 맞는 치료 방법을 선택한 것이다. 우리가 우왕좌왕하는 사이에 암은 커진다. 그러므로 되도록 빨리 암을 이길 수 있는 치료 방법을 계속 찾아야 하겠다.

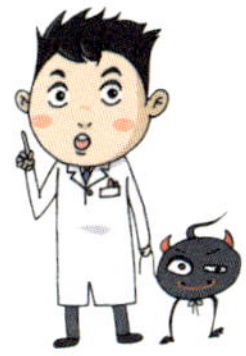

| 12장 |

대장암 환자 이야기

38세 여성 환자가 병원에 내원했다. 그녀는 최근에 혈변이 있어 대장내시경 검사를 받았는데 직장암으로 판명되었다. 그녀는 대학병원으로 전원 되었고, PET-CT 검사상 간 전이 소견이 관찰되었다. 직장암 4기로, 항암제 치료를 먼저 한 뒤 암 크기가 많이 줄면 수술을 하기로 했다.

"어떻게 오셨나요?"

"제가 직장암 4기인데요. 혹시 병행 치료하면 도움이 될 것이 있나 해서요."

환자는 4기 암인데도 불구하고 매우 밝아 보였고 삶에 대한 의지가 강했다.

"아이가 어려서 꼭 살아야 합니다. 제가 할 수 있는 것은 다 해주세요."

"그럼요, 포기하지 않으면 이겨내실 겁니다. 그리고 아이를 위해서라도 꼭 이겨내셔야 합니다."

제 이야기를 들은 환자는 큰 힘을 얻었다고 한다. 항암제 치료에서 가장 좋은 보조 치료는 고주파 온열치료다. 여기에 비타민 C 주사와 면역치료인 자닥신과 미슬토 주사도 맞기로 했다. 처음 6개월 동안 항암제 치료와 고주파 온열치료를 포함한 병행치료 매우 효과적이었다. 그러나 6개월이 지난 시점에서 CT를 찍은 결과, 간과 횡격막 사이에 1.2cm 새로운 병변이 관찰되었다. 항암제에 잘 반응하지 않아서 약을 바꿔야 할 때였고, 담당 교수님이 다학제를 통해서 어떤 치료를 할지를 결정했다. 다학제를 한 결과 항암제 치료를 계속하는 것보다는 수술로 제거를 하는 게 좋다는 결론이 나왔다. 그래서 수술이 진행되었는데 굉장히 큰 수술이라 시간이 오래 걸렸지만, 성공적으로 마무리되었다.

그러나 수술 한 달후 촬영한 CT검사에서 좌측 목 부위 림프절 전이가 발견되어 방사선과 항암치료를 병행하기로 결정했다. 환자분은 수술 후 체력적 소모가 너무 심해 우리 병원에 입원해서 TPN 주사를 매일 맞으면서 버텼다. 다행히도 그녀는 의지가 강했고 잘 견뎌냈다. 방사선 치료 결과가 너무 좋아서 암은 줄어들어 정지된 상태가 되었지만, 방사선 치료로 인한 피부괴사 소견이 나타났다. 우리는 즉시 고압산소치료를 시작했다. 고압산소치료를 10회 하고 나자 피부괴사 소견은 좋아졌다. 방사선 치료가 끝나고 나서 6개월 만에 찍은 CT 검사에서 다시 목에 있는 림프절이 커지기 시작했다. 이번에는 아바스틴이라는 항암제 치료를 시작했다. 6회 정도 맞고 나서 암이 약간 줄었다. 다시 다학제가 열렸고 수술을 하기로 했다. 환자는 림프절 절제 수술을 받았다.

그리고 항암제 치료는 중단한 상태에서 관찰만 하기로 했다. 그러는 사이 환자는 비타민 C 수용체 검사인 SVCT2 검사를 했고, 그 결과 수치가 높게 나와 본격적으로 비타민 C 고용량 요법을 진행했다. 그리고 그 결과도 정말 좋아서 항암제를 완전 중지하고, 비타민 C 치료만 한 지 3년이 지난 현재까지 재발이 없다.

지금 환자분은 2주에 한 번씩 비타민 C 주사를 맞으러 온다. 그리고 이것이 계속되어 더 이상의 재발 없이 완치되었으면 한다. 환자는 항상 밝은 미소를 보여준다. 웃고 울고 했던 지난 시간이 이제는 웃음만 가득한 시간인 듯해 정말 다행이다. 만약 SVCT2 검사를 안 했다면 이 환자에게 비타민 C 치료를 계속하자고 자신 있게 이야기하지 못했을지도 모른다.

환자는 우리 병원으로 왔기 때문에 치료 결과가 좋았다고 한다. 그러나 나는 환자가 치료를 잘 따라와 준 것에 더 감사했다. 암이란 질병을 두고 환자는 의사를 잘 만나야 하지만, 의사 역시 환자를 잘 만나야 하는 것도 맞는 말인 것 같다.

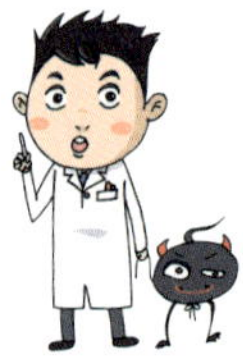

| 13장 |

뇌종양 환자 이야기

33세 남자는 심한 두통과 구토 증상을 주소로 대학병원 응급실에 내원하여 뇌 MRI 검사 결과 교모세포종이 발견되었다. 수술과 항암제, 방사선 치료를 받았으나 처음 종양이 너무 크다 보니 완전히 제거할 수 없었고 항암제와 방사선 치료도 큰 효과가 없었다. 그래서 우리 병원에 내원하여 비타민 C 고용량 요법으로 100g을 주 2회 정맥에 주사하였다. 치료 결과 반응은 좋아서 암이 줄어든 상태로 중지하였다.

그러나 일주일에 두번 100g의 비타민 C를 맞기는 쉽지 않았다. 환자는 자신의 상태가 안정화 됐다고 생각하여 비타민 C 주사 맞는 횟수를 줄였다. 그러다가 국소 재발을 몇 차례 해서 다시 수술을 받았다. 수술 후 조직검사 결과 암의 악성도가 떨어졌다는 소견을 받았다. 나는 그 환자의 조직검사 슬라이드를 미국 국립보건원에 계신 마크 레빈 교수님께 보냈고, 비타민 C 주사로 인해 암의 악성도가 감소했던 것 같다는 의견을 주셨다.

하지만 환자는 수술을 받을수록 체력 소모도 커지고 인지기능이 떨어졌다. 그리고 10년이 지난 시점부터는 더 이상 비타민 C 주사도 맞지 않았다. 환자에게 무의미한 치료라는 생각이 나 역시도 들었다. 결국, 환자는 암 발생 후 17년 만에 사망했지만, 한동안 비타민 C 주사가 효과를 보였고 그로 인해 17년이란 세월 동안 비교적 잘 지냈다고 생각한다.

교모세포종은 뇌종양 중 가장 악성으로 다른 곳에 전이가 없어도 4기로 판정한다. 남성이 여성보다 1.58배 더 많이 발생하고, 비타민 C 혈중농도가 낮은 경우 예후가 나쁘다. 치료는 수술, 항암제, 방사선 치료지만 치료 결과가 불량하여 생존 기간은 약 14개월이고, 5년 생존율은 5.6%에 불과하다. 비타민 C는 중추신경계의 항상성과 적절한 기능에 필요하다. 뇌는 많은 양의 포도당(~25%)과 산소(~20%)를 소비하며, 그로 인해 활성산소 생성이 증가하고 신진대사가 빨라진다. 그래서 뇌는 활성산소로부터 뇌 손상을 막기 위해 많은 양의 항산화제가 필요하다. 그 항산화제 중 가장 대표적인 것이 바로 비타민 C다. 비타민 C는 혈액(30-60 μmol/l)보다 뇌척수액과 뇌실질(200-400 μmol/l)에 더 높은 농도로 발견된다. 그러므로 뇌종양을 포함한 다양한 뇌 질환 치료에 비타민 C가 효과적이라는 생각을 해왔다.

뇌종양의 경우 비타민 C 치료 효과가 다른 암보다 좋으므로, 미국에서는 교모세포종에 관한 임상 연구가 많이 진행되고 있다. Schoenfeld 등의 임상 연구에 의하면, 교모세포종 환자 11명을 대상으로 2개월 동안은 항암제, 방사선 치료와 더불어 비타민 C 주사를 주 3회 정맥주사하였고, 그 후로 7개월 동안은 항암제 치료와 비타민 C 주사를 주 2회 투여하였다. 그 결과 환자들의 생존 기간은 18~22개월로 기존 치료의 생존 기간인 14~16개월보다 최소 4개월에서 많게는 8개월까지 길어졌다. 이때 비타민 C 치료용량은 혈중농도로 20mM 이상이었다.[1]

---

1 Schoenfeld JD, et al. $O_2^{\bullet -}$ and H_2O_2-Mediated Disruption of Fe Metabolism Causes the Differential Susceptibility of NSCLC and GBM Cancer Cells to Pharmacological Ascorbate. Cancer Cell, 2017; 31(4): 487-500.

CHAPTER

7

비타민 C, 암과의 전쟁 II

전략과 전술

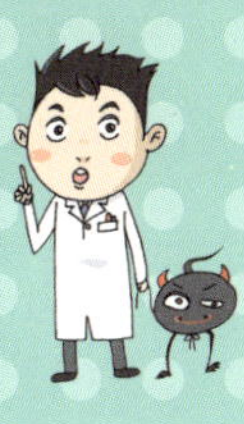

1. 위암 환자 사례
2. 유방암 환자 사례
3. 흑색종 환자 사례
4. 신장암 환자 사례
5. 유방암 환자 사례 2
6. 간암 환자 사례
7. 담도암 환자 사례
8. 폐암 환자 사례
9. 난소암 환자 사례
10. 대장암 환자 사례

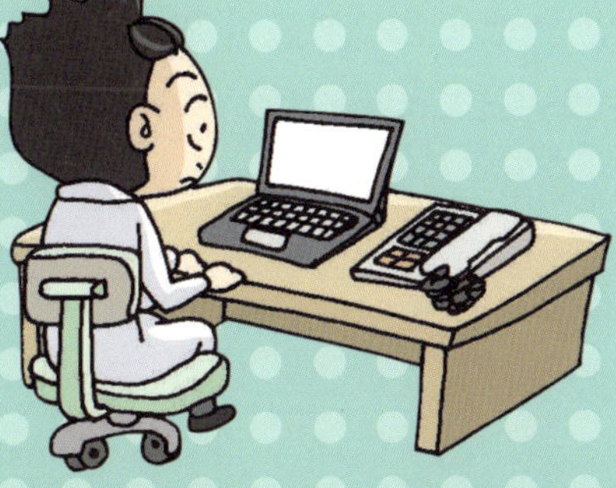

전략과 전술

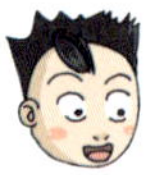

암 치료 시 대부분의 사람은 처음 겪는 일이라 어떻게 할지 몰라 우왕좌왕하는 경우가 많다. 그러다 보니 실수를 많이 하게 되는데 암을 완치시키기 위해서는 전략과 전술이 꼭 필요하다. 전략이란 승리에 대한 가능성과 유리한 결과를 증대시키고 패배의 위험을 감소시키기 위하여 제[諸] 수단과 잠재 역량을 발전 및 운용하는 술이며 과학이다. 반면에 전술이란 전투에 대한 접근 방식, 전투원 및 지원 요원의 배치, 다양한 무기와 선박 및 항공기의 활용법, 공격이나 방어를 위한 부대 이동 등을 다룬다. 역사적으로 위대한 군사 지도자들은 전쟁터에서 융통성 있고 유연한 방침을 채택한 뛰어난 전술가였다. 간단히 말하면 전략은 목적지에 어떻게 도달할 것인지를 설정하는 데 사용되며, 전술은 그 과정에서 수행할 구체적인 조치를 간략하게 설명한다.

암을 완치시키기 위해서 일차적으로는 전략이 필요하다. 암의 종류에 따라, 또 암의 기수에 따라 어떤 전략을 세울지를 결정한다. 그리고 그 전략을 성공시키기 위해 그때그때 맞는 전술을 사용하게 된다. 이것은 기본적으로 많은 경험이 필요하다. 그러기 위해서 환자는 좋은 의사를 만나야 하고, 그 의사와 많은 이야기를 나누어야 한다. 그냥 의사가 하자는 대로 무작정 따라만 가면 좋은 결과도 나오지만, 나쁜 결과도 생길 수 있다. 그리고 나쁜 결과가 나왔을 때 대비하지 못하고 그냥 주저앉는 경우를 간혹 보게 된다. 나 역시 환자에 따라서는 좋은 의사일 수도 있고, 나쁜 의사일 수도 있다. 그러기 때문에 아무리 좋은 의사라고 하더라도 나한테 안 맞으면 다른 의사를 찾는 게 좋다. 대학병원 교수님은 전략가라고 생각하면 된다. 2차 병원 의사는 전술가다. 즉, 대학병원 교수님과 큰 그림을 짜면 그것을 가지고 2차 병원 의사와 상의해서 어떤 전술을 세울지 결정하면 된다. 그리고 세워진 전술에 따라 여러 가지 방법으로 치료에 임하는 것이 좋다.

다음은 내가 만났던 환자분들과 함께 세웠던 전략과 전술이다. 물론 성공한 때도 있고, 실패한 때도 있다. 그렇지만 최선을 다했기 때문에 후회는 없다. 과거의 성공한 환자와 실패한 환자의 기록을 토대로 현재와 미래의 환자 치료에 대한 전략과 전술을 세우게 된다. 과거에는 암과 싸움에서 졌을 수도 있지만, 현재와 미래를 거치는 과정에서 우리는 반드시 승리할 것이라 믿는다.

1 위암 환자 사례

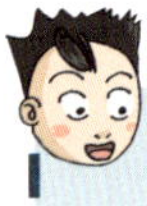

40대 남자는 속이 쓰린 증상이 있어서 내시경을 한 결과 위암으로 진단되었고, 복부 CT에서 복막 내 전이 소견이 있어서 수술할 수 없었다. 따라서 항암제 치료를 하기로 했다.

어떻게 치료하는 게 좋을까?

항암제 치료를 하는 게 맞지만, 4기 위암 환자가 항암제 치료만으로는 복막 내 전이를 효과적으로 제거하기 위해 수술을 하기는 현실적으로 어렵다. 따라서 다른 보조 치료가 필요하다. 그중 가장 좋은 방법은 바로 고주파 온열치료다. 고주파 온열치료만 하는 것보다는 비타민 C를 병행하면 더욱더 좋다. 그래서 환자는 우리 병원에 와서 고주파 온열치료와 더불어 비타민 C 고용량 요법을 하였다. 12회의 항암치료 후 영상의학과 교수의 복부 CT 판독 결과 복막 내 전이의 증거는 보이지 않았지만, 종양내과 교수는 CT 소견상 보이지 않는 것일 뿐, 실제로는 존재하는 것이라며 항암제 치료를 계속하기를 권유하였다.

환자는 나에게 와서 이 경우 어떻게 하면 좋겠냐고 물어보았다. 나는 수술은 외과 교수님이 결정하는 것이기에 우리나라에서 가장 수술 경험이 많으신 세브란스병원 노성훈 교수님을 소개해 주었다. 노성훈 교수님은 환자를 진료한 뒤 수술을 한번 해보자고 하였다. 그리하여 시도한 수술은 정말 잘 되었다. 수술 당시 복막 내 전이 소견도 없었고, 위암 4기에서 2기로 최종 진단이 나왔다. 수술을 무사히 마친 후 추가적인 항암제 치료가 필요할지 몰라서 다시 종양내과 교수님과 상담했다. 상담 결과, 항암제 치료는 충분히 했으니 그냥 관찰해보자는 말에 더 이상 항암제 치료는 하지 않았다. 대신 환자는 우리 병원에 와서 비타민 C 고용량 요법을 계속하였다. 그리고 5년이란 세월이 지나서 완치 판정을 받았다.

지금은 복막 내 전이암도 항암제와 보조 치료로 잘 없어져 수술이 가능한 환자를 자주 보게 되지만, 10년 전에는 종양이 CT상 발견 안 될 뿐이지 존재하는 것으로 생각해 항암제 치료만 계속했던 것 같다. 이번 환자의 사례를 통해 봤듯이 위암 4기도 충분히 완치될 수 있음을 기억해야 한다. 결코, 포기해서는 안 된다. 의학은 우리가 모르는 사이 계속 발전하고 있다.

2 유방암 환자 사례

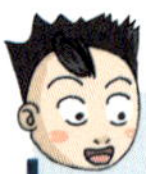

30대 여자는 유방암 3기 진단하에 항암제 치료를 먼저 받고, 암 크기를 줄인 후 수술을 하기로 했다. 그러나 담당 교수의 말에 상처를 받아 더 이상 수술이나 항암제 치료를 하지 않으려고 결심했다. 그리고 우리 병원에 비타민 치료를 하러 내원했다.

어떻게 치료하는 게 좋을까?

유방암은 수술만 하면 완치율이 굉장히 높다. 그런데 진료실에서 담당 교수의 말 한마디에 치료를 포기하는 것은 잘못된 판단이다. 그렇다고 내가 환자를 돌려보내는 것은 더욱더 좋지않은 결과를 가져올 수 있기에 일단 비타민 C 치료부터 하기로 했다. 그러면서 자주 진료를 통해 환자를 설득하는 작업을 했다. 그렇게 3개월 정도 설득을 하니 환자가 마침내 대학병원에서 암 치료를 받겠다고 하였다. 그래서 나는 다른 대학병원 교수를 소개해 주었다. 불행 중 다행으로 내가 소개해 준 교수님은 친절하게 환자에게 설명해주어 먼저 항암제 치료치료로 암을 축소시킨 후 수술을 하게 되었다. 여기에서도 비타민 C 치료는 효과가 있었던 모양으로, 3개월 동안 암은 전혀 커지지 않았고 오히려 줄었다고 한다. 그래서 환자는 수술하고 나서도 적극적으로 비타민 C 치료를 받아서 5년이란 시간을 슬기롭게 지냈다.

암 치료를 하다 보면, 이런저런 일들이 많이 생긴다. 특히 유방암의 경우는 예민한 부위에 암이 생긴 것이라 담당 교수의 말 한마디에 상처를 받는 경우가 참 많다. 이를 슬기롭게 이겨내기 위해서는 2차 병원 의사 선생님이 역할이 무엇보다 중요하다고 생각한다. 전략과 전술은 이럴 때 빛을 발하는지도 모른다.

3 흑색종 환자 사례

58세 남자는 목 부위에 종양이 생겨서 조직검사를 받은 결과 흑색종으로 판명되었다. 대학병원에서 키트루다를 포함한 다양한 항암제 치료를 했으나 실패하였다. 담당 교수는 더 이상 치료 방법이 없다며 호스피스 관리를 받으라고 하였다. 정년퇴직이 2년 남은 공무원이었던 환자는 이렇게 인생을 끝내기는 너무 억울하다는 생각이 들어서 비타민 C 주사 맞으러 우리 병원에 내원하였다.

어떻게 치료하는 게 좋을까?

우선 환자의 체력이 너무 좋아서 치료를 포기하기는 너무 안타깝다는 생각이 들었다. 그래서 나는 비타민 C 치료를 하면서 서울성모병원 종양내과로 진료를 의뢰하였다. 종양내과 교수님은 다학제 진료 회의를 열었고, 수술을 해보자는 결정이 내려졌다. 사실 목 왼쪽에 생긴 종양이 10cm가 넘어 수술이 불가능할것으로 생각했지만 오산이었다. 성형외과와 이비인후과 교수팀이 집도한 수술은 10시간이 넘게 걸렸지만 환자의 종양을 완전히 제거했다. 또한, 추가로 종양내과에서 항암제 치료를 했는데 결과는 실로 놀라웠다. 환자는 나중에 SVCT2 혈중농도 검사에서 수치가 낮게 나와서 비타민 C 치료는 중지하였다. 그 후 5년이란 세월이 지나서 완치 판정을 받았고 아무 탈 없이 정년을 맞이했다.

만약 이 환자가 나한테 오지 않았거나 내가 이 환자를 서울성모병원 종양내과로 전원 하지 않았거나, 혹은 서울성모병원에서 다학제가 열리지 않았다면 이 환자는 아마 지금 이 세상에 없었을 수도 있다. 정말 다행이라고 생각하면서도 한편으로는 한 사람의 판단보다 여러 사람의 판단이 더 정확할 때가 많다는 것을 깨닫게 되었다. 우리 병원은 다양한 환자들이 오는 병원이라 그 환자들의 경험을 토대로 나 또한 다른 환자들에게 더욱 많은 선택지를 제공할 수 있다. 그러므로 상담을 원하는 이들은 언제든지 방문해도 좋겠다. 추가로 이 환자의 경우, SVCT2가 부족해 비타민 C 치료를 더 이상 하지 않게 된 것 또한 매우 잘한 결정이었다.

4 신장암 환자 사례

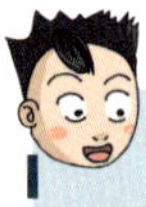

77세 남자는 2021년 5월 신장암 진단을 받고 수술하였다. 그러나 6개월 만에 재발하여 항암제 치료를 받았다. 처음에는 세포독성 항암제인 제시타빈과 네오플라티닌으로 치료 받았지만하다가 신장 기능이 악화되어 포기하고, 키트루다라는 면역항암제로 치료를 하였다.

그러나 면역항암제로도 효과를 보지 못하여 우리 병원에 내원하였다. 비타민 치료를 위해 내원했지만, 신장 기능이 좋지 않아서 받지 못했다. 대신 글루타치온 주사와 알파모신 주사를 주 1회 꾸준히 맞았다. 그러면서 다른 치료 방법에 대해 문의하였다.

어떻게 치료하는 게 좋을까?

환자는 골반과 뼈, 복부에 2개의 종양이 있었다. 나는 환자에게 항암제 치료보다는 방사선 치료를 고려해 볼 것을 제안했다. 그 이유는 환자분의 신장 기능이 너무 나빠서 항암제 치료로 인해 신부전으로 투석할 가능성이 매우 높기 때문이었다. 환자도 그 점이 걱정되어 1년 동안 항암제 치료 대신 우리 병원에서 글루타치온 주사와 알파모신 주사만 계속 맞고 있는 상태였다.

환자는 처음에는 세브란스병원 중입자치료를 생각했는데, 대상자가 아니라는 말을 듣고 낙담해 강남 세브란스병원 방사선종양학과 진료를 받았다. 그 결과 방사선 치료를 해보기로 했다. 강남세브란스병원에는 "유니티"라는 국내 유일한 방사선 치료기기가 있다. 이것은 최첨단 자기공명 영상유도 방사선 치료MR/RT, Magnetic resonance radiation therapy 시스템으로 실시간 영상화된 종양 상태에 따라 맞춤형 방사선 치료를 제공한다. 고해상도 1.5테슬라(T) MRI와 업계 최고 수준의 7MV 선형가속기Linac 기술을 결합, 치료 시점에 환자의 해부학적 구조와 생물학적 정보가 담긴 고해상도 MRI 영상을 실시간 제공한다.

유니티를 사용한 방사선 치료 결과는 매우 좋았다. 치료 후 2개월이 지난 후 찍은 PET-CT에서 암이 사라진 것으로 나타났다. 환자도 기쁘고, 나도 정말 기뻤다. 환자분은 나에게 감사하다고 했지만, 나보다는 좋은 병원에서 좋은 기기로 치료받아 좋은 결과를 얻은 것이다. 앞으로 언제 다시 재발할지 모르지만, 그때까지는 지금처럼 글루타치온 주사와 알파모신 주사를 맞으면서 경과를 관찰할 예정이다. 암 치료는 나이와 상태에 따라 다른 치료 방법을 선택해야 한다. 동일한 방법을 했다고 모두 동일한 결과를 가져오는 것은 아니다. 또한, 항암제만큼 방사선 치료도 발전하기 때문에 방사선 치료에 관한 관심을 가져야 한다. 방사선 치료는 국소에 생긴 암을 억제하거나 파괴하는 데에 어쩌면 항암제보다 더 효과적이다. 암 환자는 정말 순간순간 살얼음을 걸으면서 최선의 선택을 해야 하는 것 같다. 어느 순간이든 전략과 전술은 꼭 필요하다.

5 유방암 환자 사례 2

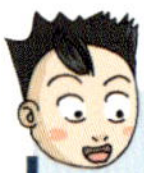

45세 여자는 유방에서 만져지는 멍울이 있어서 조직검사를 받은 결과 유방암으로 판명되었다. 수술을 위해서 PET-CT를 찍은 결과, 간에 전이 소견이 발견되어 수술은 불가하고 항암제 치료를 하기로 했다.

어떻게 치료하는 게 좋을까?

항암제 치료 효과를 높이기 위해서는 기본적으로 고주파 온열치료를 해야 한다. 고주파 온열치료 기기도 유방암에 최적화된 알바온 4000을 하는 것이 좋다. 그와 더불어 비타민 C 주사, 자닥신, 미슬토 치료를 병행했다. 환자에게는 어린아이가 있었다. 그 아이를 생각하면서 열심히 치료받으라고 주문하였다. 엄마는 아빠보다 강하다. 흔히 모성애가 부성애보다 강하다고들 하지 않나. 엄마라는 사실을 강조하면 할수록 치료의 결과가 좋게 나올 때가 있다. 어쩌면 이 환자도 그런 효과를 보았는지 모르겠다.

항암제는 퍼투주맙(퍼제타), 허셉틴, 도세탁셀을 사용하였다. 그러다 도세탁셀은 10회 하고 부작용 때문에 중지했다. 그 외 퍼제타와 허셉틴 치료는 계속하였다. 치료 결과는 너무나 좋았다. 간이나 유방에 있는 암이 모두 사라진 상태였다. 현재 7년이나 지났지만, 담당 교수님도 이런 경우가 처음이라 항암제 치료를 계속할 것을 권했다. 나도 환자분에게 부작용만 없다면 계속 치료받는 것이 좋겠다고 권했다.

앞으로 내 계획은 3월에 SVCT2 검사가 본격적으로 시작되면 비타민 C 치료를 더 적극적으로 해볼 예정이다.

6 간암 환자 사례

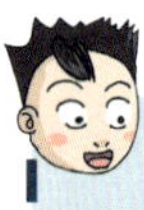

50세 남자는 갑작스러운 복통으로 대학병원 응급실로 내원했다. 복부 CT 검사 결과 간 파열과 더불어 복막염 소견이 보였다. 그날 바로 응급 수술을 진행했는데 수술 결과, 간암으로 인한 간 파열과 복막염으로 나왔다. 담당 외과 교수님은 눈에 보이는 암과 간 일부를 제거하고, 복막염 치료도 하였다. 또한 추가적으로 항생제 치료를 하였다. 일반적인 암이라면 4기라서 항암제 치료를 해야 하지만, 간암의 경우 항암제 반응이 좋지 않아 나중에 재발된 다음에 추가로 치료하기로 하고 퇴원하였다.

어떻게 치료하는 게 좋을까?

이 경우 방법은 2가지다. 하나는 기다리는 것이고, 다른 하나는 무엇이라도 하는 것이다. 이 환자의 경우 대학병원 교수님이 기다리라고 했지만, 환자는 무엇이라도 하겠다며 후자를 선택했다. 일반적인 치료는 고주파 온열치료, 비타민 C 치료, 이뮨셀 치료가 있다. 그중 하나만 선택한다면 이뮨셀 치료다. 나는 환자에게 이뮨셀 치료를 하자고 했고, 환자는 그 치료에 대해서 동의했다. 비용이 들지만, 이뮨셀은 간암 환자에서 재발 방지를 위해 가장 좋은 치료다. 환자는 총 20회 이문셀 치료를 받았다. 그리고 5년이 지난 시점에 암은 재발이 없었다. 만약 환자에게 비용적인 부분이 문제 되었다면 비타민 C 고용량 요법을 시행하였을 것이다.

이문셀 치료는 서울대 소화기내과 이정훈 교수님을 중심으로 간암 환자를 대상으로 다기관 시행한 3상 연구를 토대로 치료 효과가 확인되었다. 간세포암 환자를 대상으로 치료적 종괴 제거술(경피적에탄올 주입술, 고주파 절제술 또는 수술적 절제술)을 받은 후 치료군은 이문셀-엘씨를 총 16회 투여하고, 대조군은 투여하지 않은 채 전체 생존기간과 재발이 없는 기간을 비교 분석하였다. 그 결과 전체 생존기간은 치료군이 44개월이고, 대조군은 30개월로 나왔다. 또한 2년 동안 재발 안 한 비율을 보니 치료군은 73%고, 대조군은 54%로 나왔다. 4년 동안 재발하지 않은 비율은 치료군이 44.8%, 대조군이 33.1%로 나왔다.

그림 이문셀 LC 임상 모델

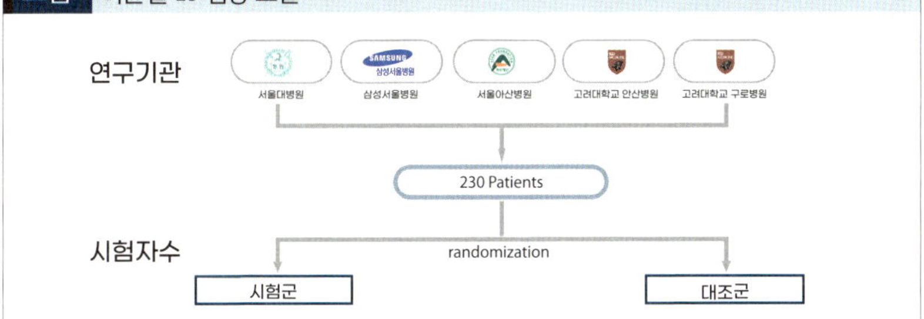

7 담도암 환자 사례

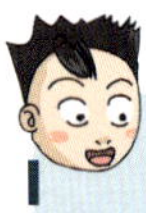

77세 여자는 상복부 통증이 있어서 초음파 검사한 결과 종양이 발견되어 대학병원으로 전원 되었다. 대학병원에서 복부 CT를 찍은 결과 담도암 3기로 판명되었다. 수술은 불가능한 상황이었고, 담당 교수는 항암제 치료를 권유했다.

어떻게 치료하는 게 좋을까?

이 경우 젊으면 항암제 치료를 하는 게 맞지만, 나이가 너무 많은 경우는 항암제 치료에 신중을 기해야 한다. 그래서 우리 병원에 자문하러 온 것이었다. 이때 우리가 먼저 생각해야 하는 것은 바로 항암제 치료를 할지 안 할지를 결정하는 것이다.

항암제를 하지 말아야 할 3가지 이유가 있다. 첫째는 항암제에 반응이 없을 때이다. 둘째는 체력이 안 될 때이다. 셋째는 우울증이 심할 때이다. 만약 환자분에게 이 세 가지 중 하나라도 해당하는 것이 있으면 먼저 그것을 해결하고 치료를 받는 편이 좋다.

사례 속 환자는 나이가 많았지만 다행히도 세 가지 중 어느 것도 해당되지 않았다. 그러면 항암제 치료를 받는 게 좋은데 다음으로 항암제는 어떻게 쓰면 좋을까 하는 고민을 하게 된다. 항암제 투여 방법은 두 가지다. 하나는 항암제 용량을 낮추어 쓰다가 점진적으로 올리는 방법이고, 다른 하나는 항암제 용량을 제대로 쓰다가 점진적으로 낮추는 방법이다. 나는 나이가 많은 분들은 항암제 용량을 줄여서 먼저 사용하는 것을 추천한다. 그 이유는 처음에 용량이 너무 크면 회복이 힘들 수가 있다. 젊은 환자는 용량을 많이 써도 추후 회복이 가능하지만, 나이가 많은 분들은 그것이 불가능하다. 더불어 2차 병원에서 TPN 영양제나 글루타치온 주사를 꾸준히 맞는 게 좋다. 여기에 더해 경구로 옵티프로틴을 복용하는 것을 추천한다. 시중에 단백질은 많지만 옵티프로틴과 동일한 단백질은 없다.

끝으로 나는 체중과 체력 유지가 그 무엇보다 중요하다는 이야기를 환자와 보호자에게 해주었다. 집이 먼 관계로 상담만 하고 갔지만, 부디 좋은 결과가 있기를 바랄 뿐이다.

8 폐암 환자 사례

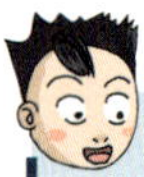

45세 남자는 건강 검진에서 폐에 종양이 관찰되어 대학병원에서 조직검사와 CT를 찍은 결과, 폐암으로 진단되었다. 수술할 수 없어 항암제와 방사선 치료를 하기로 했다. 우리 병원에는 추가적인 치료를 받기를 원해서 내원했다.

어떻게 치료하는 게 좋을까?

이 경우는 고주파 온열치료가 가장 효과적이다. 그와 더불어 비타민 C 주사, 면역치료인 자닥신과 미슬토 주사도 투여하였다. 환자의 치료 결과가 좋아서 암이 완전히 죽지는 않았지만, 방사선 치료 후 항암제를 2년 동안 하고 나서 암이 중지된 상태였다. 항암제 치료 부작용이 심해서 일단 항암제는 중단하기로 했다. 처음에는 2개월마다 CT 검사를 하다가 변화가 없어 6개월마다 검사를 했다. 그리고 5년이 지난 후 완치 판정을 받았다. 항암제 치료를 중단한 후에도 5년 동안 계속 고주파 온열치료와 비타민 C 주사, 자닥신, 미슬토 주사는 주 2회 계속하였다.

항암제와 방사선 치료를 통해 기본적으로 효과를 보았지만, 계속 해서 고주파 온열치료와 비타민 C, 면역치료 등을 병행한 것이 재발하지 않은 결과라고 생각한다. 암 치료에서 부작용이 심한 항암제는 과할 수가 있어도 고주파 온열치료나 비타민 C 치료 등 부작용이 거의 없는 것은 과할 만큼 해도 좋다고 생각한다. 그 이유는 치료를 많이 할수록 암을 억제하거나 재발을 방지할 가능성이 큰 데다 부작용도 거의 없으므로 안전하게 사용할 수 있어서다.

그림

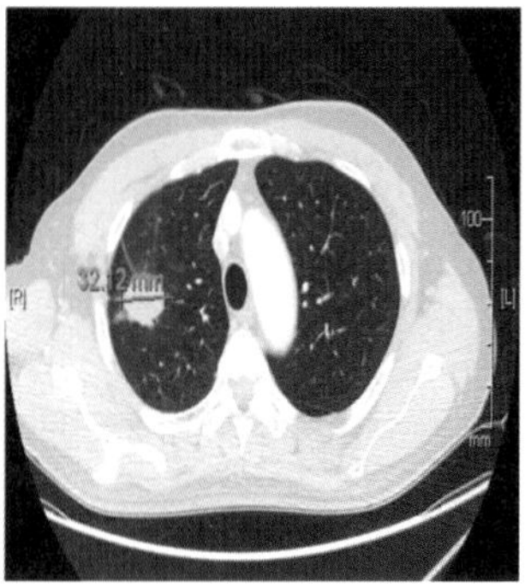

치료 전

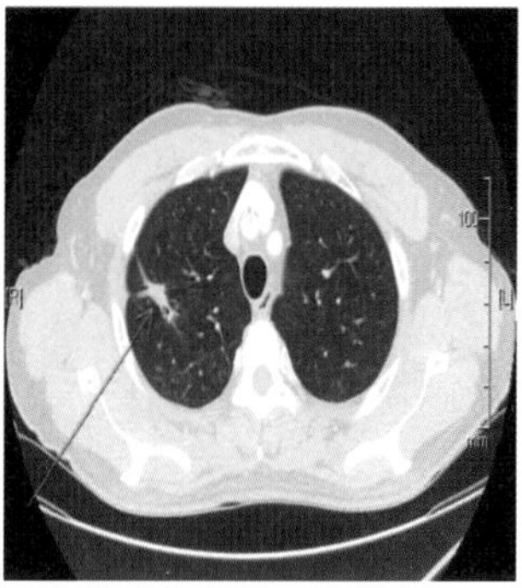

치료 후

9 난소암 환자 사례

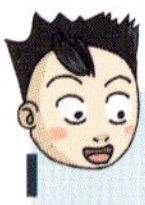

40대 젊은 부부가 내원하였다. 환자는 부인이고, 남편이 보호자였다. 환자는 작년에 난소암 2기 진단 후 수술과 항암제 치료를 받았지만, 1년 6개월 만에 재발하였다. 그래서 재수술 및 항암제 치료를 받아야 하는데 환자가 항암제 치료를 포기하고 자연치료를 원했다. 담당 교수는 그 이야기를 듣고 극구 반대하였으며, 항암제 치료를 해야 한다고 환자를 설득했으나 워낙 환자의 뜻이 강해 꺾지를 못했다. 그리고 자연치료와 더불어 우리 병원에 와서 비타민 C 치료를 하겠다고 한다.

어떻게 치료하는 게 좋을까?

누가 보더라도 항암제와 수술을 해야 하는 상황이다. 만약 수술과 항암제 치료를 안 하고, 자연치료만 한다면 거의 100% 실패한다. 나는 그동안 무수히 많은 환자를 경험했다. 이 환자도 비슷한 경로를 거칠 거라는 불길한 생각이 들었다. 그래서 환자의 이야기를 충분히 듣고 나서 내가 해준 말은 다음과 같다.

"하시는 것은 본인의 뜻이지만, 엄마라서 실패합니다. 아이들이 지금 어립니다. 이때는 아이들을 위해서 살아야 합니다. 그 산다는 의미는 암이 완치된다는 의미가 아니라 암 치료를 하면서 아이들이 클 때까지 버텨달라는 것입니다. 만약 지금, 이 순간 식이요법 한다고 항암치료를 포기하면, 환자분 모습은 점점 살이 빠져서 얼마 안 지나 악액질 상태로 갈 것입니다. 그리고 빠르면 6개월, 늦어도 1년 내 임종하는 순간이 옵니다. 그러면 아이들은 얼마 안 있어서 엄마를 잃게 됩니다. 그래서 항암제를 맞으면서 시간을 끌어주어야 합니다. 그러다가 치료가 잘 되어서 완치되는 예도 있습니다."

"원장님, 저 같은 환자 많이 보셨나요?"

"네, 많이 봤습니다."

"그런 저 같은 환자였다가 완치되는 환자도 많이 보셨나요?"

"물론입니다. 많이는 아니지만, 항암제 치료로 완치되는 경우를 보았습니다. 그러나 식이요법 자연치료로 낫는 환자는 한 명도 못 봤습니다."

"왜 그런 건가요?"

"엄마라서 그렇습니다. 엄마는 아이에 대한 책임감이 아빠보다 훨씬 더 강하고, 아이 생각에 실제로 식이요법도 제대로 못 합니다. 그래서 100% 실패합니다."

내 이야기를 듣고 난 환자분은 잠시 생각하다가 내 말이 맞는다며 돌아갔다. 그 전에 한마디를 남겼다.

"정말 감사합니다."

엄마이기 때문에 실패한다는 것은 내가 그동안 보아왔던 환자 데이터에서 얻은 결론이다. 환자분이 치료를 잘 받아서 완벽히 나을 수 있으면 참 좋겠지만, 혹시나 실패하더라도 항암제 치료를 받으면서 아이들과 보다 오랫동안 생활했으면 하는 것이 나의 바람이다.

10 대장암 환자 사례

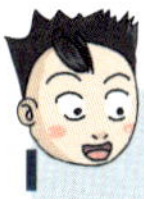

55세 여자는 대장암이 재발해 내원하였다. 3년 전에 대장암 4기 진단하에 수술과 항암제 치료를 받았다. 간에 전이된 4기였지만, 수술이 가능하여 천만다행이라고 생각했다. 다만 암이 항문과 너무 가깝게 위치하여 장루를 해야 했다. 그러다가 다시 간에서 재발이 되어 항암제 치료를 받았다. 간의 재발 정도가 너무 심해서 항암제 치료를 해도 예후가 너무 나빴다.

어떻게 치료하는 게 좋을까?

환자는 장루가 있어 고주파 온열치료는 불가능했고, 비타민 C 고용량 요법과 항암제 치료를 병행 했다. 치료 결과가 매우 좋아 예후가 좋다고 생각했지만 식사를 할 수 없게 되면서 기력이 떨어졌고, 안타깝게도 간에 있는 암이 갑자기 커졌다. 항상 어려운 순간에서도 웃음을 잃지 않았던 환자 였지만, 이번에는 무척 힘들어 보였다.

상태가 너무 나빠 병원에 입원해 검사를 진행했다. 혈액 검사 결과 간 기능, 빌리루빈, 염증 수치가 높게 나타났다. 심한 황달로 온몸이 노랗게 변했고, 열도 오르기 시작했다. 아무래도 대학병원으로 전원을 해야 하는 시기였다.

"아무래도 지금 응급실로 가야 할 것 같습니다."

"원장님, 상태가 많이 안 좋죠? 앞으로 얼마나 남았나요?"

"대학병원에 입원하여 감염 치료를 해 봐야 알 것 같습니다. 이 고비를 넘기면 그래도 기회가 있지만, 이 기회를 넘기지 못하면 얼마 안 남았습니다."

"네, 저도 제 상태에 대해서 어느 정도 예상은 했습니다. 오늘 하룻밤만 더 병원에서 보내다 내일 아침에 응급실로 가겠습니다."

"무슨 일이 있나요?"

"오늘 밤 병실에서 딸과 함께 보내고 싶어서요. 사실 아이에게 제 상태에 관해서 이야기한 것은 얼마 안 됩니다. 아이가 대학교는 나왔지만, 아직은 너무 어려서 오늘 밤 더 많은 이야기를 해주려고요. 제가 대학병원에 입원해 여러 가지 검사와 치료를 하다 보면, 자세한 이야기를 못 할 것 같습니다."

"네, 그러세요. 그럼 오늘 밤 따님과 잘 보내시고, 내일 저희가 응급실로 모셔다드리겠습니다."

사실 지금 당장 응급실에 가야 하는 상황이었지만, 환자분의 의지를 꺾지는 못했다. 딸 하나만 남기고 떠나야 하는 엄마의 미안함은 무엇으로도 대신할 수 없었다. 따라서 최대한 환자의 편의를 봐주는 것이 내가 할 수 있는 일이라고 생각했다. 밤새 항생제를 쓰고, 해열제를 사용하며, 하루를 잘 버텼다. 응급실로 보내기 전에 환자와 잠시 대화를 나누었다.

"원장님 덕분에 딸과 많은 이야기를 나누었습니다. 그리고 이 병원에 와서 비타민 C 치료를 받으면서 정말 좋았던 것 같습니다. 원장님뿐만 아니라 간호사 선생님 등 많은 폐만 끼치고 가는지도 모르겠어요."

"전혀 그렇지 않으니 치료 잘 받고 오세요."

"혹시 제가 잘못되더라도, 우리 아이를 부탁해도 될까요? 참, 말도 안 되는 욕심이죠."

"아뇨. 아이가 경영학과를 나왔다고 하니 우리 병원에 꼭 필요한 인재인 것 같아요. 그 점은 걱정하지 마시고 대학병원에 입원하여 잘 치료받고 오세요. 그리고 지금부터는 아이하고 시간을 많이 보내세요. 아이한테도 엄마와 함께할 시간을 주셔야 합니다."

"네, 그럴게요."

환자와 딸은 병원 구급차를 타고 응급실로 갔다. 그것이 환자와의 마지막 인사였다. 그리고 몇 달 후 환자가 임종했다는 이야기를 들었다. 나는 영안실에서 환자가 밝게 웃고 있는 영정 사진에 인사했고, 검은 옷을 입고 있는 딸과도 인사를 나누었다. 사실 나는 환자가 부탁한 딸을 책임지지는 못했다. 다만 딸이 잘 성장해 주기만을 바랐다.

그로부터 오랜 시간이 지난 어느 날, 그 딸이 내 블로그에 글을 남겼다. 그 글을 읽는 순간 나도 모르게 눈물이 났고, 바람대로 잘 자라 주었다는 사실에 안도감이 들었다. 하늘나라에서 환자분이 딸을 지켜 주고 있었구나, 하는 생각이 들었다. 감사한 마음이었다.

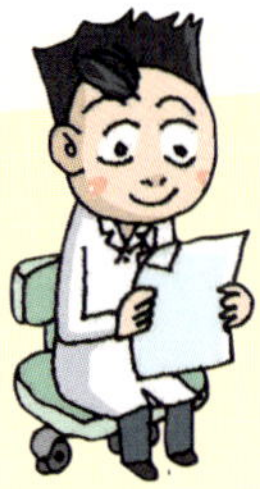

원장님, 안녕하세요. OOO환자의 딸입니다. 벌써 8년이 지났네요! 가끔 원장님 생각이 나곤 했었는데, 인사는 오랜만에 드리는 것 같아요. 24살이었던 저는 어느새 32살, 곧 33살이 되네요. 어엿한 직장인으로 하루하루 바쁘게 잘 지내고 있답니다ㅎㅎ

오늘 갑자기 제 책장에 있는 원장님 책이 눈에 띄어서 블로그에 들어오게 됐고, 예전에 이 글을 본 기억이 있어서 찾아서 또 읽게 됐어요.

그때는 어려서 잘 몰랐는데, 지금 생각해 보면 원장님께서 저도 저희 엄마도 정말 많이 생각해 주셨던 것 같아요. 그게 결코 쉬운 일이 아니셨을 텐데. 아마 저는 원장님께 평생 감사한 마음을 갖고 살게 될 것 같아요ㅎㅎ

원장님 덕에 그때 엄마의 마지막 100일 정도를 원장님 병원 그리고 성모병원에서 엄마랑 꼭 붙어서 지냈던 것 같은데. 많이 힘들고 많이 울었었지만 그게 제 평생 잊지 못할 기억이자 추억이 된 것 같아요. 슬픈 추억이지만... 그때 그렇게 붙어있지 않았으면, 지금 더 많은 후회를 하고 있지 않았을까요?

8년이 지나도 엄마라는 단어만 봐도 눈물이 나지만, 뭐 다 그런 거 아니겠어요ㅎㅎ

앞으로도 살면서 가끔은 원장님이 생각날 것 같아요. 자주 인사드린다고는 못 하겠지만, 항상 행복하게 잘 지내고 있겠습니다.

원장님도 항상 행복하고 건강하게 계셔주세요! 저는 이따 오랜만에 명동성당에 가볼 예정이에요^^ 메리 크리스마스입니다, 원장님!

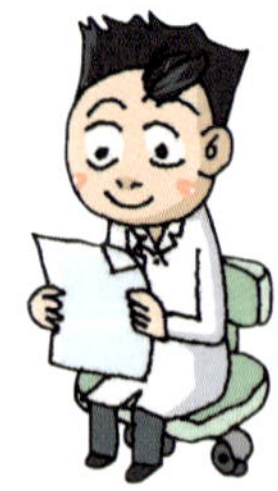

CHAPTER

8

비타민 C, 암과의 전쟁 II

비타민 C 치료 시 3대 검사의 의미

1. G6PD 검사
2. 비타민 C 혈중 농도
3. SVCT2 검사

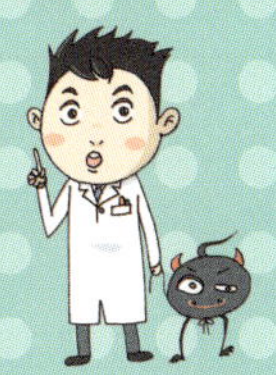

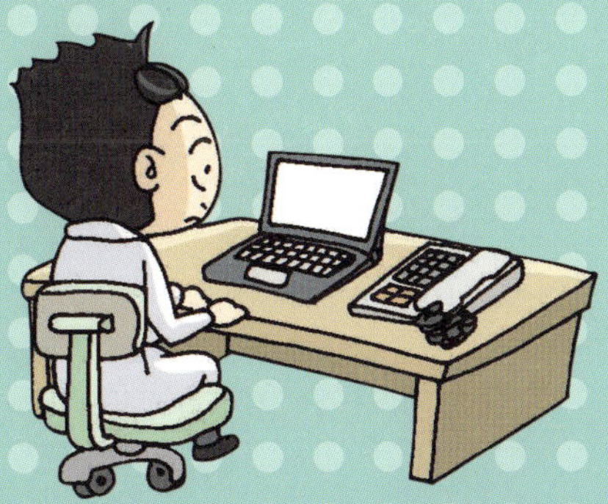

비타민 C 치료 시 3대 검사의 의미 (G6PD, 비타민 C, SVCT2)

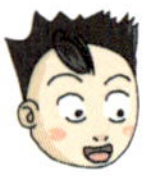

비타민 C 치료를 받는 분들은 반드시 해야 할 검사가 3가지 있다. 그 검사는 G6PD, 비타민 C, SVCT2다.

이번 장에서는 이 검사들의 의미에 대해서 설명하겠다. 비타민 C 전문병원이 아니면 검사를 안 하는 경우가 있으니 혹시라도 필요한 경우 비타민 전문 병원에 가셔서 검사받기를 추천한다. 비타민 C 치료에서 이들 검사의 중요성은 아무리 강조해도 부족하지 않다. 그만큼 중요하다는 뜻이다.

1 G6PD 검사

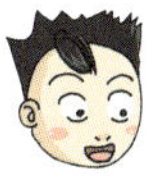

G6PD 결핍은 가장 흔한 유전적 효소 장애이다. 성인과 어린이의 용혈성빈혈, 황달, 암적색 소변, 창백과 관련이 있다. 특히 G6PD 결핍은 아프리카계 미국인 남성에서 주로 발생하지만, 아시아 및 지중해 혈통의 남성에서도 흔하다. 우리나라의 경우 0.9%에서 결핍을 보인다고 한다.[1]

특정 식품, 약물 및 기타 물질은 G6PD 환자에게 용혈성 위기를 유발할 수 있다. 용혈 위기는 적혈구의 급속한 파괴를 나타낸다.

표 1 G6PD 환자에서 용혈성빈혈을 유발하는 약물

1. 말라리아 약물 - 프리마퀸, 파라퀴닌, 클로로퀸
2. 항생제 - 시프로플로사신, 셀파메톡사졸, 날리딕산
3. 해열제 - 아세타니드, 아스피린
4. 기타 - 비타민 C, 메살라진, 비타민 K

G6PD란 포도당-6-인산 탈수소효소(G6PD)로서, 산화 스트레스 및 관련 손상으로부터 적혈구를 보호하는 효소이다. 산화 스트레스는

1 이재민. 포도당-6-인산탈수소효소 결핍증. Clin Pediatr Hematol Oncol.2015;22:1~7

신체에 유해한 활성산소가 축적되는 것을 의미하며, 이는 신진대사의 일반적인 부산물이다. G6PD는 DNA의 빌딩 블록을 만드는 대사 과정인 오탄당 인산 경로를 통해 절단되어 항산화제인 글루타치온을 생성한다. 글루타치온은 중요한 항산화제로, 우리 몸에서 자체 생산이 되지만 나이가 들면서 점점 감소한다.

모든 세포에서 발견되는 G6PD는 고환과 면역세포에서 특히 높으며, 면역체계를 조절하는 데 도움이 된다. G6PD 결핍은 신체에 충분한 G6PD 효소가 없을 때이다. 이것은 가장 흔한 유전적 효소 장애이며, 일반적으로 어린 시절에 진단된다. G6PD 결핍은 후천적 G6PD 결핍이라고 하는 성인기에 발생할 수 있다는 것도 관찰되었다. 2020년 연구에 따르면 이 유형은 비만과 당뇨병이 있는 사람들에게 흔하다. 인슐린 저항성과 당뇨병 또는 체지방 증가로 인한 혈당 상승은 G6PD 효소 활성을 감소시키는 것으로 나타났다.

G6PD 결핍 시 나타나는 증상은 다음의 표 2와 같다. 적혈구가 파괴되면 빌리루빈이라는 노란색 부산물이 생성된다. 그러나 G6PD 환자의 용혈 위기 동안 빌리루빈 수치는 예상보다 높아진다. 이것은 피부와 눈의 황변으로 이어진다. 그러나 결핍이 있는 대부분의 사람들은 무증상으로 남아 있다.

표 2 G6PD 결핍 시 나타나는 증상

- 눈과 피부가 노랗게 변하는 황달
- 검고 붉은 소변
- 빈혈로 인한 창백
- 두통
- 피로
- 빠른 심장 박동
- 숨 가쁨
- 복통

진단은 혈액검사를 통해서 가능하다. 4분이면 결과가 나온다. 평생 한 번만 하면 되는 검사이기 때문에 꼭 해보는 것이 좋다. 우리나라 사람 중에는 결핍증이 극소수지만, 비타민 C를 고용량으로 주사할 때에는 이 효소 결핍증 유무를 반드시 확인하고 치료를 시작해야 안전하다.

2 비타민 C 혈중 농도

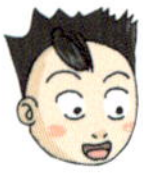

비타민 C 혈중 농도 검사는 비타민 C 결핍을 보기 위해서 한다. 일반적으로 비타민 C 결핍이 생기면 괴혈병으로 진단된다. 괴혈병은 비타민 C가 결핍되어 결합 조직이 존재하는 여러 신체 부위에 증상을 일으키는 임상 증후군을 의미한다. 비타민 C는 체내에서 합성되지 않으며 음식물을 통해서만 섭취할 수 있는 필수 영양소이다. 이는 신체의 결합 조직을 구성하는 콜라젠을 합성하는 데 중요한 역할을 한다.

괴혈병의 증상은 비타민 C가 결핍된 후 3개월 후부터 서서히 나타난다. 주요 증상으로는 출혈과 뼈의 변질이 있다. 괴혈병 초기에는 전신의 권태와 무력감, 식욕 부진, 관절통, 피가 잘 멎지 않는 증상이 나타난다. 이후에는 구강 점막, 피하, 근육 내, 골막 하, 내장 등에 출혈로 인한 혈종이 나타난다. 이외에 나선형 머리카락, 피부 각질의 두꺼워짐, 상처 치유 지연, 전신 부종, 우울증, 신경 장애, 심한 입 마름, 안구 건조와 같은 증상도 나타난다. 비타민 C는 철분 흡수에도 중요한 역할을 하므로 괴혈병이 오래 지속되는 경우 철 결핍성 빈혈에 걸릴 수 있다. 드물게 결합 조직에 심한 이상이 나타나면 뼈가 약해지면서 골절이 생길 수 있다. 사실 우리나라 사람에서 비타민 C 결핍에 의한 괴혈병을 발견하기는 정말 어렵다.

여기서 이야기하려고 하는 것은 비타민 C 결핍에 대한 검사를 보기 위해서가 아니라 비타민 C 정맥주사 후 혈중 농도를 알아보기 위한 검사다. 왜 이 검사가 중요하냐 하면 적절한 혈중 농도를 유지해야 암을 포함한 다양한 질병을 효과적으로 치료할 수 있기 때문이다. 그것을 바로 약리학적 비타민 C라고 말한다. 즉 아무리 많은 용량의 비타민 C를 섭취하고 주사를 맞아도 우리가 필요로 하는 혈중 농도를 유지하지 못하면 치료 효과를 얻을 수 없다.

비타민 C의 치료 혈중 농도는 200mg/dL 이상이며, 암 환자의 경우는 400mg/dL을 초과할 때 가장 효과가 좋다고 한다. 그러면 왜 과거에는 혈중 농도 검사를 하지 않았을까? 그건 바로 병원 내 검사 장비가 없어서이다. 비타민 C 검사는 비타민 C 주사를 맞고, 바로 검사를 해야 정확한 결과가 나온다. 대부분의 병원들은 검사 장비가 없어 그동안 하지 못하였으나 최근에 검사 장비가 개발되어 현장에서 바로 검사가 가능해졌다. 따라서 치료 결과를 바로 확인할 수 있다. 그러므로 비타민 C 주사를 맞으면서 가끔 혈중 농도를 검사하며 적정 용량을 찾는 것이 중요하다.

다음 아래 두 가지 논문은 환자들의 혈중 농도 검사를 통해서 치료 용량을 계산한 것이다. 결론적으로 좋은 결과를 얻으려면, 비타민 C 주사 후 혈중 농도가 매우 중요하다. 그래서 꼭 비타민 C 주사 후 혈중 농도 검사를 하기 바란다.

연구 1

본 연구는 재발성 림프종 환자에 대한 항암제와 함께 비타민 C 정맥주사의 안전성과 적절한 용량을 결정하는 것이다. 연구 방법은 항암제(CHASER 요법)를 받을 예정이던 재발성 CD20+B세포 비호지킨 림프종 환자(총 3명)를 대상으로, 항암제 2회 투여 후 고용량 비타민 C 주사를 하였다. 비타민 C 용량은 점진적으로 올려서 혈중 농도 15mM 이상까지 올렸다. 그 결과, 3명의 환자에서 비타민 C 75g이 혈중 농도 15mM 이상을 유지하여 그 용량으로 치료하였고, 치료결과도 매우 좋았다. 결론적으로, 비타민 C 75g 투여는 안전하고 효과적인 치료용량이며, 향후 재발성 및 불응성 림프종 환자를 대상으로 한 2상 임상을 계획한다. 3명의 환자 모두에서 뚜렷한 약물 이상반응은 없었다.[1]

---

1 Kawada H, et al. Phase I Clinical Trial of Intravenous L-ascorbic Acid Following Salvage Chemotherapy for Relapsed B-cell non-Hodgkin's Lymphoma. Tokai J Exp Clin Med. 2014; 39(3): 111-5

연구 2

47세 여성은 2009년 5월 5일에 급성 골수성 백혈병 진단을 받고, 항암제 치료를 시작했다. 항암제 치료를 받는 동안 아스퍼질루스균에 의한 폐렴이 발생하여 3개월 동안 경구용 항진균제로 치료하였고, 항암제 치료를 받을 때마다 호중구 감소에 의한 발열로 인해 자주 입원해 항생제를 치료받았다. 2014년 5월 5일 완전관해 판정을 받았으나 3개월 만에 재발하여, 항암제 치료 후 조혈모이식 예정이었지만 환자가 치료를 거부해 비타민 C 치료를 시작하였다. 처음 1년 동안(2014년 8월~2015년 8월)은 주 2회 비타민 C 65-75g을 투여받았고, 그 후로 2년 동안(2015년 9월~2017년 9월)은 주 1회 비타민 C 65g을 투여받았다. 그 결과 암은 완전관해 되었다. 환자는 1~2개월마다 비타민 C 주사를 맞고, 혈중 농도를 측정하여 350~400mg/dL 이상을 유지하였다.[2]

2 Foster MN, et al. Intravenous Vitamin C Administration Improved Blood Cell Counts and Health-Related Quality of Life of Patient with History of Relapsed Acute Myeloid Leukaemia. Antioxidants (Basel). 2018; 7(7): 92.

3 SVCT2 검사

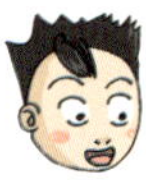

비타민 C는 나트륨 의존성 비타민 C 수송체(SVCT) 1 및 2라고 불리는 특정 수송체에 의해 수송된다. 동물과 인간에서 이러한 수송체의 분포는 두 수송 단백질의 mRNA 발현을 연구하여 결정되었다. SVCT1과 2는 진화를 통해 고도로 보존된 핵염기 수송체 계열에 속한다.[1]

SVCT1은 흡수성 비타민 C 수송체이며 장, 신장 세뇨관 및 간에서 발생한다. 운반체가 발현되지 않는 SVCT1 녹아웃 마우스는 야생형 마우스에 비해 소변에서 다량의 비타민 C를 손실한다. 소변 손실은 SVCT1이 없기 때문에 사구체에서 여과되는 비타민 C가 재흡수되지 않아 발생한다.[2] 그러나 SVCT1 녹아웃 마우스는 장 내강에서 비타민 C를 모두 흡수한다. 그 이유는 SVCT2를 통해서 장내 흡수가 가능하기 때문이다. SVCT2는 SVCT1과는 달리 모든 장기에 존재한다. SVCT2는 널리 분포되어 있으며 mRNA 발현에 기초하여 비타민 C의 주요 조직 수송체 역할을 한다. 즉 SVCT2 녹아웃 마우스는 출생 시 사망하고 태아 조직은 측정된 모든 조직에서 매우 낮은 비타민 C 농도를 나타낸다.

1 Padayatty SJ, et al. Vitamin C physiology: the known and the unknown and Goldilocks. Oral Dis. 2016; 22(6): 463-493.

2 Corpe CP, et al. Vitamin C transporter Slc23a1 links renal reabsorption, vitamin C tissue accumulation, and perinatal survival in mice. J Clin Invest. 2010; 120:1069-83.

요약하자면, SVCT 1과 2는 비타민 C를 세포로 운반한다. 또한, 어떤 상황에서는 비타민 C가 세포로 축적되는 것이 다른 메커니즘(아스코르베이트 재활용 또는 DHA의 직접 수송)에 의해 발생할 수도 있지만 1~2%밖에 존재하지 않으므로 매우 미비하다. 그중 SVCT2가 가장 중요하다. 그 이유는 모든 세포와 장기에 존재하여 비타민 C를 세포나 장기로 이동시켜준다. 즉 아무리 많은 비타민 C를 우리 몸에 넣더라도 SVCT2가 적으면 효과가 없는 반면, 아무리 적은 비타민 C를 투여하더라도 SVCT2가 많으면 효과는 좋을 수밖에 없다. 그러므로 SVCT2에 대한 혈중 농도 검사를 하고 비타민 C 치료를 받으면 더 좋을 것 같다.

물론 혈중 SVCT2가 적다고 해서 암 환자에게 비타민 C 주사가 효과가 없는 것은 아니다. 암을 죽이는 효과는 떨어질 수 있지만, 항암제 부작용을 감소시키고 수술 후 회복을 빨리하는 데는 도움이 된다.

Hongwei 교수 등이 간암 환자를 대상으로 한 재미있는 논문도 하나 있어 소개하겠다. 간암 수술을 받은 613명 환자를 대상으로 비타민 C 사용 여부에 따른 재발 위험과 생존기간을 후향적으로 조사하였고, SVCT2 발현과의 상관관계도 확인하였다. 그 결과, SVCT-2를 통한 비타민 C 흡수는 세포 내 ROS를 증가시켜 암세포의 DNA 손상과 ATP 고갈을 유발하여 세포사멸을 초래했다. 또한 SVCT-2가 간 줄기세포에서 높게 발현되어 비타민 C 치료에 더 민감하게 만들었다. 그리고, 후향적 코호트 연구에서 비타민 C 사용이 간암 환자의 무병 생존율(DFS)을 통계학적으로 의미 있게 개선했다.(HR=0.622, p〈0.001). 결론적으로 본 연구에서 비타민 C가 간암 세포를 효과적으로 죽이고 간 줄기세포를 우선적으로 근절한다. 그로 인해 비타민 C가 간암에서 새로운 치료 전략으로 제시할 수 있다고 발표했다.[3]

우리는 2년 전에 연구목적으로 SVCT2 검사를 한 적이 있다. 그 당시 환자분들의 자료를 보면 재미있는 결과가 있었다. 첫 번째는 이뮨셀 투여 환자에서의 결과이다. 이뮨셀은 아시는 것처럼 T 세포를 2주 동안 배양해서 환자에게 투여하는 치료법이다. 이때 중요한 것이 바로 T 세포이다. T 세포 활성화를 위해서는 비타민 C 농도가 세포 내에 충분해야 한다. 즉 SVCT2 수용체가 많을 때 가능하다. 당시 이뮨셀 치료를 받고 있던 담도암 환자 중 6명이 SVCT2 검사를 했다. 이들 6명은 모두 수술이 불가능한 3기나 4기 환자였다. 그중 SVCT2 수용체가 높은 환자는 4명이었고, 낮은 환자는 2명이었다. 이뮨셀과 비타민 C 치료를 한 경우 SVCT2 수용체가 높은 환자는 예후가 좋은 반면, 낮은 환자는 2명 모두 돌아가셨다. 환자 수가 적어서 그렇지, SVCT2는 T 세포 활성화에 분명 중요한 역할을 한다고 생각한다.

두 번째는 SVCT2가 높은 환자와 낮은 환자에서 비타민 C 치료 효과였다. 결론적으로 말하면 SVCT2가 높은 환자가 비타민 C 주사를 맞을 때의 치료 결과도 좋았다. 물론 이들은 3~4기 환자분들로서, 항암제 치료를 병행하고 있었다.

이제 SVCT2 검사를 할 수 있다. 비타민 C 주사 치료, 이뮨셀 치료, 면역항암제를 하는 환자는 가급적 SVCT2 검사를 하고 비타민 C 치료를 적극적으로 하는 편이 좋을 것이다.

---

3 Hongwei Lv, et al. Vitamin C preferentially kills cancer stem cells in hepatocellular carcinoma via SVCT-2. NPJ Precis Oncol. 2018;2(1):1.

Appendix

비타민 C, 암과의 전쟁 II

내가 걸어온 길 의사생활 30년

나의 의사 생활 30년은 행복했던 것 같다.

지금 의사 생활을 그만둔다고 해도 후회는 없을 것 같다.

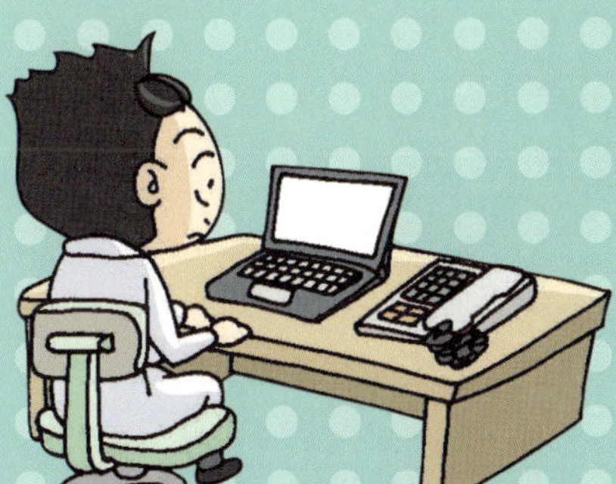

1 호주 플린더즈 의대 완화의학과 연수

전공의 3년 차 때 호주 플린더즈 의대 완화의학과에 3개월간 연수를 다녀왔다. 이 3개월이 내 의사 생활에 초석이 되었다. 가기 전에는 공부를 많이 했다고 생각했는데 내가 너무 몰랐다는 것을 알게 되었다. 정말 많이 배운 것 같다. 그리고 해외연수에 대한 자신감이 생겨서 배울 일이 있으면 그때마다 바로바로 해외 병원에 가서 배운 것 같다.

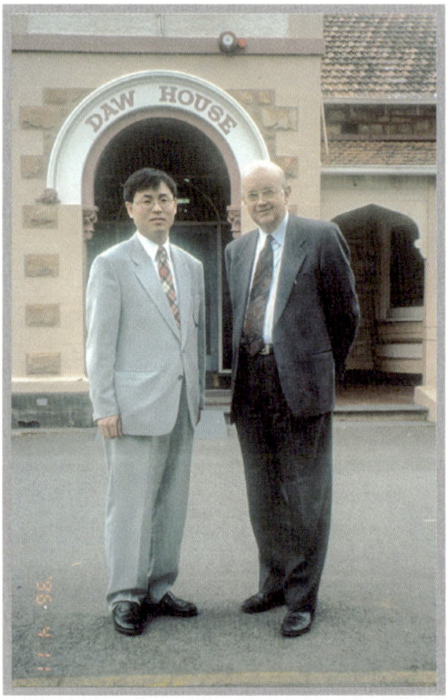

호주 플린더즈의대 이안 메독교수

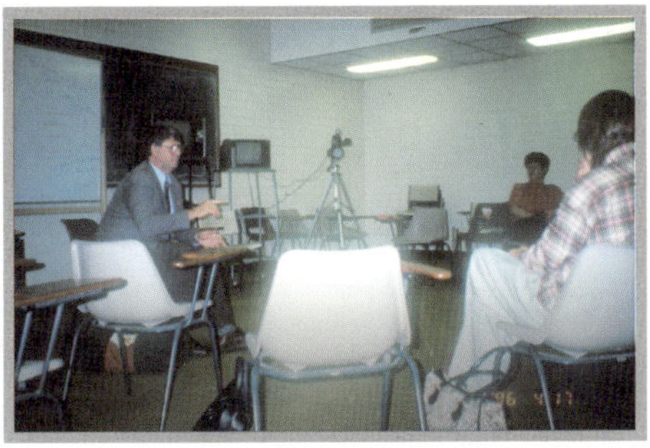

암환자의 정신적심리 상담교육 중

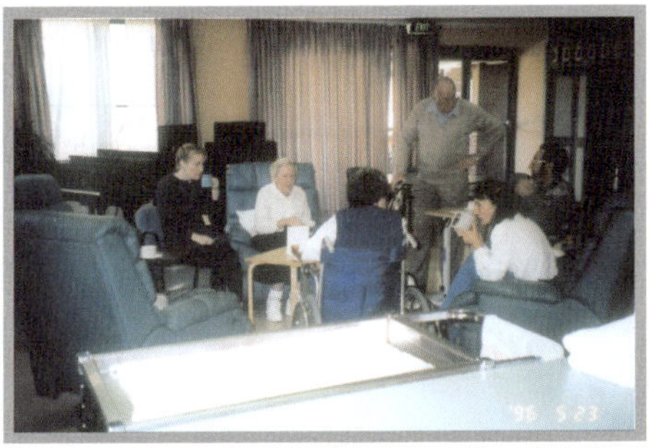

낮 병동에서 암 환자분들과 티타임

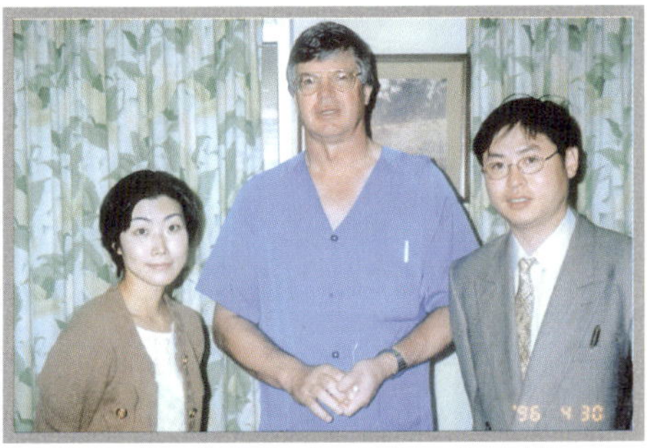

플린더즈의대 통증의학과 교수
일본여자의사

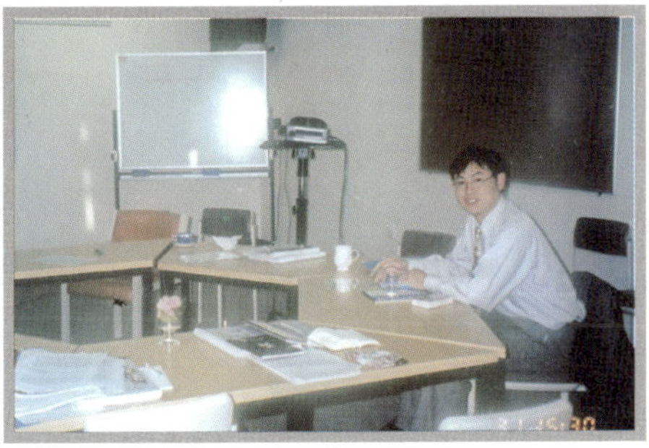

호주 플린더즈 의대에서 공부할 때

2 미국 캔사스주 리오단 크리닉에서 비타민 C 치료 연수

비타민 C를 공부해달라는 말기 암 환자의 숙제를 풀기 위해 나는 미국 리오단 클리닉으로 떠났다. 그리고 거기서 리오단 박사님과 삼성서울병원 종양내과 박찬형 교수님을 만나게 되었다. 두 분과의 만남뿐만 아니라, 두 분으로부터 배운 비타민 C 치료는 내가 한국에 돌아와서 본격적으로 암 환자뿐만 아니라 다양한 질병의 환자를 치료하는 데 정말 큰 힘이 되었다.

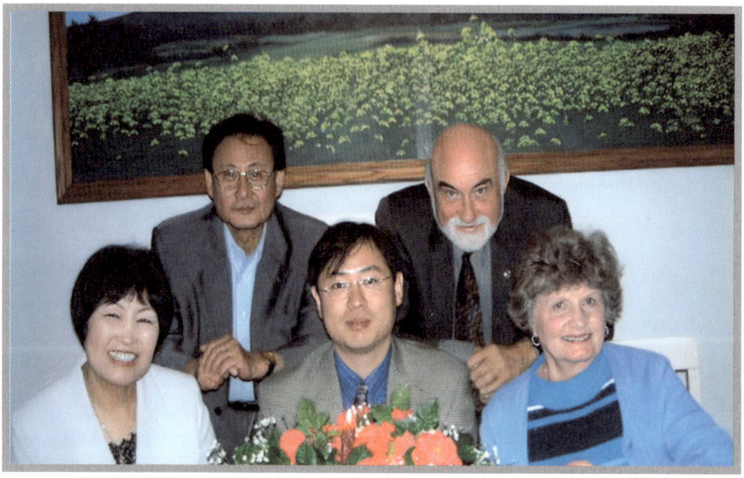

박찬형교수님 부부와 리오단 박사님 부부

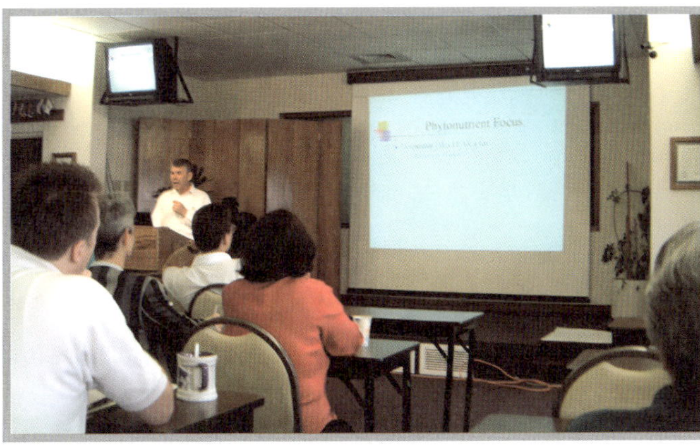

리오단 크리닉의 세미나중

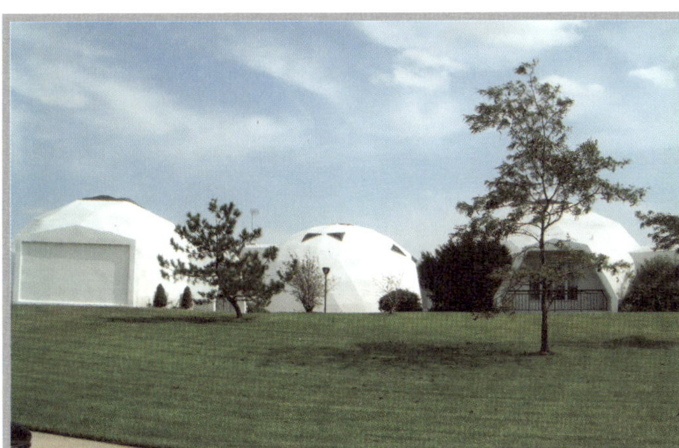

리오단 크리닉 전경

3 독일 림프옵티크리닉에서 림프부종 치료 연수

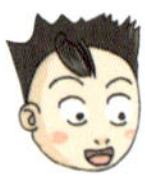

세브란스병원 호스피스팀과 함께 말기 암 환자의 집을 방문한 적이 있었다. 그녀는 말기 유방암 환자였는데 림프부종으로 정말 심각하게 고생하고 있었고, 나중에 림프부종에 의한 감염 탓에 패혈증으로 사망했다. 당시는 림프부종을 몰라서 큰 충격을 받았다. 그래서 나는 미국 플로리다주에서 2주 동안 림프부종 교육을 받았고, 독일 호헨호프에 있는 림프옵티크리닉에 가서 림프부종 수술법을 배우고 왔다. 그러면서 한때 림프부종 치료에 대해서는 대가라고 생각할 때가 있었다.

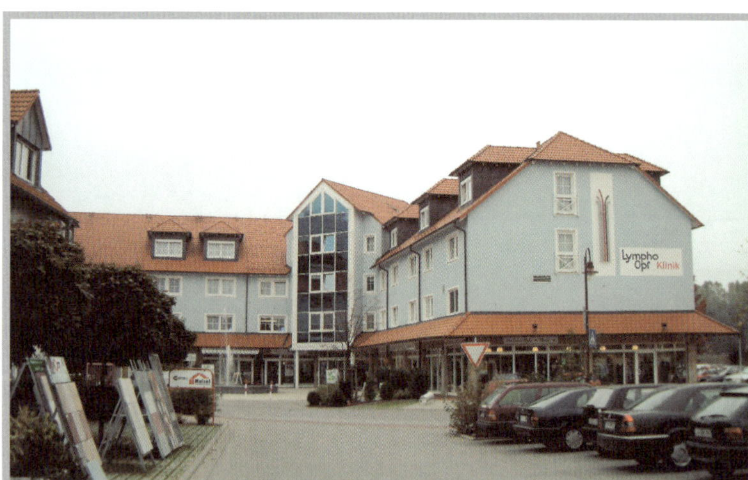

독일의 림프옵틱크리닉 전경

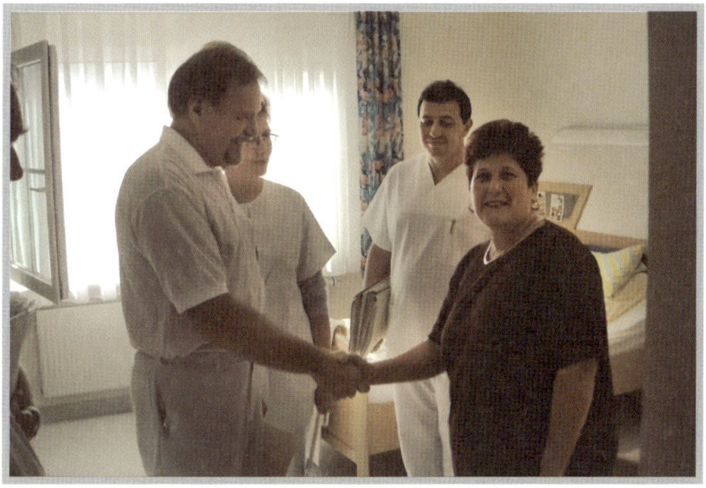

림프옵틱크리닉 싱갈레교수의 병동 회진

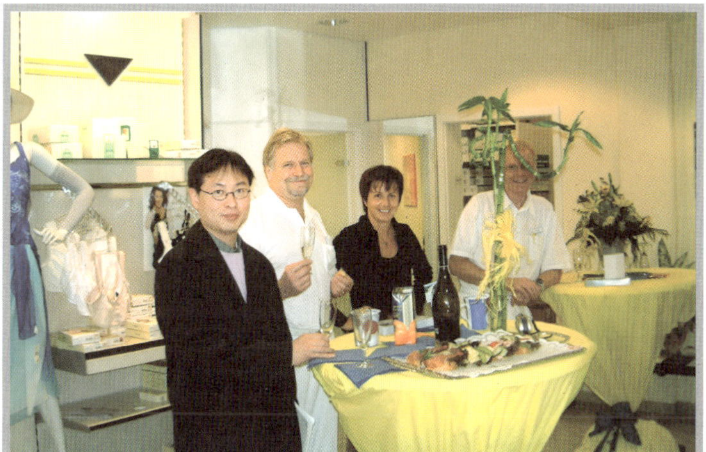

림프부종 환자의 입원치료 후 퇴원 파티

4 미국 거슨연구소에서 주최한 거슨교육 연수

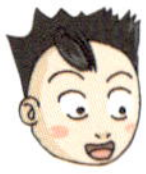

암환자분들이 가장 큰 관심사는 식이요법이다. 지금도 그렇다. 하지만 제대로 된 방법으로 식이요법을 하는 환자들은 거의 없다. 그래서 나는 직접 미국 거슨연구소에서 주최하는 거슨치료 교육을 받았다. 대부분의 식이요법은 다 거슨요법에서 시작한다. 그 이론은 무염식으로 녹즙을 하루 13잔 먹고, 커피 관장을 하루 5번 하는 것이다. 현실적으로 거의 불가능하지만, 이론적으로는 맞는 것 같다. 대신 잘못하면 오히려 역효과가 난다. 거슨박사도 항암제 치료 동안은 체중과 체력이 중요하기 때문에 식이요법을 하지 말라고 했다. 이점은 명심해야 할 것이다.

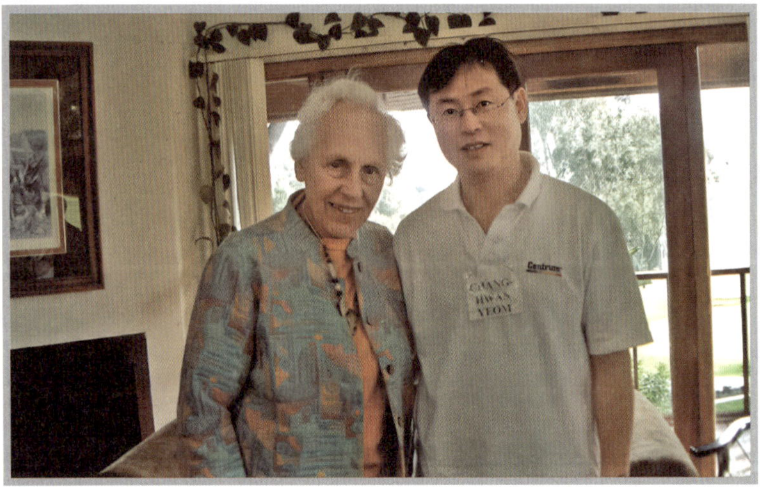

막스 거슨박사의 딸 샤롯 거슨(거슨연구소 소장)

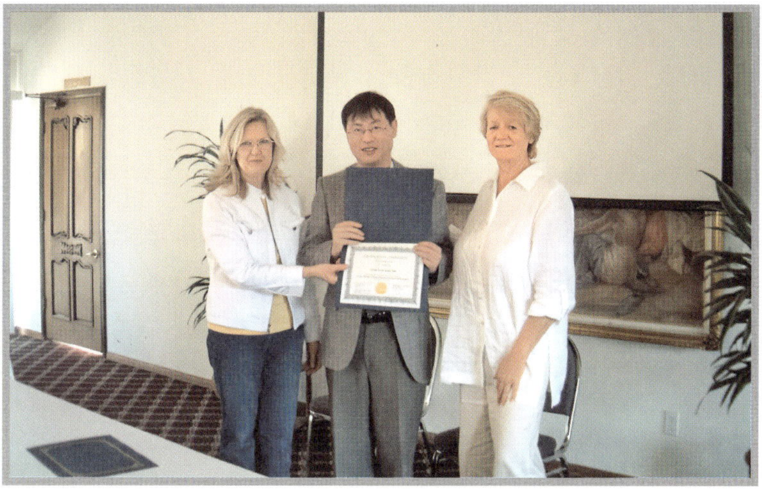

거슨교육 후 수료증

9 미국 고압산소치료협회(ATMO)에서 주최한 고압산소치료 교육

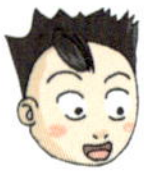

전공의 때 방사선 후유증으로 천공이 와서 패혈증으로 사망한 환자가 있었다. 아직도 그 환자의 눈빛을 잊지 못한다. 그렇지만, 나는 그 당시 치료법을 몰랐다. 그러다가 2013년에 우연히 한 편의 논문을 읽게 되고, 방사선치료 후유증을 막아주는 것이 고압산소치료인 것을 알게 되고 그 길로 바로 미국 고압산소치료협회 주최의 교육을 받고, 시험도 통과했다. 그 후로 많은 방사선 치료 후유증 환자를 고압산소로 치료해서 좋은 결과를 보고 있다. 그리고 방사선 치료 환자는 반드시 프리벤텀 크림을 계속 지속해서 바르기를 바란다.

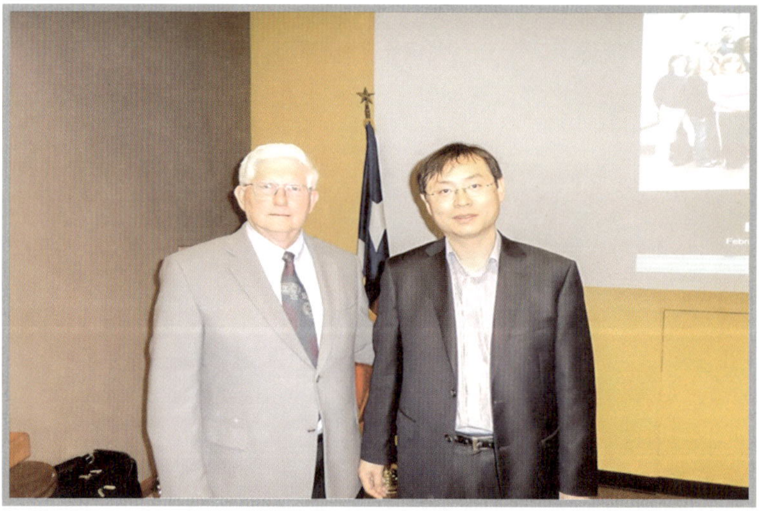

미국 닉스병원 폴 쉐필드 교수(미국 ATMO 주최 고압산소치료교육 책임자)

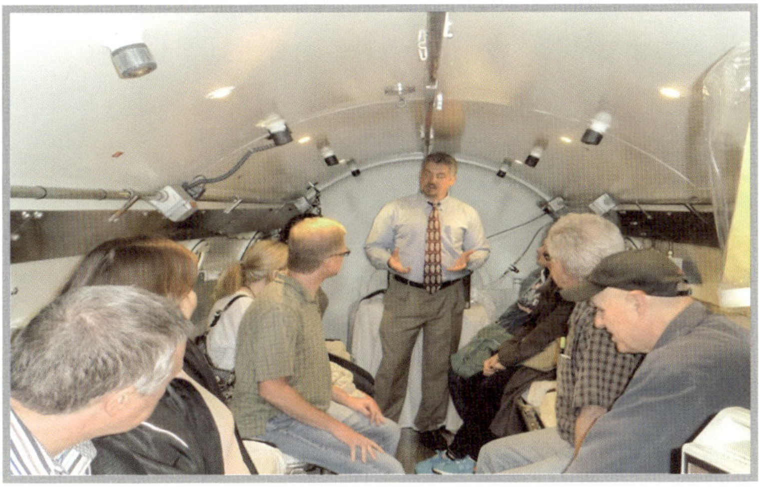

미국 ATMO 주최 고압산소치료교육중 고압산소치료실

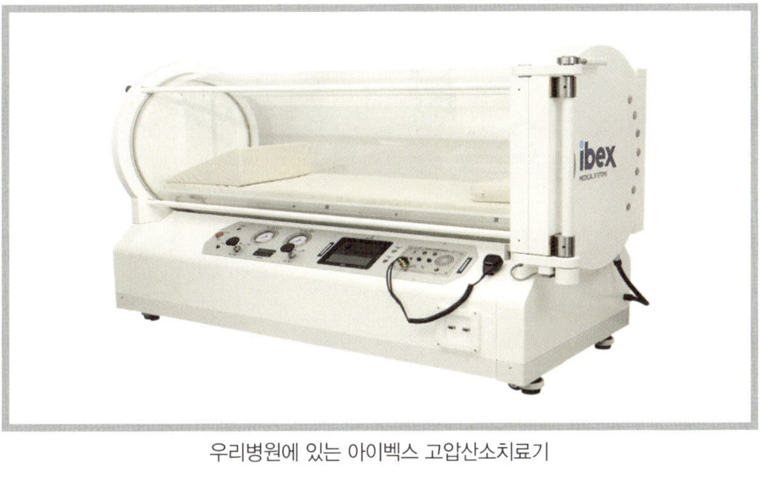

우리병원에 있는 아이벡스 고압산소치료기

6 미국켄터키주 미첼 암센터에서 암 예방 연수

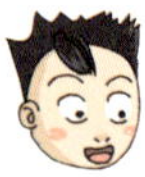

우연한 기회에 성균관대 유전공학과 이석찬 교수님 도움으로 미국 켄터키주에 있는 미첼암센터에 있는 연구소에서 암 예방을 주제로 연구한 적이 있었다.

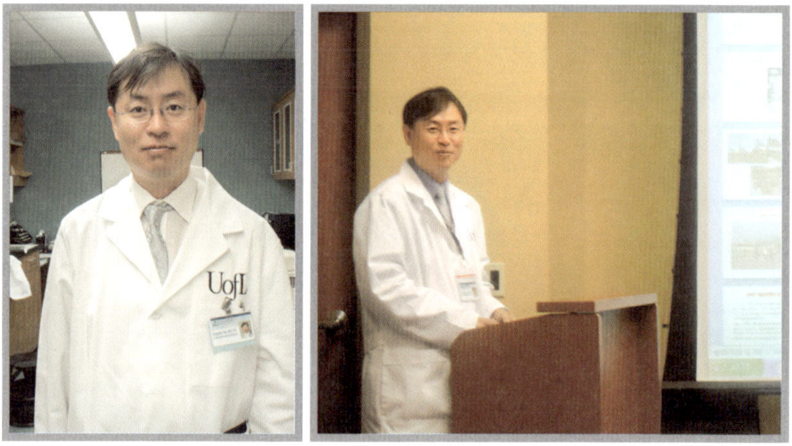

미국 켄터키주 미첼 암센터에서 발표하는 모습

7 고주파 온열치료 연수

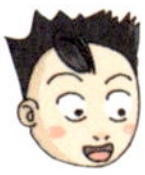

고주파 온열치료는 암 치료의 일종으로 항암제와 방사선치료의 효과를 올려줄 뿐만 아니라, 암세포를 직접 죽이고, 암 발생을 예방하는데 도움이 된다. 우리 병원은 셀시우스, 알바온 4000, BSD 2000, 3가지 종류가 있고, 각각 환자의 상태와 암의 종류에 따라 각각 다른 기계를 사용한다. 그리고 온열치료의 효과를 올리기 위해 퀘르세틴(상품명: 셀시우스)를 복용시킨다. 우리 병원은 의료진이 외국 대학병원을 직접 방문하여 교육받고 왔다.

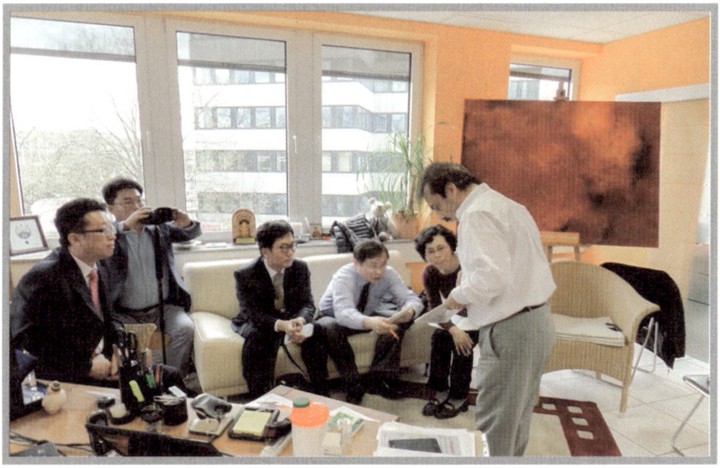

독일 방사선종양학과 사빈 바스교수로부터 셀시우스 교육

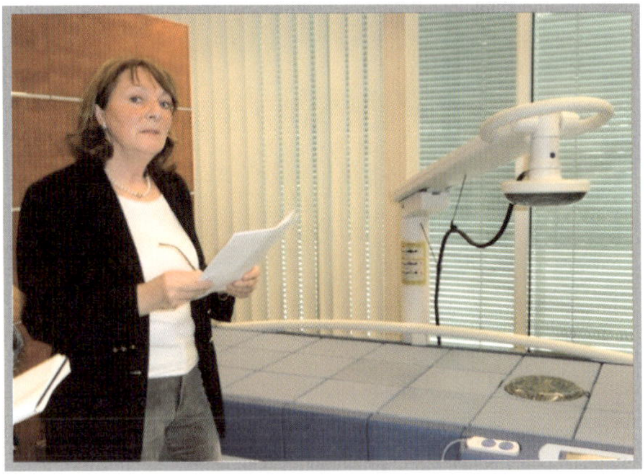

독일 암센터에 있는 셀시우스 기계

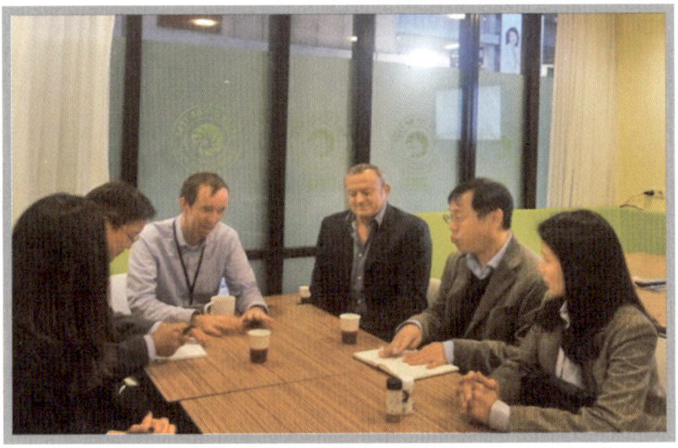

네델란드 암스트로뎀암센터의 방사선종양학과 크레젝 교수의 교육

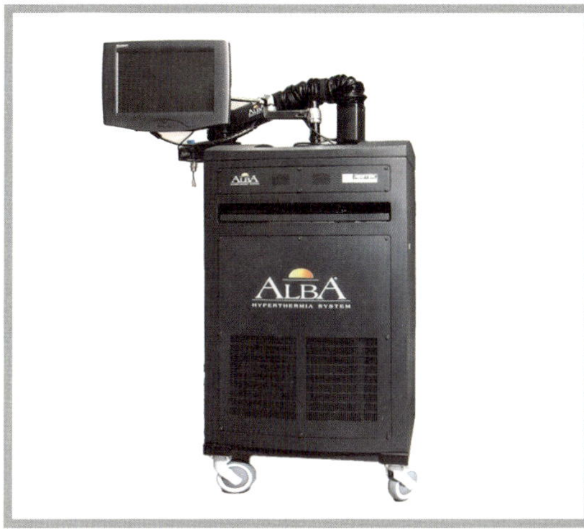

알바온 4000은 유방암 전문 온열치료기기

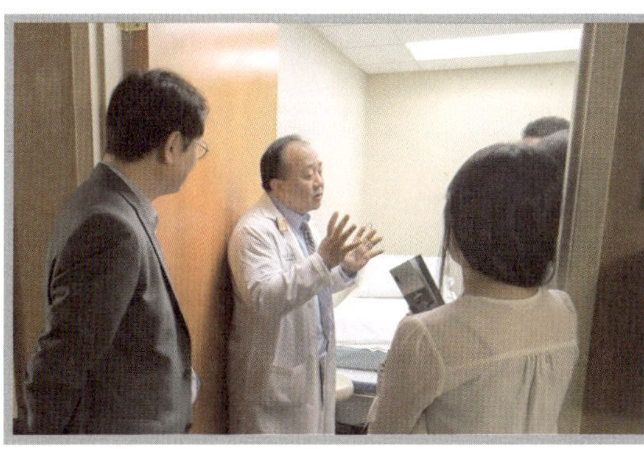

미국 필라델피아 CTCA 암센터에서 BSD2000 교육중

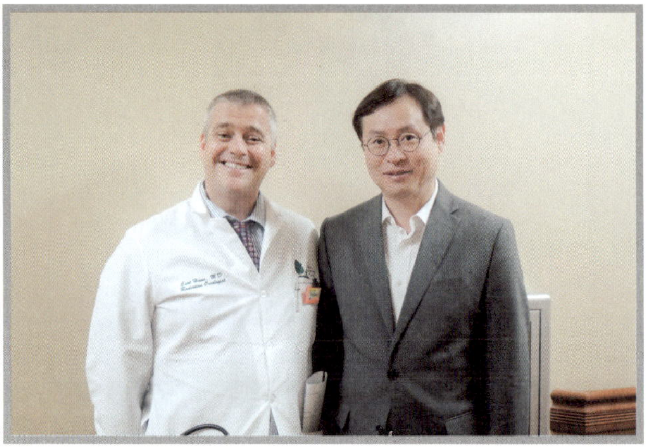

미국 필라델피아 CTCA 방사선종양학과 커트 히스 교수

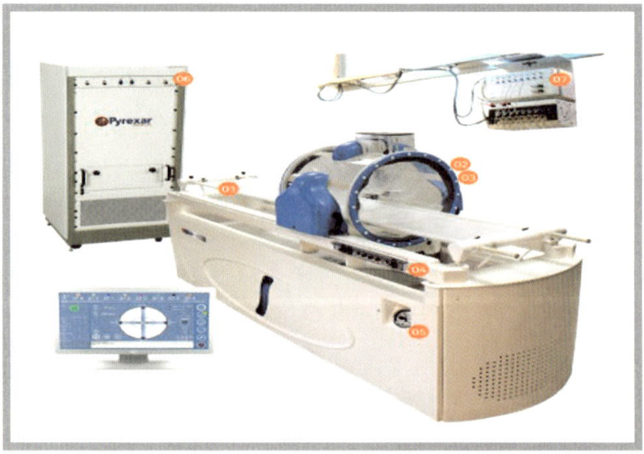

BSD 2000으로 FDA 승인난 복부 종양에 매우 효과적

8 라이너스 폴링 연구소와 미국 국립보건원 견학

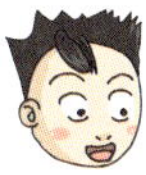

미국의 대표적인 연구소인 라이너스 폴링 연구소와 미국 NIH에 방문해서 세계적인 석학을 만난 것은 내가 이 길을 가는 데 큰 힘이 되었다.

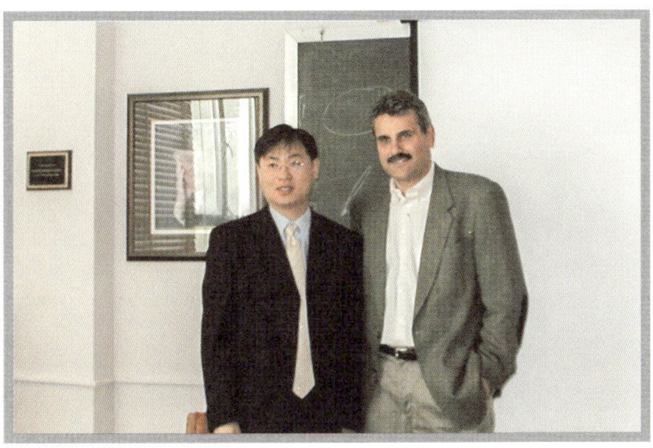

라이너스 폴링 연구소의 발츠 프라이 연구소장

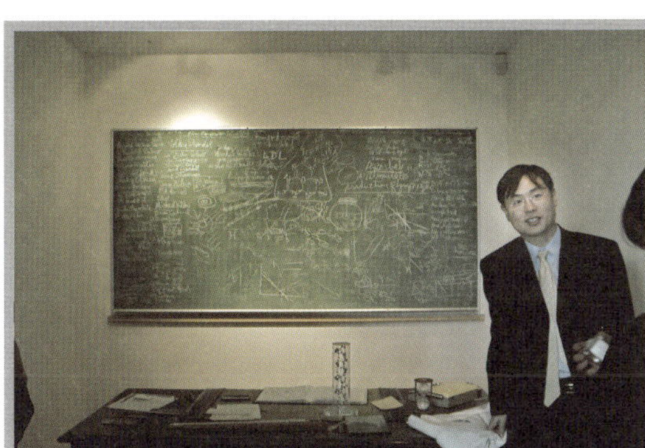

라이너스 폴링 박사가 사용한 칠판

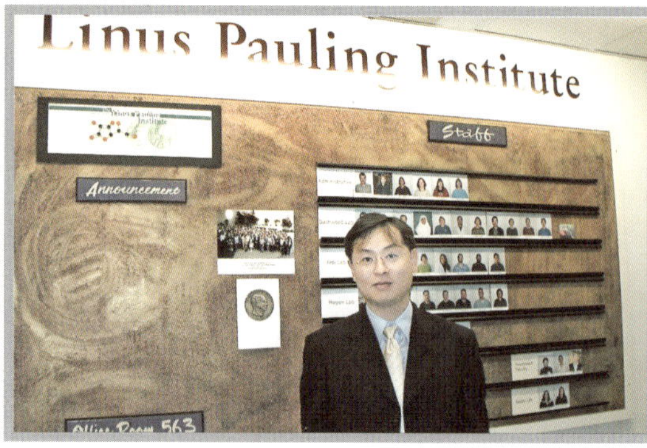

라이너스 폴링 연구소

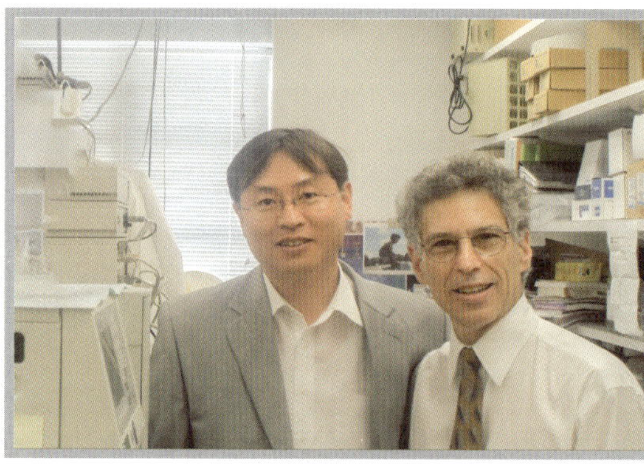

미국 NIH의 마크 레빈 교수

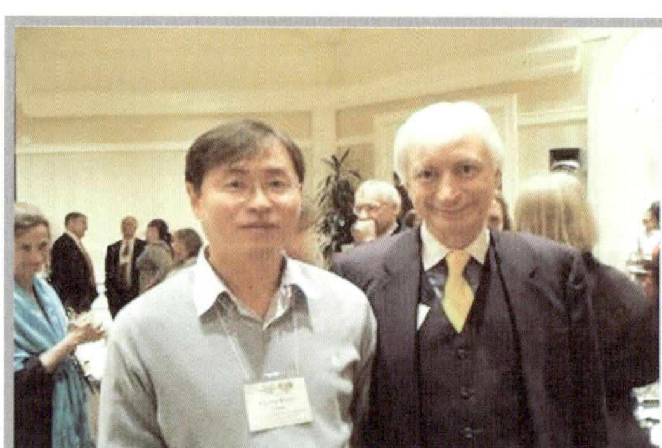

보스톤 의대 마이클 홀릭 교수(비타민 D 연구 대가)

9 가정방문

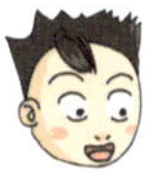

내가 호주 플린더즈 의대 완화의학과 연수를 갔을 때, 지도교수님인 이안 매독교수님이 그때 하신 말씀이 있다.

"닥터 염, 의사는 꼭 환자의 집을 방문해야 합니다. 우리가 병원에서 보는 환자는 일부분이고, 더 중요한 것은 집에 있습니다. 그러니, 꼭 가정방문을 해서 환자를 이해하고 치료해야 합니다."

만약 내가 가정방문을 하지 않았다면 어쩌면 반쪽짜리 의사가 되었을지도 모른다. 그 점에 대해서는 이안 매독 교수님이 정말 감사하게 생각한다.

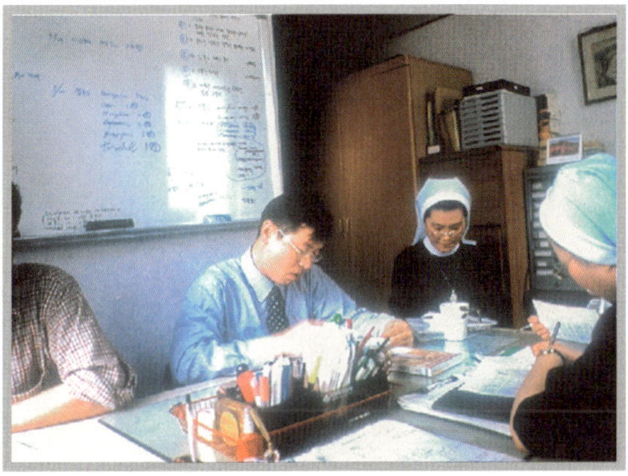

모현호스피스 수녀님들과 가정방문 전 회의

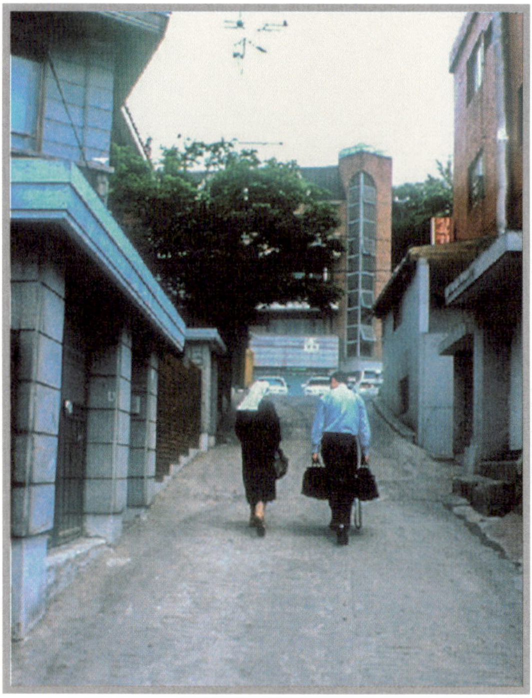

가정 방문할 때

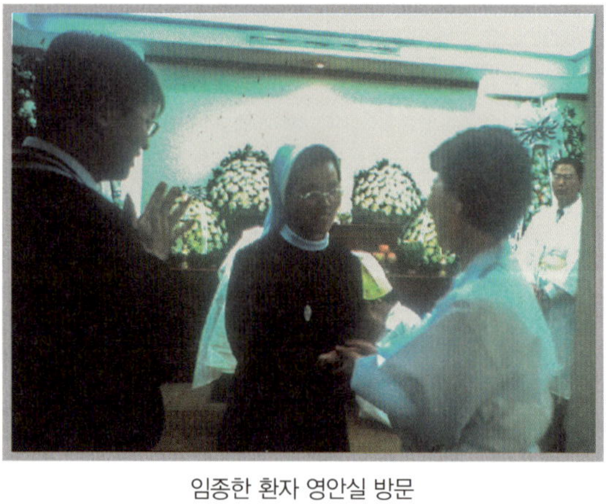

임종한 환자 영안실 방문

10 암 환자와 함께 한 시간

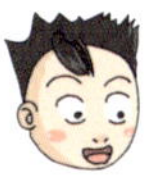

지난 30년 동안 나름 많은 암 환자분들과 즐거운 시간을 많이 보냈다. 어떻게 보면 그게 나를 여기까지 이끌어 온 힘이 아닐까 생각이 든다.

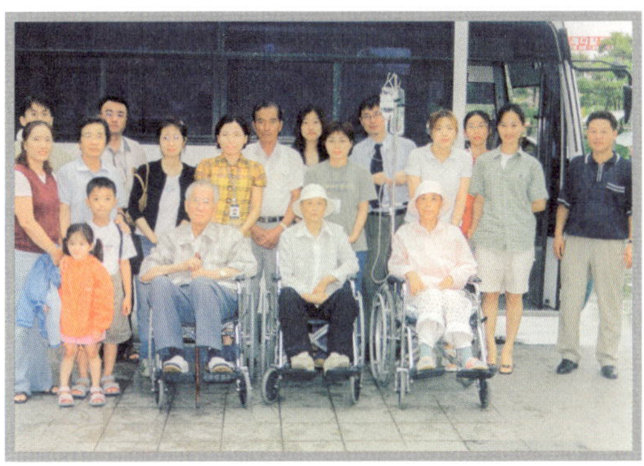

국민건강보험공단 일산병원에서 암환자와 함께한 마지막 소풍

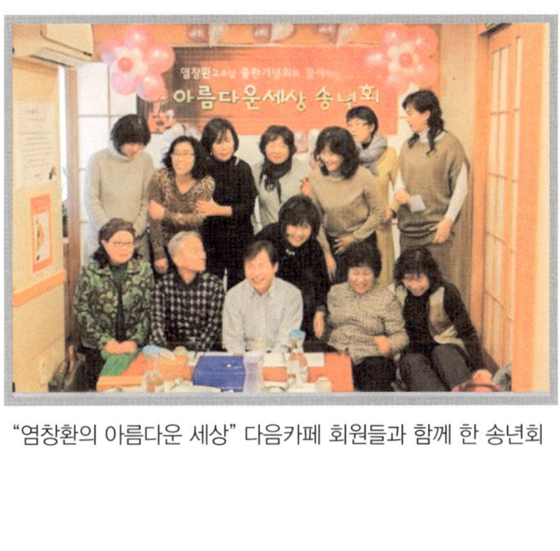

“염창환의 아름다운 세상” 다음카페 회원들과 함께 한 송년회

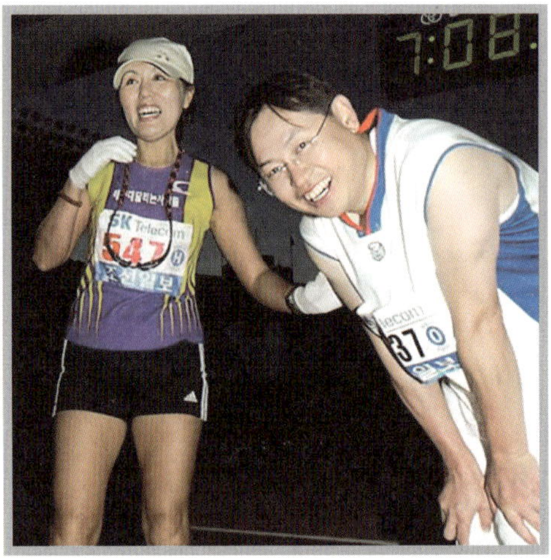

마라톤 완주

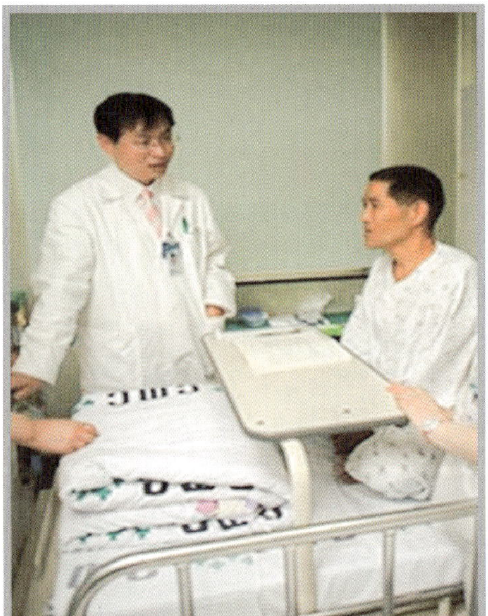

서울성모병원 교수시절

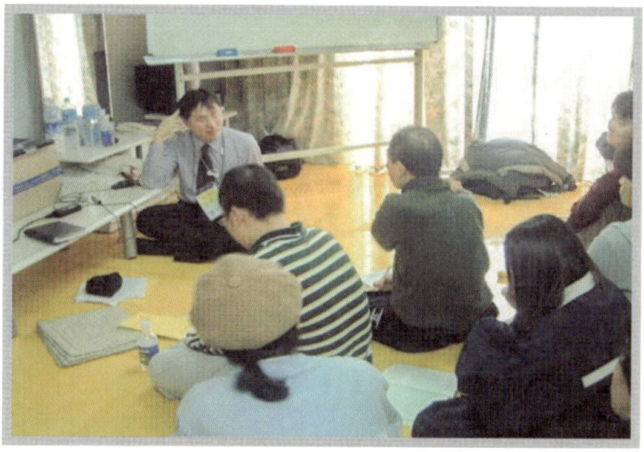

암환자분들과 함께 한 캠프

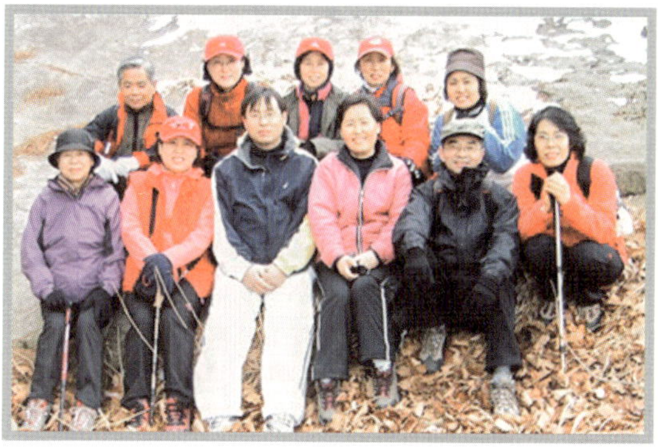

암환자분들과 함께 한 북한산 산행

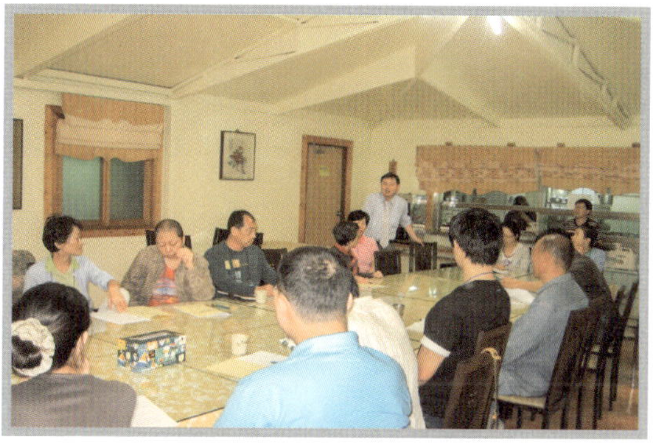

암 환자분들과 거슨교육 캠프

염 선생님!

어떻게 감사의 말씀을 드려야할까요....
제대로 일어서기조차 힘드신 아버지를 모시고
다른사람처럼 한번도 편하게 업어드리지도
못하고, 아픈 아버지를 끌다시피해서
병원에 갈때마다 속으로 얼마나 많이
울었는지요....
선생님께서 저희집으로 오신건, 바로
기적이었습니다..
선생님에 대한 감사한 마음
아버지의 기억과 항상 함께 합니다..
언제나 건강하시고
주님의 손길이 선생님을 지켜주시리라
믿습니다. 감사합니다..

보호자 편지

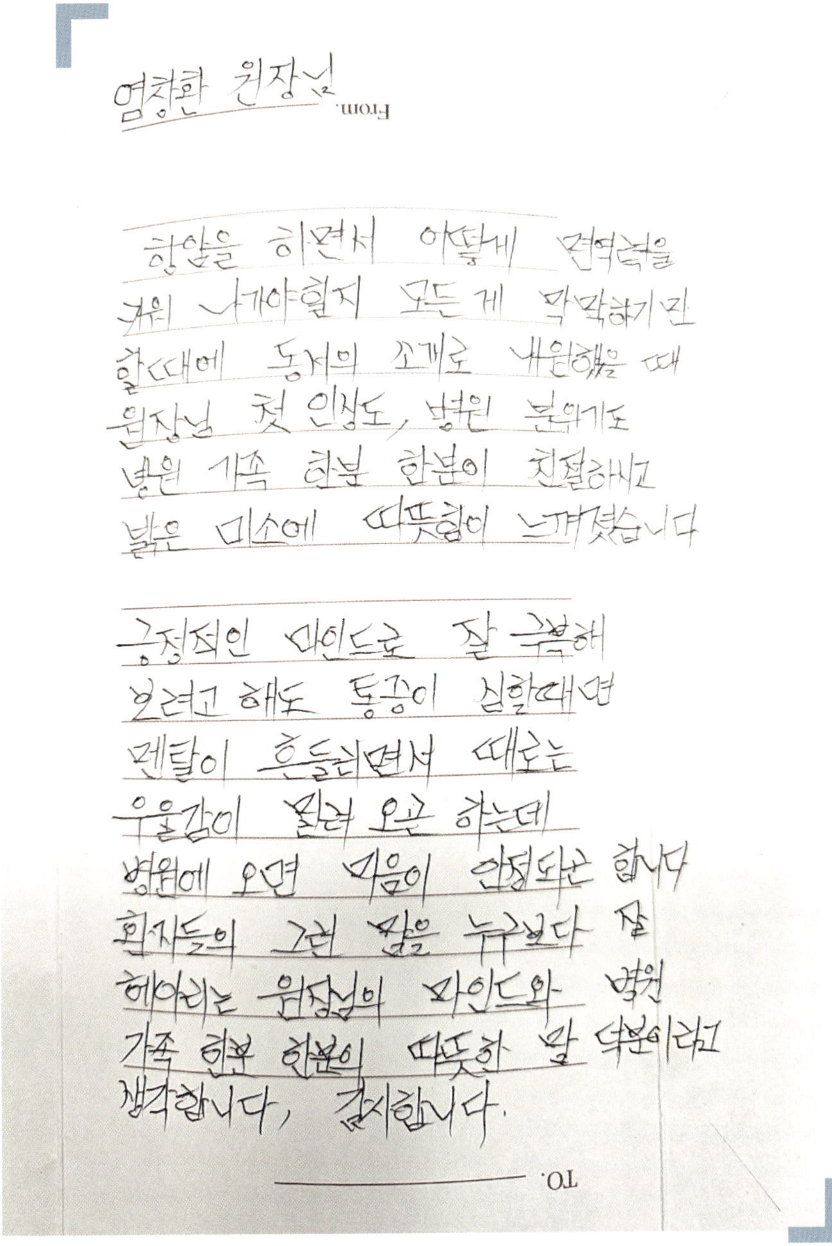
염창환 원장님 From.

항암을 하면서 어떻게 면역력을 키워 나가야할지 모든게 막막하기만 할때에 동서의 소개로 내원했을 때 원장님 첫 인상도, 병원 분위기도 병원 가족 한분 한분이 친절하시고 밝은 미소에 따뜻함이 느껴졌습니다

긍정적인 마인드로 잘 극복해 보려고 해도 통증이 심할때면 멘탈이 흔들리면서 때로는 우울감이 밀려 오곤 하는데 병원에 오면 마음이 안정되곤 합니다 환자들의 그런 맘을 누구보다 잘 헤아리는 원장님의 마인드와 병원 가족 한분 한분의 따뜻한 말 덕분이라고 생각합니다, 감사합니다.

TO.

환자 편지

11 연구와 개발

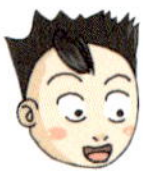

지난 20년 동안 비타민 C와 림프부종 등 다양한 연구를 통해서 그동안 30편 정도의 논문을 썼고, 15권 정도 책을 저술했다. 그와 더불어 암 환자분들을 위한 진단 기계와 암 환자를 위한 영양제, 약물, 크림을 개발하였다. 개인적으로 제가 연구하고, 개발한 것을 기초로 해서 환자를 위한 더 좋은 제품들이 계속 나왔으면 한다.

1. 진단 기계: G6PD, VITAMIN C, SVCT2
2. 영양제: 오큐디, 인빅터스1316, 옵티MSM, 셀시우스, 비오틴 플러스
3. 단백질 제제: 옵티프로틴
4. 프리벤덤 엠디 크림

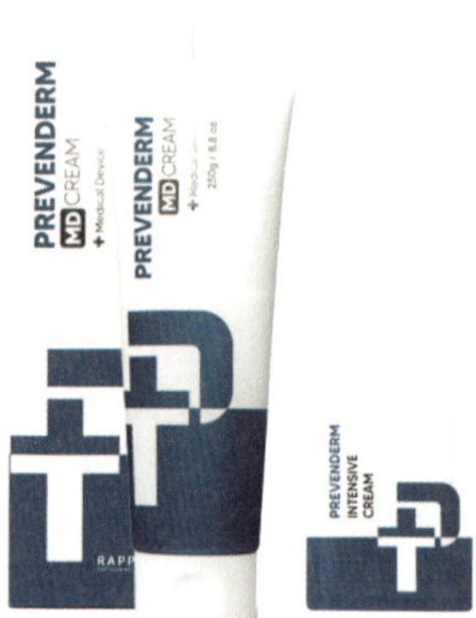

프리벤덤 크림은 카렌듈라와 강황성분으로 구성된 제품으로 항산화 항염뿐만 아니라 피부보호 효과가 있으므로, 암 환자분들이 항암제나 방사선 치료 동안 꾸준히 바르면 좋은 크림.

12 우리 병원

혹시라도 궁금하시거나 진료를 원하는 분들은 아래 주소로 연락하면 됩니다.

모든 환자가 끝까지 포기하지 말고, 잘 버텨서 좋은 결과가 있기를 바랍니다.

병원 주소	서울시 송파구 오금로 296 염창환 병원
전화 예약	1833-8849
홈페이지	https://www.ychclinic.com/
블로그	https://blog.naver.com/yeomclinic
유튜브	염창환 의학박사 TV

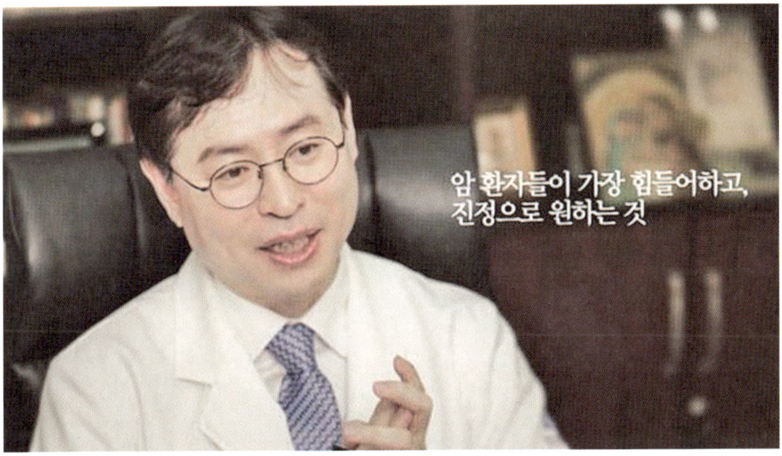
암 환자들이 가장 힘들어하고,
진정으로 원하는 것